中医妇科临证医案集

周华◎主编

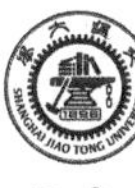

上海交通大學出版社
SHANGHAI JIAO TONG UNIVERSITY PRESS

内容提要

本书是基于中医妇科学知识点结合临床而撰写的一本教学参考书，全书分为月经病类、带下病类、妊娠病类、产后病类、杂病类、中医妇科特色治法、妇科特殊检查手段和妇科内分泌测定八大章节。书中将基础知识与临床常见疾病融为一体，疾病类章节设立学习目标、示教医案、病案分析、问题讨论、知识拓展、名家经验、古籍精选等栏目，知识层层递进，内容系统全面，所选医案贴合临床实际，突出实用性。本书可供中医本科、研究生学习使用，也可供中医妇科临床医师学习参考。

图书在版编目(CIP)数据

中医妇科临证医案集/周华主编. —上海：上海交通大学出版社，2022.9

ISBN 978-7-313-27176-1

Ⅰ.①中… Ⅱ.①周… Ⅲ.①中医妇科学—医案—汇编—中国—现代 Ⅳ.①R271.1

中国版本图书馆CIP数据核字(2022)第135509号

中医妇科临证医案集

ZHONGYI FUKE LINZHENG YI'ANJI

主　　编：周　华
出版发行：上海交通大学出版社　　地　　址：上海市番禺路951号
邮政编码：200030　　电　　话：021-64071208
印　　制：苏州市古得堡数码印刷有限公司　　经　　销：全国新华书店
开　　本：787mm×1092mm　1/16　　印　　张：11
字　　数：258千字
版　　次：2022年9月第1版　　印　　次：2022年9月第1次印刷
书　　号：ISBN 978-7-313-27176-1
定　　价：68.00元

编委会名单

主　编　周　华

副主编　蒋国静

编　委　张　琼　钱　麟　胡　慧

何培芝　曾薇薇　朱小贞

章晓乐　杨碧蓉　闫晓彤

杨梦琪　杨冰祎　陆齐天

潘丁晨　陈欣敏　谢　韬

前言

中医医案学课程的开展对提高中医学妇科教学质量具有重要意义，尤其在目前的疫情背景下，学生无法进入临床实践。因此，这就迫切需要临床带教老师将中医妇科临床的有效医案进行整理、归纳，与学生进行分享，从而缩短其理论与临床实践的差距，为他们步入临床一线打好基础。

本书是基于中医妇科学知识点结合临床而撰写的一本教学参考书，书中将基础知识与临床常见疾病融为一体。本书所选医案贴合临床实际情况，符合教学大纲，编者均来自长期工作在临床一线的高年资医生，具有丰富的临床经验。

本书作为一本特色辅助教材，以中医妇科常见病典型医案为引导，中医学理论知识为基础，中西医相结合，注重临床实践，突出实用性，同时将名医经验、流派特色贯穿其中，临床价值高，既可供课堂教学使用，又可供学生自学。本书特色在于引导学生从医案经验中获得启发，使他们博采众长，扩展临床治疗思路，熟悉各个流派的诊疗特点，将理论与临床实践和经典相结合，也为今后自己的临床和科研工作奠定良好基础。本书的目标在于培养学生的临床思维能力，提升其临床技能。

本书分为月经病类、带下病类、妊娠病类、产后病类、杂病类、中医妇科特色治法、妇科特殊检查手段和妇科内分泌测定八大章节。疾病类章节设立学习目标、示教医案、病案分析、问题讨论、知识拓展、名家经验及古籍精选版块，知识全面，古今结合，层层递进，可供中医本科及研究生学习使用。

由于时间紧迫，书中可能会有不足之处，敬请各位同仁和广大读者批评指正，以利今后改进和提高。在此，衷心感谢在百忙之中为本书撰稿的各位编者，感谢上海交通大学出版社给予的大力支持。

主编

2022年3月

目 录

第一章

月 经 病 类

一、闭　　经

学习目标

掌握闭经的分类、病因病机、诊断要点、辨证论治。

示教医案

李某，女，35岁。初诊日期：2020年1月28日。

主　　诉：月经停闭两月。

现 病 史：患者初潮15岁，周期28～32天，经期4～5天，经量适中，经色紫黯，质黏稠，夹血块，偶有痛经。末次月经(last menstrual period, LMP)：2019年11月下旬，现月经停闭两月，素体腰膝酸软，头晕，夜寐梦多，口干，带下量少，纳可，二便调，舌质紫黯，苔薄，脉细涩。

婚 育 史：已婚育，1－0－0－1。

妇科检查：无明显异常。

辅助检查：尿妊娠试验：阴性；阴超检查：子宫、卵巢大小正常，子宫内膜8 mm；血清生殖激素测定：卵泡刺激素(follicle stimulating hormone, FSH) 13.04 IU/L，黄体生成素(luteinizing hormone, LH) 5.94 IU/L，抗米勒管激素(anti-Mullerian hormone, AMH) 0.87 ng/mL。

诊　　断：继发性闭经—卵巢储备功能减退。

中医辨证：肾虚冲任不充，血瘀冲任不通。

治　　法：补肾益冲，活血调经。

方　　药：当归15克　川芎10克　赤芍9克　桃仁15克
红花9克　川牛膝15克　鸡血藤15克　香附9克
丹参15克　酸枣仁15克　菟丝子15克　肉苁蓉12克

日1剂，水煎服

二　　诊：服药2周后，月经复潮，量少，经色转红，血块减少，质黏稠，5天净。诉腰酸，夜寐较前好转。舌脉同前。中医辨证同前，月经净后治以补肾养血。

方　　药：熟地黄10克　山茱萸9克　枸杞子12克　菟丝子15克

杜仲 15 克	当归 15 克	山药 15 克	白芍 10 克
茯苓 15 克	川芎 10 克	酸枣仁 15 克	陈皮 6 克

日 1 剂，水煎服

三 诊：服药 2 周后，诉带下量增，乳房胀，腰酸，夜寐较前好转。舌质红，苔薄，脉沉细。中医辨证同前，继续治以补肾活血调经。

连续治疗 6 个月后患者月经恢复正常。

病案分析

《素问·上古天真论》云："女子七岁，肾气盛，齿更发长；二七而天癸至，任脉通，太冲脉盛，月事以时下，故有子……五七，阳明脉衰，面始焦，发始堕；……七七，任脉虚，太冲脉衰少，天癸竭，地道不通，故形坏而无子也。"《医学正传》云："月经全借肾水施化，肾水既乏，则经血日以干涸……渐而至于闭塞不通"，"经水出诸肾"。这些经文的论述表明月经的来潮与肾的关系密切，肾藏先天之精，是月经的物质基础。肾气充盛，天癸至，任脉流通，太冲脉血盛，月经按时而下；肾气虚衰，冲任气血衰少，天癸竭，地道不通，月经闭绝。患者素体禀赋不足，正值五七之年，肾气肾精肾阴亏损，冲任气血虚少，胞宫胞脉失于濡养，脏腑藏泻功能失常，引起卵巢储备功能减退。同时，血瘀是重要的病理状态，肾精肾气不足，血少气虚，血运迟缓；肾阴亏损，内热煎灼，血行不畅，导致瘀血形成，瘀血引起卵巢血供减少，影响卵巢储备和激素的分泌，冲任不畅，气血难以下达胞宫，故而经闭不行。卵巢储备功能减退临床常见于闭经、月经量少或不孕等，其病因与 FSH、LH 及其受体变异，代谢异常或药物作用，年龄、心理、病毒感染、遗传、免疫等因素有关。西医常用外源性激素治疗。本病患者中医辨证，肾虚为本，血瘀为标，二者互相影响，治疗上攻补兼施，以补肾活血为大法，首诊以桃红四物汤加减。桃红四物汤始见于《医宗金鉴》，经几代医家改良，已成为调经活血名方，其基础方为当归、川芎、熟地黄、白芍、红花、桃仁等，其中当归、熟地黄可滋阴补肝、养血调经，红花、桃仁可活血通经、止痛散瘀，川芎可行气活血，助活血之功，白芍柔肝止痛，养血，甘草调和诸药，共奏行气祛瘀、补肝养血、活血通经之效。本方实为治疗妇女血瘀经闭、月经量少的奇妙之剂。现代研究表明，桃红四物汤具有扩张血管、抗炎、抗疲劳、抗休克、调节免疫、降脂、补充微量元素、抗过敏等作用。

首诊正值经前，减去茯苓之渗利，减白芍之酸敛，改赤芍加强活血，加香附行气而不燥，丹参活血调经，鸡血藤补血行血，川牛膝引血下行，菟丝子、肉苁蓉补肾助阳，酸枣仁宁心安神，改善睡眠，使其性腺轴正常分泌激素，从而改善卵巢功能。全方具有补肾助阳、活血行气之功，诸药配伍，注重活血中兼养血，攻补兼顾，标本同治。二诊处于经后期，此时血海空虚，阴长阳消，宜滋养肾阴、充盈血海，为卵泡发育、内膜生长提供保障，治以滋阴养血，佐以助阳，以四物汤、归肾丸加减，四物汤为妇科调经之要方，功可补血调经。归肾丸出自《景岳全书·新方八阵》，由左归丸和右归丸化裁而成，原方主治肾水真阴不足、精衰血少、腰酸脚软、形容憔悴、遗泄阳衰等证。方中熟地黄性平，可补五脏之真阴而补血滋阴；山萸肉，甘、平，可健脾、固肾、益精；枸杞子，甘、平，可滋补肝肾、益精明目；菟丝子，甘、平，为平补肝脾肾之要药，可补肾固精、益肝明目、健脾止泻；杜仲，辛、温，可补肝肾、强筋骨、安胎；当归，甘、辛、温，可养肝血而调经；山药，甘、平，可健脾、补肺、固肾；三脏俱补；茯苓，甘、淡，可淡渗利湿。全方组方严谨，共奏滋先天、补后天，补肝肾、健脾益气、养血益精之功效。现代研究表明，归肾丸可能具有雌激素样作用,可调节下丘脑-脑垂体-卵巢-子宫这一生殖内分泌系统的功能,促进其功能的恢复,使子宫血流丰富,促进子宫内膜的增生,促进卵泡成熟并排卵,抗卵巢早衰。二方为基础,加陈皮健脾助运,以防滋腻碍胃,酸枣仁宁心安神,全方药性平和,以补益为主,通补兼施,补而不滞,滋而不腻,使冲任调畅,血海满盈。三诊,仍宗补肾活血催经之法,如此治疗,经水应时而下。

问题讨论

1. 闭经如何诊断?

见图 1-1。

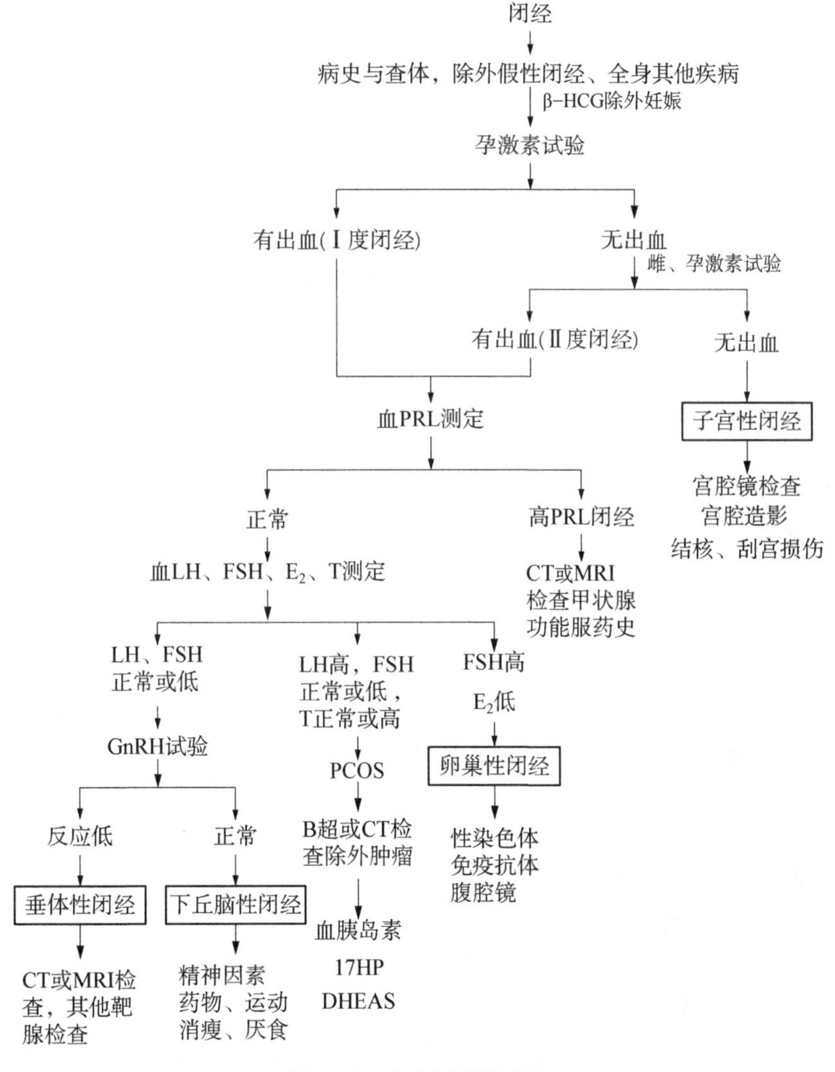

图 1-1 闭经诊断流程图

2. 闭经的原因有哪些?

闭经首先排除生理性停经(青春期前、妊娠期、哺乳期及绝经后期),西医学病因常见于:

①子宫内膜损伤、子宫内膜炎、子宫切除后或宫腔放射治疗后、先天性无子宫或子宫发育不良等；②卵巢早衰、卵巢抵抗、多囊卵巢综合征、卵巢肿瘤、先天性无卵巢或发育不良、卵巢切除或组织破坏等；③垂体肿瘤、闭经溢乳综合征、垂体梗死、空蝶鞍综合征等；④精神紧张、体重下降和营养缺乏、剧烈运动、药物减肥、神经性厌食症等；⑤甲状腺功能减退或亢进、肾上腺皮质功能亢进、肾上腺皮质肿瘤等。中医学病因病机复杂，分为虚、实两端，《金匮要略》概括其病因为“因虚、积冷、结气”；《医学入门》将闭经分为“血枯”“血滞”两大类。虚者多为肾气不足，或肝肾虚损、精血匮乏，冲任不盛，或阴虚血燥、血海干涸，或脾胃虚弱、气血乏源，以致血海空虚，无血可下；实者则为气滞血瘀、痰湿阻滞冲任胞宫，血海阻隔，经血不得下行。

3. 闭经如何辨证论治？

闭经的治疗原则是虚者补而充之，实者泻而通之。或补益肝肾，或调补气血，或活血化瘀，或理气行滞，或化痰除湿。切不可不分虚实，滥用猛攻峻补之方药。虚实夹杂者，亦不可一味峻补，以免留邪而壅滞胞宫。

（1）肝肾亏虚证：年逾16周岁尚未行经，或由月经后期、量少逐渐致经闭；素体虚弱，腰膝酸软，头晕耳鸣；舌淡红，苔少，脉沉弱或细涩。

治法：补肾益精，养血调经。

方药：加减苁蓉菟丝子丸（肉苁蓉、菟丝子、桑寄生、覆盆子、熟地黄、当归、枸杞、艾叶）加茺蔚子、乌药、紫河车。

（2）气血虚弱证：月经逐渐后延，量少，经色淡而质薄，继而停闭不行；头晕眼花，或心悸气短，神疲肢倦，食欲不振，毛发不泽或易脱落，身体羸瘦，面色萎黄；舌淡，苔少或薄白，脉沉缓或虚数。

治法：补气健脾，养血调经。

方药：人参养荣汤（人参、黄芪、白术、茯苓、远志、陈皮、五味子、当归、白芍、熟地黄、桂心、炙甘草）。

（3）阴虚血燥证：月经量少而渐至停闭；五心烦热，两颧潮红，夜寐盗汗，或骨蒸劳热，或咳嗽唾血；舌红，苔少，脉细数。

治法：养阴清热，润燥调经。

方药：加减一阴煎（生地黄、熟地黄、白芍、地骨皮、知母、麦冬、炙甘草）加黄精、牡丹皮、制香附。

（4）气滞血瘀证：月经数月不行，精神抑郁，烦躁易怒，胸胁胀满，少腹胀痛或拒按；舌边紫黯，或有瘀点，脉沉弦或沉涩。

治法：理气活血，祛瘀通经。

方药：血府逐瘀汤（桃仁、红花、当归、生地黄、川芎、赤芍、牛膝、桔梗、柴胡、枳壳、甘草）去桔梗、甘草，加莪术、香附。

（5）痰湿阻滞证：月经停闭，形体肥胖，胸胁满闷，呕恶痰多，神疲倦怠，或面浮足肿，或带下量多色白。舌淡胖，苔腻，脉滑。

治法：化痰除湿，活血调经。

方药：苍附导痰汤（茯苓、半夏、陈皮、甘草、苍术、香附、胆南星、枳壳、生姜、神曲）。

4. 闭经的分类有哪些？

按既往有无月经来潮、病变部位、促性腺激素水平、严重程度进行分类。

(1) 既往有无月经来潮：原发性闭经（16 岁，第二性征发育，月经从未来潮或 14 岁第二性征仍未发育）；继发性闭经（月经建立后又停止，停经 3 个周期或 6 个月）。

(2) 病变部位：中枢神经-下丘脑性闭经、垂体性闭经、子宫性闭经、卵巢性闭经、下生殖道发育异常性闭经。

(3) 促性腺激素水平：高促性腺激素性腺功能低落（FSH＞25 IU/L、病变在卵巢），低促性腺激素性腺功能低落（FSH 或 LH＜5 IU/L）。

(4) 严重程度：Ⅰ度闭经（卵巢具有分泌雌激素功能、有一定雌激素水平、用孕酮有撤退性出血），Ⅱ度闭经（卵巢分泌雌激素功能缺陷或停止、雌激素水平低落、用孕酮无撤退性出血）。

世界卫生组织（World Health Organization，WHO）将闭经归纳为 3 型：Ⅰ型，无内源性雌激素产生；Ⅱ型，有内源性雌激素产生；Ⅲ型，为卵巢功能衰竭。

知识拓展

1. 原发性闭经诊治流程图

见图 1－2。

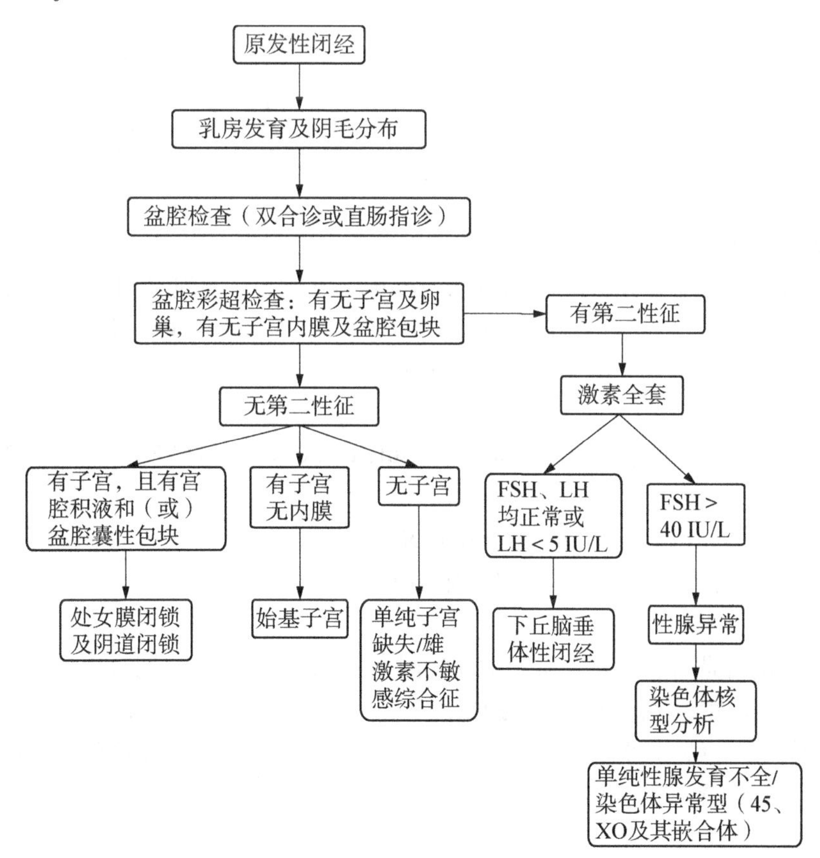

图 1－2　原发性闭经诊治流程图

注：FSH＝卵泡刺激素，LH＝黄体生成素

2. 继发性闭经诊治流程图

见图 1-3。

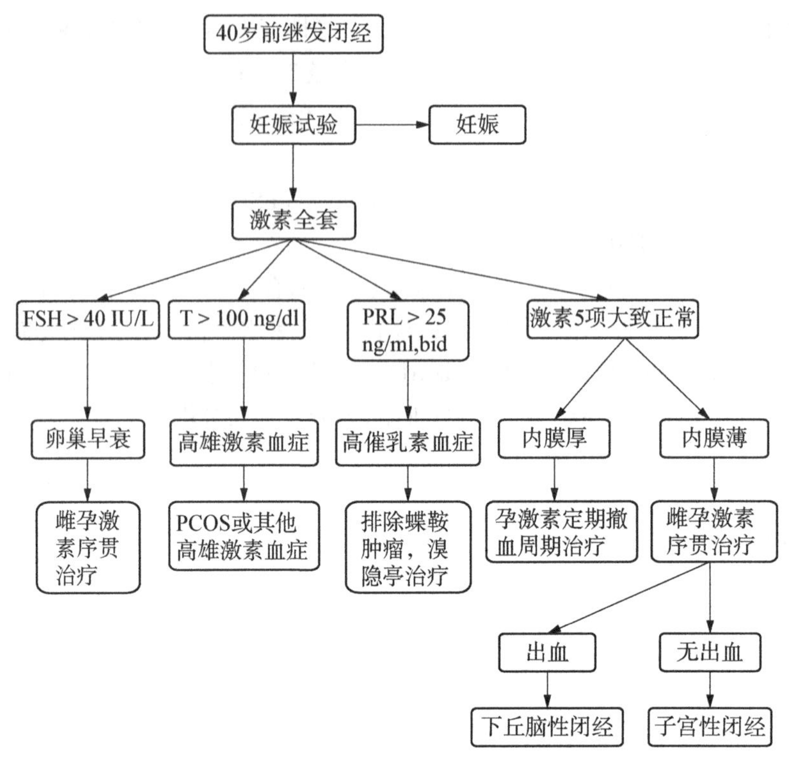

图 1-3　继发性闭经诊治流程图

3. 卵巢性闭经

卵巢储备功能减退(diminished ovarian reserve，DOR)：卵泡早期测定血清基础 FSH 水平大于 10 IU/L 而小于 25 IU/L，AMH＜0.5～1.1 ng/ml，窦卵泡计数(antral follicle count，AFC)≤5～7 个，雌二醇(estradiol，E_2)＞293.6 pmol/L，FSH/LH＞3.6，或伴抑制素 A 和抑制素 B 降低。

早发性卵巢功能不全(primary ovarian insufficiency，POI)FSH 水平大于 25 IU/L 而小于 40 IU/L。

卵巢早衰(premature ovarian failure，POF)FSH 大于 40 IU/L(间隔 4 周以上)。

临证常见于脾肾两虚、肝郁肾虚、肾虚血瘀等。

4. 宫腔粘连

人工流产、刮宫是宫腔粘连最常见的发病因素，反复流产史和过期流产刮宫后的粘连形成率高达 39%。此外，各种原因导致的继发宫内感染是造成宫腔粘连的另一主要因素。常采用宫腔镜下粘连分解术，术后予以雌、孕激素周期治疗或改善子宫内膜血流等药物治疗。临证常见于血瘀、脾肾两虚、湿热瘀阻等。

名家经验

(1) 蔡氏妇科认为月经的产生以肾为主导，若先天禀赋不足、精气不充、天癸匮乏，冲脉不盛，任脉不通而渐至血行不畅，导致闭经。治疗上本着张景岳的“欲以通之，无如充之”的原则，注重补肾填精，充养冲任，以冀生化之源充盛，经水自调。以蔡氏周期调治法进行周期治疗，月经净后予以育肾通络，加强经脉通盛，促进排卵，中期育肾培元，蓄精养血，使经行具备物质基础，经前予以养血调经，经期予以活血化瘀通经，如此使肾气渐充，则经水自调。

(2) 夏桂成教授认为，月经来潮及其周期性的演变，心(脑)在上，统一管辖下方诸脏，在心肾交济、肝脾协调的整体配合下，加以奇经之调节，通过心肾燮理阴阳，肝脾协调气血，使气血阴阳在演变过程中周而复始，完成对月经周期、生殖节律的调控。五脏之中，夏老认为闭经的发生与心关系密切，如心气闭塞，心血不降则经闭不潮，此在临床实为多见。夏老认为通经并不在于逐瘀血，而在于调理气血，宁心安神，引血下行；胞脉属心而络于胞中，心主血脉。因此，调血、引血下行需从心经考虑。

古籍精选

《素问·阴阳别论》：“二阳之病发心脾，有不得隐曲，女子不月。”

《女科切要·调经门》：闭经乃“痰湿与脂膜壅塞”。

《万氏妇人科·调经章·经闭不行》：“忧愁思虑，恼怒怨恨，气郁血滞而经不行。”

《素问·评热病论》：“月事不来者，胞脉闭也。胞脉者属心而络于胞中，今气上迫肺，心气不得下通，故月事不来也。”

《金匮要略·妇人杂病脉证并治》：“妇人经水不利下，抵挡汤主之。”

《医学正传·妇人科》：“月经全借肾水施化，肾水既乏，则经血日以干涸……渐而至于闭塞不通。”

《兰室秘藏·妇人门·经闭不行有三论》：“妇人脾胃久虚，或形羸气血俱衰，而致经水断绝不行。或病中消胃热，善食渐瘦，津液不生。夫经者血脉津液所化，津液既绝，为热所灼，肌肉消瘦，时见渴燥，血海枯竭，病名曰血枯经绝。宜泻胃之燥热，补益气血，经自行矣……或因劳心，心火上行，月事不来，安心和血、泻火，经自行矣。”

二、痛 经

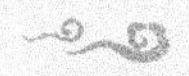

学习目标

掌握痛经的分类、病因病机、鉴别诊断、辨证论治。

示教医案

李某，女，20岁。初诊日期：2020年10月20日。

主　诉：经行腹痛半年。

现病史：患者14岁初潮，周期30天，经期5天，量少，色暗，伴血块，经行第一、二天小腹疼痛剧烈，需口服止痛片后痛经才缓解。末次月经：2020年9月26日，经期6天，量少，色红，伴血块，第一、二天腹痛。刻下：经行小腹冷痛，喜暖，经量少夹血块，经前一周乳房胀痛，纳可，便调，寐安，舌淡红，苔薄白，脉细。

婚 育 史：未婚，否认性生活史。

辅助检查：子宫、卵巢超声检查正常。

诊　　断：原发性痛经。

中医辨证：寒凝血瘀，不通则痛。

治　　法：温经散寒，化瘀止痛。

方　　药：柴胡 6 克　当归 15 克　赤芍 9 克　川芎 10 克
延胡索 15 克　没药 9 克　肉桂 6 克　小茴香 6 克
生蒲黄 15 克　五灵脂 6 克　制香附 9 克　乌药 6 克

日 1 剂，水煎服

二　　诊：服药 1 周后，10 月 26 日行经，腹痛较前缓解，量增多，经色红，血块减少，6 天净。诉乳胀，腰酸乏力，夜寐欠佳。舌脉同前。中医辨证同前，月经净后治以疏肝健脾，温经散寒。

方　　药：熟地黄 10 克　当归 15 克　白芍 10 克　川芎 10 克
玫瑰花 6 克　茯苓 15 克　茯神 15 克　炒白术 10 克
酸枣仁 15 克　淫羊藿 15 克　巴戟天 12 克　怀牛膝 9 克

日 1 剂，经净后水煎服

三　　诊：服药 2 周后，诉腰酸、夜寐较前好转。舌淡红，苔薄白，脉细。中医辨证同前，此时正值经前期，继续治以温经散寒，化瘀止痛。

方　　药：柴胡 6 克　当归 15 克　赤芍 9 克　川芎 10 克
延胡索 15 克　没药 9 克　肉桂 6 克　小茴香 6 克
生蒲黄 15 克　五灵脂 6 克　制香附 9 克　乌药 6 克

日 1 剂，水煎服

四　　诊：服药 1 周后，11 月 25 日行经，腹痛明显缓解，未服止痛片，经量增多，经色红，血块少，6 天净。中医辨证同前，月经净后继续治以疏肝健脾，温经散寒；经前治以温经散寒，化瘀止痛。连续治疗 3 个月后患者痛经明显缓解。

病案分析

痛经属中医学"经行腹痛"范畴，中医学认为其发生与素体因素及经期、经期前后特殊的生理环境有关。非行经期间，冲任气血平和，致病因素不能引起冲任、胞宫瘀滞或不足，不发生疼痛。在经期或经期后，血海由满盈而泻溢，胞宫气血由气盛血旺至经后暂虚，气血变化急骤，致病因素乘时而作，使气血运行不畅，胞宫经血流通受阻，以致不通则痛；或致冲任胞宫失于濡养不荣而痛。发病机制常见于气滞血瘀、寒凝血瘀、湿热瘀互结、气血虚弱、肝肾不足。治疗原则以调理冲任气血为主，可分阶段进行：月经期行气和血止痛治其标，由通着手，虚则补而通之，实则泻而通之；平时审证求因以治本，以调为法，调气和血，调理冲任。同时兼顾素体情况，或调肝，或温经，或益肾，或扶脾，使之气顺血和，冲任流通，经血畅行则无痛虑。如何尽快制止疼痛、预防和减少复发及重度痛经的治疗等问题，成为治疗上的难点。

本案治疗继承蔡氏妇科的学术思想，认为痛经乃虚实夹杂之证，治疗强调“求因为主，止痛为辅”；主张辨证与辨病相结合，以益气养血、调经止痛为法。常用柴胡、延胡索、蒲黄、五灵脂等理气活血、化瘀止痛。平时审因论治治其本，注意调补气血或滋补肝肾。本案痛经，治疗上遵循“急则治其标、缓则治其本”的原则分期施治。经前期与经期以通为主，予以行气活血、温经止痛法，达气血通调而痛止，常用药如柴胡、延胡索、制没药、生蒲黄、乌药、五灵脂、制香附等；经后审因论治以治其本，予以调补气血、温经散寒。同时注重疏肝和对脾胃的调护，通过辨证论治，调节机体功能，巩固疗效，减少复发。经过周期序贯治疗后，患者痛经明显缓解。

问题讨论

1. 痛经如何分类？

痛经分为原发性痛经和继发性痛经两大类。

(1) 原发性痛经：是指不伴有其他明显盆腔疾病的单纯性、功能性痛经。其发生机制有子宫收缩异常、前列腺素(prostaglandin，PG)合成和释放过多，血管紧张素和催产素参与、精神因素、紧张、压抑、焦虑和抑郁等都会影响对疼痛的反应和主观感受。原发性痛经主要发生在年轻女性有排卵的月经周期，疼痛通常在月经来潮前数小时或刚来时发生，可以持续 48～72 小时。这种疼痛与分娩时的疼痛相似，有耻骨上绞痛，可以伴有腰骶部痛，疼痛放射至大腿，可伴有恶心、呕吐和面色苍白，偶有晕厥，严重者可影响日常生活和工作。

(2) 继发性痛经：是指由盆腔器质性疾病导致的痛经，发病年龄往往较大，但如果是由于子宫畸形引起的痛经，患者年龄也可以较小。疼痛常在月经来潮前 1～2 周开始，持续至月经干净后数天。子宫肌瘤、盆腔粘连和盆腔静脉淤血引起的痛经症状往往较重，且有进行性加重的趋势。盆腔粘连和子宫内膜异位症患者在非经期性交时往往有下腹痛。临床常见于处女膜闭锁、阴道横隔、宫腔粘连、子宫肌瘤、子宫内膜异位症及子宫腺肌症等。前列腺素合成代谢异常与继发性痛经疼痛有关。

2. 痛经需与哪些疾病相鉴别？

痛经的腹痛症状在临床上应与以下两类疾病相鉴别。妊娠类疾病，如异位妊娠、宫内妊娠流产；非妊娠类腹痛疾病，如子宫内膜异位症、黄体破裂、卵巢囊肿蒂扭转、卵巢囊肿破裂、盆腔炎性疾病及急性阑尾炎。

3. 痛经如何辨证论治？

痛经辨证首先要根据疼痛发生的时间、部位、性质及疼痛程度，明察病位，分清寒热、虚实，在气、在血。一般痛在小腹正中，多为胞宫瘀滞；痛在少腹一侧或两侧，病多在肝；痛连腰骶，病多在肾。经前或经行之初疼痛多属实，月经将净或经后疼痛者多属虚。掣痛、绞痛、灼痛、刺痛，疼痛拒按多属实；隐痛、空痛、按之痛减多属虚；坠痛虚实兼有；绞痛、冷痛，得热痛减多属寒；灼痛，得热痛剧多属热。胀甚于痛，时痛时止多属气滞；痛甚于胀，持续作痛多属血瘀。

治疗上根据证候在气、在血与寒热、虚实的不同，以止痛为核心，以调理胞宫、冲任气血为主，或补气，或活血，或散寒，或清热，或补虚，或泻实。经期重在调血止痛以治标，及时缓解，控制疼痛；平素辨证求因以治本。

（1）寒凝血瘀证：经前期或经期，小腹冷痛拒按，得热痛减，或周期后延，经血量少，色暗有块；畏寒肢冷，面色青白；舌暗，苔白，脉沉紧。

治法：温经散寒，化瘀止痛。

方药：少腹逐瘀汤（肉桂、小茴香、干姜、当归、川芎、赤芍、蒲黄、五灵脂、没药、延胡索）。

（2）气滞血瘀证：经前或经期，小腹胀痛拒按，月经量少，经行不畅，紫黯有块，块下痛减，胸胁、乳房胀痛；舌紫黯，或有瘀点，脉弦涩。

治法：行气活血，化瘀止痛。

方药：膈下逐瘀汤（当归、川芎、赤芍、桃仁、红花、枳壳、延胡索、五灵脂、乌药、香附、牡丹皮、甘草）。

（3）湿热蕴结证：经前或经期，小腹疼痛或胀痛不适，有灼热感，或痛连腰骶，或平时小腹痛，经前加剧，月经量多或经期长，色黯红，质稠或有血块；平素带下量多，色黄稠臭秽，或伴低热，小便黄赤；舌红，苔黄腻，脉滑数或濡数。

治法：清热除湿，化瘀止痛。

方药：清热调血汤（黄连、牡丹皮、生地黄、白芍、当归、川芎、红花、桃仁、延胡索、莪术、香附）加车前子、败酱草、薏苡仁。

（4）气血虚弱证：经期或经后，小腹隐痛喜按，月经量少，色淡质稀；神疲乏力，头晕心悸，面色苍白，失眠多梦；舌质淡，苔薄，脉细弱。

治法：益气养血，调经止痛。

方药：圣愈汤（人参、黄芪、熟地黄、白芍、当归、川芎）。

（5）肝肾亏损证：经期或经后，小腹绵绵作痛，喜按，伴腰骶酸痛，月经量少，色淡暗，质稀；头晕耳鸣，面色晦暗，失眠健忘，或伴潮热；舌质淡红，苔薄白，脉沉细。

治法：补养肝肾，调经止痛。

方药：益肾调经汤（巴戟天、杜仲、续断、乌药、艾叶、当归、熟地黄、白芍、益母草）。

知识拓展

1. 痛经诊疗思路

痛经诊断应根据病史、B超检查、血清癌抗原-125（CA125）或癌抗原-199（CA199）进行综合判定，有性生活的女性还应结合双合诊检查，辨别属于原发性痛经还是继发性痛经。轻度痛经予以生活、饮食、精神调理，重度痛经予以西药镇痛解痉治疗或避孕药管理（有避孕要求者）。对于继发性痛经或渐进性加剧的痛经应排除盆腔器质性疾病，必要时辅助宫腔镜、腹腔镜等检查，同时排除其他内、外科疾病。中医学治则本着“急则治其标，缓则治其本”，经期以通调气血为主，非经期辨证论治，以治本为主。

2. 痛经的西医治疗

（1）一般治疗：平素锻炼身体，增强体质；注重经期保暖，避免受寒；保持精神愉悦；疼痛难以忍受时适当镇痛、镇静、解痉治疗。

（2）药物治疗：前列腺素合成酶抑制剂（如吲哚美辛栓、布洛芬）有效率达70%。月经来潮前1～2天开始服用，连续服药至疼痛消失后停药。短效避孕药可抑制排卵，减少前列腺素(PG)合成及子宫收缩，缓解疼痛，适用于要求避孕者。如妈富隆、优思明、优思悦、达英35等。子宫内膜异位症常用药物有口服避孕药、地诺孕素、促性腺激素释放激激动剂(gonadotropin releasing hormone agonist, GnRH－a)、孕三烯酮、左炔诺孕酮(曼月乐)环等。

(3) 手术治疗：扩张宫颈术、神经节切除术、子宫切除术等。

3. 中医药治疗痛经的经验

理气活血为痛经用药之基本法则，药物选择上以甘淡辛平或微温为宜，常配对用药，以增其效。如柴胡、延胡索；赤芍、白芍；蒲黄、五灵脂；延胡索、川楝子；香附、郁金；血竭、三七等。寒痛用艾叶、小茴香、炮姜、肉桂、乌药、吴茱萸、高良姜、细辛；胀痛用香附、川楝子、延胡索、川芎、木香；瘀痛用川芎、延胡索、三七、当归、没药、蒲黄、五灵脂、桃仁、益母草；热痛用赤芍、川楝子、红藤等。

4. 膜样痛经的治疗

膜样痛经多见于未婚年轻女性，腹痛多发于行经的第1～3天，有大小不等的瘀血块及膜状块物随同经血脱落而出，块出痛减。气血凝滞，不通则痛是关键。治当理血化膜，理气化瘀止痛。朱南孙教授之化膜汤(蒲黄、赤芍、三棱、莪术、青皮、山楂、乳香、没药、血竭末)，自月经中期起服，连服至经来潮，经量多者，蒲黄、山楂炒炭用，去三棱、莪术，加三七末、炮姜炭、花蕊石。

名家经验

(1) 蔡氏妇科认为痛经乃虚实夹杂之证，治疗强调“求因为主，止痛为辅”；主张辨证与辨病相结合：原发性痛经以辨证为主，虚实为要；对于原发性痛经的治疗，蔡小荪教授宗“血以通为用”“通则不痛”原则，以理气活血、温散疏通药物为主，止痛药物为辅，并注意顾护精血。因女子以血为本，以通为用，若一味攻伐，必伤精血，虽取效一时，但气机失畅，瘀血不去，病难根治。同时遵《素问·调经论》“病在脉，调之血，病在血，调之络”之法则，治疗此病主张经行时以通为贵，以益气养血、调经止痛为法。拟四物调冲汤为基础方，药物组成为：丹参、当归、香附、白芍、牛膝、延胡索、红花、川芎等。临证常用温经止痛法、化瘀止痛法、清瘀止痛法、逐瘀化膜法，强调行经前即开始服用。

(2) 何氏妇科主张温散疏通，理气活血，调经止痛。提倡三步一参法，即经前防、经期治、经后固、西医参。经前一周治以温理气血，常用当归、炒白芍、桂枝、香附、葫芦巴、炒茴香、艾叶、吴茱萸、炒枳壳等。膜样痛经者可加血竭、煅花蕊石、山楂等；经期采用温经散寒、暖宫止痛，常用附子、干姜、肉桂、乳香、没药、延胡索、炒川楝子、木香、乌药或制川乌、草乌等；经后选用养血温胞、调和营血的药物，如炒当归、炒白芍、川芎、续断、艾叶、熟地黄、狗脊、陈皮等。继发性痛经部分需要手术干预，如子宫内膜异位症之巨大卵巢巧克力囊肿者。

古籍精选

《景岳全书·妇人规》：“经行腹痛，证有虚实。实者或因寒滞，或因血滞，或因气滞，或因热滞；虚者有因血虚，有因气虚。然实痛者，多痛于未行之前，经通而痛自减；虚痛者，于既行之后，血去而痛未止，或血去而痛益甚。大多可按可揉者为虚，拒按拒揉者为实。”

《傅青主女科·行经后少腹疼痛》:“何以虚能作疼哉?盖肾水一虚,则水不能生木,而肝木必克脾土,木土相争,则气必逆,故尔作疼。治法必须以舒肝气为主,而益之以补肾之味,则水足而肝气益安,肝气安而逆气自顺,又何疼痛之有哉?”

《金匮要略·妇人杂病脉证并治》:“带下经水不利,少腹满痛,经一月再见者,土瓜根散主之。”

《妇人大全良方·月水行或不行心腹刺痛方论》:“若经道不通,绕脐寒疝痛彻,其脉沉紧,此由寒气客于血室,血凝不行,结积血为气所冲,新血与故血相搏,所以发痛。譬如天寒地冻,水凝成冰。益温经汤及桂枝桃仁汤、万病丸。”

三、崩　漏

学习目标

掌握崩漏的分类、病因病机、诊断要点、辨证论治。

示教医案

王某,女,25岁。初诊日期:2021年1月25日。

主　　诉:阴道流血近两月,伴头晕心悸。

现 病 史:患者一向月经不规则,初潮15岁,周期28~40天,经期有时4~5天,有时经期延长至30天左右,经量较多,经色鲜红,质黏稠,夹血块。LMP:2020年11月下旬,量时多时少,至今未净。曾在18岁时因月经量多伴贫血住院治疗,血红蛋白最低50 g/L左右,给予口服激素和输血治疗。现持续出血2月左右,伴有头晕心悸、腰膝酸软、失眠多梦、口干、短气纳呆,二便调,舌质淡嫩,苔薄白,脉细数。

婚 育 史:未婚未育,0-0-0-0,否认有性生活史。

妇科检查:外阴无明显异常,卫生巾见中等量鲜红血。肛查:子宫大小正常,活动好,无压痛,双侧附件未扪及包块。

辅助检查:尿妊娠试验:阴性;肛超检查:子宫、卵巢大小正常,子宫内膜8 mm;血常规:红细胞2.48×10^{12}/L,血红蛋白64 g/L。

西医诊断:①异常子宫出血(abnormal uterine bleeding, AUB);②中度贫血。

中医诊断:崩漏。

中医辨证:脾肾两虚,气血双亏。

治　　法:补肾健脾,益气养血。

方　　药:党参30克　黄芪30克　白术24克　白芍15克
菟丝子18克　续断18克　制首乌30克　淫羊藿12克
巴戟天18克　阿胶9克　艾叶9克

日1剂,水煎服,7天

二　　诊:服药1周后,月经量少,色淡,自觉疲倦乏力、心悸好转,纳可,舌脉同前,中医辨证同前。月经尚未干净，治以继续补肾养血，加强摄血止血。

方　　药：上方加仙鹤草15克、海螵蛸15克、牡蛎30克、五味子9克、炮姜炭9克。

日1剂，水煎服，14天

三　　诊：服药2周后，阴道出血已干净，头晕、心悸、乏力较前好转。舌脉同前，中医辨证同前。目前属于复旧兼以澄源，治以温肾补阳，养血调经。

方　　药：党参15克　　黄芪15克　　鹿角霜12克　　熟地黄10克

菟丝子15克　　巴戟天12克　　淫羊藿30克　　阿胶9克

连续治疗3个月后患者月经恢复正常。

病案分析

对于崩漏的记载，最早见于《素问·阴阳别论》中"阴虚阳搏谓之崩"的论述。只言其病机，未言其证治。后世将各种妇科下血症统称为崩漏，崩漏的辨证，应首先认定为月经病。《景岳全书·妇人规》云："崩漏不止，经乱之甚者也。盖乱则或前或后，漏则不时妄行。"指出崩漏属于月经病的范畴。因此，必须排除妊娠、癥瘕、外伤引起的阴道出血，才能作出正确的诊断和有效的治疗。患者初潮开始即有月经周期紊乱、经期延长、经量增多，逐渐出血增多致中度贫血，为崩中之证，曾住院中西医治疗，就诊时阴道少量出血持续2月，并伴有头晕心悸、腰膝酸软、失眠多梦、口干、短气纳呆等气血亏虚之证，舌质淡嫩苔薄，脉细数，为脾肾两虚，脾虚不能摄血，肾虚封藏失职，冲任不固，而见漏下；脾虚气弱，肾阳亏虚，失与温煦，则见畏寒腰酸。本着"急着治其标，缓则治其本"的治疗原则，灵活运用塞流、澄源、复旧治崩三法，出血期以塞流、澄源为主，血止后予以复旧，兼以澄源。方中党参、黄芪、白术健脾益气以化血；白芍、制首乌养血补血；阿胶补血止血；艾叶温经止血；菟丝子、巴戟天、续断、淫羊藿温补肝肾，益精止血。二诊时见血量少而未止，给予加强止血治疗，药用仙鹤草凉血止血、海螵蛸摄血止血、牡蛎化瘀止血、五味子酸收止血、炮姜炭温经止血，配合阿胶、艾叶的养血止血，故二周后血止。最后给予复旧治疗，即固本善后，调理恢复。继用温肾补阳、养血调经巩固治疗。

问题讨论

1. 崩漏如何诊断？

(1) 详询病史，排除与妊娠和产褥有关的病变、全身和器质性病变。

(2) 询问月经和非经期出血的具体时间、出血量、有无服药史，特别是激素类药物，有无大出血后伴有头晕眼花，甚至失血性休克。

(3) 妇科检查观察出血量，按出血量多少、有无性生活选择B超检查来排除器质性疾病。辅助检查血常规、凝血功能、卵巢功能及激素测定。诊断性刮宫可以止血并了解子宫内膜有无病变，未婚无性生活者尽量先保守或者征得本人或家属同意后诊刮。

2. 崩漏的原因有哪些？

崩漏的病因较为复杂，但可概括为虚、热、瘀3个方面；其主要发病机制是劳伤血气，脏腑损伤，血海蓄溢失常，冲任二脉不能约制经血，以致经血非时而下。常见病因为血热、肾虚、脾虚、血瘀。

3. 崩漏如何辨证论治?

崩漏的治疗原则应根据其病情缓急和出血时间长短的不同,以"急着治其标,缓则治其本"为原则,灵活掌握"塞流、澄源、复旧"三法。塞流即是止血,澄源即正本清源,根据不同证型辨证论治。复旧即固本善后,调理恢复。

(1) 血热证(虚热证):经血非时而下,量少淋漓,血色鲜红而质稠;心烦潮热,小便黄少,或大便燥结;舌质红,苔薄黄,脉细数。

治法:养阴清热,止血调经。

方药:加减一阴煎合生脉散(生地黄、熟地黄、麦冬、白芍、知母、地骨皮、甘草、人参、麦冬、五味子)加山茱萸、阿胶。

(2) 血热证(实热证):经血非时暴下,或淋漓不净又时而增多,血色深红或鲜红,质稠,或有血块;唇红目赤,烦热口渴,或大便干结,小便黄。舌红苔黄,脉滑数。

治法:清热凉血,止血调经。

方药:清热固经汤(黄芩、焦栀子、生地黄、地骨皮、地榆、阿胶、藕节、棕榈炭、龟甲、牡蛎粉、生甘草)

(3) 肾虚证(肾阴虚证):经乱无期,出血淋漓不净或量多,色鲜红,质稠;头晕耳鸣,腰膝酸软,或心烦。舌质偏红,苔少,脉细数。

治法:滋肾益阴,止血调经。

方药:左归丸去牛膝,合二至丸(熟地黄、山药、枸杞子、山茱萸、菟丝子、鹿角胶、龟甲胶、女贞子、墨旱莲)。

(4) 肾虚证(肾阳虚证):经来无期,出血量多或淋漓不净,色淡质清;畏寒肢冷,面色晦暗,腰腿酸软,小便清长。舌质淡,苔薄白,脉沉细。

治法:温肾固冲,止血调经。

方药:右归丸加减(制附子、熟地黄、山药、山茱萸、枸杞子、菟丝子、鹿角胶、当归、杜仲、补骨脂、淫羊藿)

(5) 脾虚证:经血非时而至,崩中暴下继而淋漓,血色淡而质薄;气短神疲,面色㿠白,或面浮肢肿,手足不温。舌质淡,苔薄白,脉弱或沉细。

治法:补气升阳,止血调经。

方药:举元煎合安冲汤加炮姜(人参、黄芪、白术、升麻、甘草、生地黄、白芍、续断、乌贼骨、茜草、龙骨、牡蛎、炮姜炭)。

4. 崩漏的分类有哪些?

(1) 按崩漏的定义分为崩和漏。崩:经血非时暴下不止称崩中。漏:经血非时而下淋漓不净称漏下。

(2) 按西医有异常子宫出血、子宫内膜的病理改变分为增殖期子宫内膜出血、子宫内膜增生症出血、萎缩型子宫内膜出血。

知识拓展

1. 崩漏诊治流程图

见图 1-4。

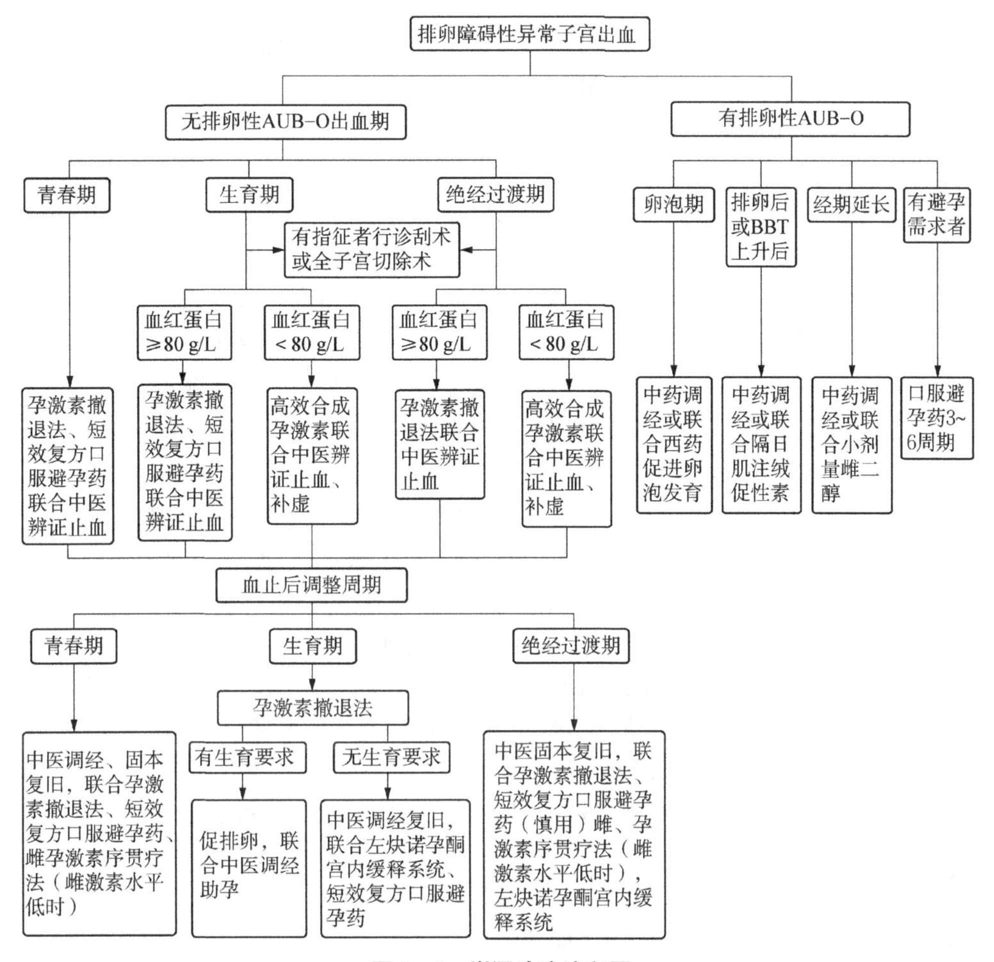

图1-4 崩漏诊治流程图

2. 无排卵性异常子宫出血

正常月经的周期、经期、经量受下丘脑-垂体-卵巢轴的调控呈现出明显的规律性和自限性。当机体受到内外各种因素，如精神过度紧张、情绪急剧变化、环境气候骤变、营养不良、代谢紊乱、贫血、甲状腺或肾上腺功能异常等影响时，均可引起下丘脑-垂体-卵巢轴的调控功能失常，导致功能性子宫出血发生。此外，还与子宫内膜剥脱出血的自限性机制缺陷有关。临证常见于脾肾两虚、阴虚内热、肝郁气滞。

3. 子宫内膜息肉

异常子宫出血中超声或宫腔镜下见到有子宫内膜息肉的占16.2%，其病因尚不明确，可能与长期反复的子宫内膜炎和激素紊乱有关。临床表现有月经过多、经间期出血、不规则阴道出血、不孕等，若直径小于1 cm，症状较轻可以中医治疗，临证常见气滞血瘀、气虚血瘀、湿热下注。若息肉大于1 cm，出血量多，保守治疗疗效不确切或者影响生育，可选择宫腔镜下子宫内膜息肉切除术并排除子宫内膜癌。

4. 子宫憩室

剖宫产后子宫前壁峡部切口撕裂、切口对合不良、手术缝合粗糙造成切口缺血、切口出血等原因形成一薄弱处，导致子宫内膜及肌层呈疝状逐渐向外突出，形成憩室。子宫切口憩室在子宫内膜周期性剥脱后，创面为切口瘢痕，血运较差，内膜创面修复较慢和较差，故经期延长、淋漓不尽。临证常见脾肾两虚、肝郁气滞、血瘀。

名家经验

（1）岭南妇科名家罗元恺教授认为崩漏的主要病机是冲任不固，使月经失其常度，非时妄行。往往是血崩与漏下交替发作，迁延难愈，故本病为妇科危急重症之一。西医认为本病是内分泌功能失调而引起的子宫出血，而生殖器官并无明显的器质性病变，故诊治崩漏时，应首先区别于妊娠、癥瘕、外伤等引起的阴道下血，才能作出正确的诊断和有效的治疗。崩漏以虚证较多，治法以补虚为主，或先去其实，后补其虚，或攻补兼施。如有热者，宜于益阴之中，佐以清热之品。因实火者少，故一般不宜用苦寒泻火之药，若有瘀者，则于养血活血之中，兼化瘀生新之药。在大出血期间，应着重补气以摄血，兼顾其热或瘀。因下血量多，热随血去，气随血泄，即使为阴虚血热而致崩者，大量出血后，一般都有不同程度的气虚表现，故止血必先固气。而漏下淋漓不净，往往是肝肾阴虚，相火内动而致，或夹瘀滞，或兼湿热。因阴血难以速生，故止漏较止崩更难，且病情易于反复。治漏之法，主要是滋养肝肾，兼清虚热或祛瘀。出血停止后当以柔肝固肾为主，以调整月经周期，这即古人所称之“复旧”，乃固本之法也。

（2）李祥云教授擅长用中药止血药的药对来治疗顽固的崩漏之证，在运用时本着辨证求因和审因论治的原则，辨寒、热、虚、实，分清标本缓急，究其出血的原因，处方灵活，遣药精当，其运用中药配伍的相须相使，以增加原有疗效。比如，阿胶加艾叶养血止血、石榴皮加明矾固涩止血、白芷加鸡冠花凉血止血、五味子加五倍子敛汗止血，每每都有奇效。

古籍精选

《素问·阴阳别论》：“阴虚阳搏谓之崩。”

《金匮要略·妇人杂病脉证并治》：“妇人有漏下者，有半产后因续下血都不绝者，有妊娠下血者。”

《诸病源候论·妇人杂病候·漏下候》：“非时而下，淋漏不断谓之漏下。”

《崩中候》：“忽然暴下，谓之崩中。”

《景岳全书·妇人规·崩淋经漏不止》：“崩漏不止，经乱之甚者也。”

《傅青主女科·血崩·血海太热血崩》：“冲脉太热而血即沸，血崩之为病，正冲脉之太热也。”

《兰室秘藏·妇人规·经漏不止》：“妇人血崩，是肾水阴虚不能镇守胞络相火，故血走而崩也。”

《妇科玉尺·崩漏》：“思虑伤脾，不能摄血，致令妄行。”

四、月经过少

学习目标

掌握月经过少的分类、病因病机、诊断要点、辨证论治。

示教医案

严某，女，32岁。初诊日期：2019年3月11日。

主　　诉：人工流产术后一年，月经过少半年。

现 病 史：患者一向月经尚规则，初潮15岁，周期28～35天，经期4～5天。一年前人工流产一次，后因月经量逐渐减少，在杭州邵逸夫医院就诊，诊断为宫腔粘连予以宫腔镜下宫腔粘连分解术加放环术，术后三个月取环，同时行雌、孕激素周期治疗。LMP：2月24日，量少，色红夹有血块，无明显痛经，无经行乳胀，平时带下量少，手足不温，消谷善饥。舌质黯，苔黄腻，脉细。

婚 育 史：未婚未育，0-0-1-0，有性生活史。2018年3月人工流产一次。

妇科检查：外阴已婚式，阴道畅，子宫前位正常大小，无压痛，两侧附件未见异常。

辅助检查：月经第3天测血性激素显示：FSH：10.98 IU/L，LH：7.28 IU/L，E_2：168 pmol/L。

西医诊断：①宫腔粘连；②卵巢功能下降。

中医诊断：月经过少。

中医辨证：肾精不足，气血不畅。

治　　法：补肾健脾，理气养血。

方　　药：香附12克　当归9克　肉桂3克　鸡血藤15克
枸杞12克　熟地黄12克　肉苁蓉12克　菟丝子12克
藿香9克　佩兰9克　厚朴6克　淫羊藿30克
茯苓12克　仙茅9克　葫芦巴12克　紫花地丁30克
皂角刺12克

日1剂，水煎服，14天

二　　诊：服药2周后，月经来潮，量少，色黯，自觉疲倦乏力，舌质黯红苔薄腻，脉弦滑。目前经期，给予补肾养血，理气活血通经。

方　　药：当归9克　川芎9克　香附12克　鸡血藤15克
丹皮12克　丹参12克　赤芍9克　淫羊藿30克
葫芦巴12克　桃仁9克　红花9克　苏木9克
益母草30克

日1剂，水煎服，5天

三　　诊：阴道出血5天已干净，经量稍多，色红，无血块无痛经。纳可，便调，寐安。舌红苔薄脉细，中医辨证同前。目前继续温肾补阳，养血调经。

方　　药：党参15克　黄芪15克　肉苁蓉12克　熟地黄10克
菟丝子15克　巴戟天12克　淫羊藿30克　阿胶9克
当归9克　生地黄12克　川芎6克　香附12克
鸡血藤15克　肉桂3克

连续治疗3个月经周期后患者月经恢复正常。建议复查性激素6项。

病案分析

患者由于人工流产术后发生月经过少，经宫腔镜诊断和治疗确认为宫腔粘连，虽已行宫腔粘连分解术，并辅以雌、孕激素周期治疗，但患者仍月经过少，此乃肾气受损，血海空虚所致。中医认为，胞宫具有主月经、种子育胎的功能，在肾-天癸-冲任调节下行使其正常藏泻功能。患者人工流产术致金石损伤胞络，耗伤肾气，精血不充，血海不盈，冲任亏虚，经脉失养；邪气乘虚而入，与血搏结，阻碍气机；气滞则推动、温摄血液功能减弱，血必滞涩而致瘀阻；气滞与血瘀互相为因果，恶性循环；瘀滞冲任胞宫，胞宫受损，冲任失调，旧血不去，新血不生，导致月经过少。故本病是以肾虚为本，血瘀为标，属本虚标实之证。《傅青主女科》指出“经本于肾”“经水出诸肾”。故补肾为治疗大法。一诊方中仙茅、淫羊藿、菟丝子温肾壮阳；肉苁蓉、葫芦巴温肾益精；熟地黄、枸杞子滋阴养血补精；当归、鸡血藤、香附理气养血，藿香、佩兰、厚朴、茯苓健脾化湿，紫花地丁清热解毒散结。二诊时患者正值月经来潮，湿热已愈，故在补肾填精的同时加强理气活血通经，加用桃仁、红花、益母草、川芎、赤芍、丹皮、丹参，肉桂温阳暖宫。诸药合用，使气血流畅，瘀血消散，经血通利而下。三诊月经干净后，血海空虚，当以益气养血补肾以巩固疗效，加用党参、黄芪、生地黄、熟地黄、当归、阿胶补气养血。按周期治疗三个月。

问题讨论

1. 月经过少如何诊治？

见图 1-5。

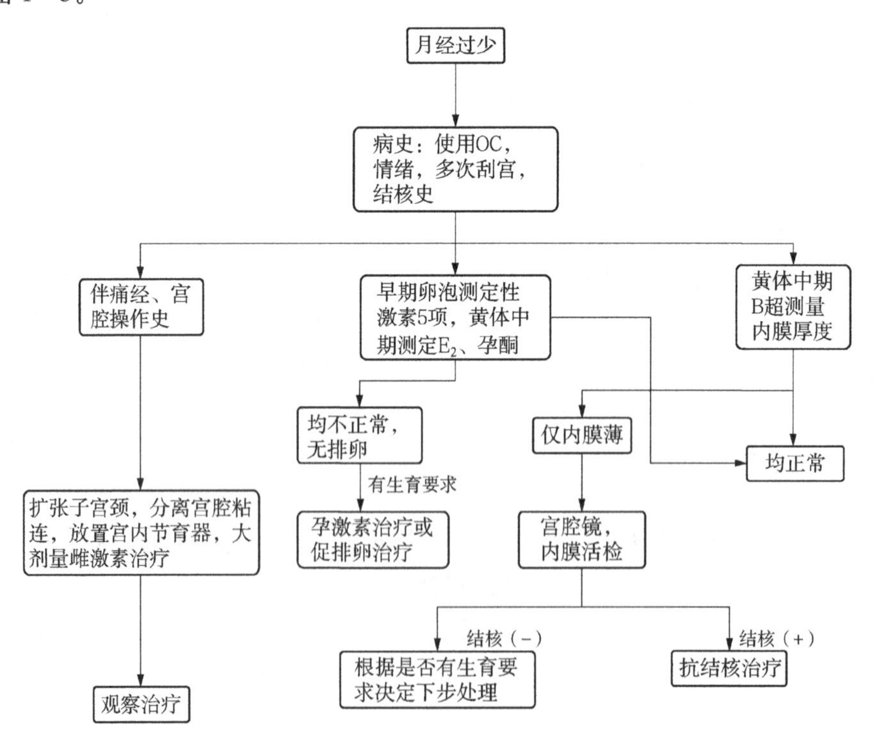

图 1-5　月经过少诊治流程图

注：性激素 5 项包括 FSH、LH、催乳素（prolactin，PRL）、雌二醇（E_2）、睾酮（testosterone，T）；OC：口服避孕药

2. 月经过少的原因有哪些?

月经过少西医病因常见于:①子宫内膜损伤、子宫内膜炎、宫腔粘连或子宫发育不良等;②卵巢功能低下、多囊卵巢综合征、卵巢肿瘤等;③垂体肿瘤、高催乳素血症等;④精神紧张、体重下降和营养缺乏、剧烈运动、药物减肥、神经性厌食症等。中医病因病机复杂,分为虚、实两端,虚者多为肾气不足,或肝肾虚损、精血匮乏,冲任不盛,或阴虚血燥、血海干涸,或脾胃虚弱、气血乏源,以致血海空虚,无血可下;实者则为气滞血瘀、痰湿阻滞冲任胞宫,血海阻隔,经血不得下行。

3. 月经过少如何辨证论治?

月经过少的病机有虚实两端,虚者有肾虚和血虚,实者有血瘀和痰湿。临床以虚证或本虚标实证为主,若伴见月经后期,可发展为闭经。治疗重在养血活血调经,虚者补肾益精、养血调经,实者祛瘀化痰、活血通经,虚实兼夹者补虚泻实。

(1) 肾虚证:经行量少,经色淡黯;伴面容憔悴,头晕耳鸣,腰骶酸软,小腹凉、夜尿多;舌淡黯,苔薄白,脉沉细。

治法:补肾益精,养血调经。

方药:归肾丸(熟地黄、山药、山茱萸、菟丝子、茯苓、当归、枸杞、杜仲)加肉苁蓉、巴戟天、怀牛膝、乌药。

(2) 血虚证;月经量少,经色淡而质薄,继而停闭不行;头晕眼花,或心悸气短,神疲肢倦,面色萎黄,小腹隐隐作痛;舌淡红,苔薄,脉细弱。

治法:补气养血,和血调经。

方药:滋血汤(人参、山药、黄芪、川芎、当归、白芍、熟地黄)。

(3) 血瘀证:经血量少,色黯红,或夹有小血块;小腹胀痛不适,经行后痛减,或伴胸胁胀痛,腰骶部疼痛;舌紫黯,有瘀斑或瘀点,脉沉涩或沉弦。

治法:活血化瘀,养血调经。

方药:桃红四物汤(熟地黄、白芍、当归、川芎)加鸡血藤、丹参、制香附。

(4) 痰湿证:经血量少,色淡红,质黏稠或夹杂黏液;形体肥胖,胸脘满闷,倦怠乏力,或带下量多,色白质稀;舌胖,边有齿痕,苔白腻,脉弦滑或细滑。

治法:运脾化痰,和血调经。

方药:六君子加归芎汤(人参、白术、茯苓、炙甘草、陈皮、法半夏、当归、川芎、香附)加生山楂、菟丝子。

4. 月经过少的分类有哪些?

按子宫内膜情况、促性腺激素水平和雌激素水平的严重程度进行分类。(1)宫腔粘连;(2)子宫内膜薄;(3)激素水平:高促性腺激素性腺功能低落(FSH>10 IU/L,病变在卵巢);低促性腺激素性腺功能低落(FSH 或 LH<5 IU/L),雌激素降低。

知识拓展

1. 卵巢储备功能减退

卵巢储备功能减退:卵泡早期测定血清基础 FSH 水平大于 10 IU/L 而小于 25 IU/L,AMH 为 0.5~1.1 ng/ml, AFC 为 5~7 个,E_2>293.6 pmol/L, FSH/LH>3.6,或伴抑制

素A和抑制素B降低;早发性卵巢功能不全(POI):FSH水平大于25 IU/L而小于40 IU/L;卵巢早衰(POF):FSH水平>40 IU/L(间隔4周以上),都会导致月经量少。临证常见于脾肾两虚、肝郁肾虚、肾虚血瘀等。

2. 宫腔粘连

人工流产、刮宫是宫腔粘连最常见的致病因素,反复流产史和过期流产刮宫后粘连形成率高达39%。此外,各种原因导致的继发宫内感染是造成宫腔粘连的另一主要因素。常采用宫腔镜下粘连分解术,术后予以雌、孕激素周期治疗或使用改善子宫内膜血流等的药物治疗。临证常见于血瘀、脾肾两虚、湿热瘀阻等。

名家经验

李祥云教授认为,月经过少与目前年轻女性多次行人工流产有关,术后邪气入侵,损伤胞络,胞宫受损,冲任失调。旧血不去,新血不生,导致月经过少。治疗中除了调整肾-天癸-冲任-胞宫轴外,还需改善盆腔内环境,促进子宫内膜生长,以增加月经量。

古籍精选

《脉经·平妊娠胎动血分水分吐下腹痛证》:首先提出"经水少",认为其病机为"亡其津液"。

《万氏妇人科·调经章》:"瘦人经水来少者,责其血虚少也,四物人参汤主之""肥人经水来少者,责其痰碍经隧也,用二陈加芎归汤主之"。

《素问病机气宜保命集·妇人胎产论》以"四物四两加熟地黄、当归各一两",治疗"妇人经水少血色和者"。

《证治准绳·女科·调经门》指出:"经水涩少,为虚为涩,虚则补之,涩者濡之。"

《医学入门·妇人门》:"来少色和者,四物汤。点滴欲闭,潮烦脉数者,四物汤去芎、地,加泽兰叶三倍,甘草少许……内寒血涩来少……四物汤加桃仁、红花、牡丹皮、葵花。"

五、月经先期

学习目标

掌握月经先期的分类、病因病机、诊断要点、辨证论治。

示教医案

傅某,女,38岁。初诊日期:2018年8月2日。

主　诉: 反复月经提前半年。

现病史: 患者初潮14岁,既往月经规律,周期28~32天,经期4~5天,经量适中,无血块,偶有痛经。末次月经:2018年7月22日。近半年来月经提前,20~25日一行,经量较前减少1/3,色黯,伴有小腹隐痛及腰酸,夜寐梦多,早醒,时有入睡困难,大便偏稀,一日一次,纳谷不馨,无口干,易口黏,性急易怒。经前、经期易乏力、嗜睡、手足冷。舌淡胖,质暗,边有齿印，脉细弦。

婚 育 史：已婚已育，1－0－1－1。

妇科检查：外阴：阴性；阴道：畅；宫颈：光；宫体：前位，正常大小，无压痛；附件：阴性。

辅助检查：阴超检查：子宫前壁肌瘤，大小 1.5 cm×2 cm×2 cm，双侧附件未见异常；血清生殖激素测定（月经第3天检测）：FSH：8.11 IU/L，LH：1.97 IU/L，AMH：0.02 ng/mL，PRL：306.37 mIU/L，E_2：138.0 pmol/L，促甲状腺激素（thyrotropin-releasing hormone，TSH）0.91 IU/L，睾酮（testosterone，T）1.41 nmol/L，孕酮（progesterone，P）0.60 nmol/L。

西医诊断：①卵巢储备功能减退；②子宫肌瘤。

中医诊断：①月经先期；②癥瘕。

中医辨证：肝郁血瘀，脾肾两虚，冲任失调。

治　　法：补肾健脾，疏肝解郁，活血调经。

方　　药：柴胡6克　川芎6克　苍术12克　仙茅12克
淫羊藿12克　巴戟天15克　知母9克　黄柏6克
山药12克　党参15克　黄芪18克　茯苓9克
炒白术9克　丹皮9克　生蒲黄15克　当归12克
制香附9克　佛手6克　炒麦芽12克　鸡内金12克

14剂，水煎服

二　　诊：服药2周后，月经来潮，末次月经：8月15日，量较前增多，经色转红，无血块，无痛经。经期乏力、嗜睡较前改善。纳可，夜寐较前好转，便软质黏。舌脉同前，中医辨证同前。正值经后期，守原方加减，加以滋肾养血之药。

方　　药：柴胡6克　川芎6克　陈皮6克　苍术12克
山药15克　党参15克　黄芪18克　茯苓12克
炒白术9克　熟地黄12克　白芍10克　当归12克
制香附9克　佛手6克　炒麦芽15克　鸡内金15克

14剂，水煎服

三　　诊：服药2周后，时值经前，无明显乏力、腰酸，纳可，寐安，便软。舌脉同前，中医辨证同前，谨守原法拟方调治，处于经前期，治以温肾健脾，疏肝调经。

方　　药：柴胡6克　川芎6克　苍术12克　仙茅12克
淫羊藿12克　巴戟天15克　知母9克　黄柏6克
山药12克　茯苓9克　炒白术9克　丹皮9克
生蒲黄15克　桂枝6克　当归12克　益母草12克
制香附9克　佛手6克　炒麦芽12克　鸡内金12克

14剂，水煎服

守原法拟方加减调治6个月，患者月经周期调至26～28日，经期4～5天，经量较前增多、色红，遂停服。

病案分析

月经先期又称“经期超前”“经一月再见”“经一月再来”“不及期而来”“未及期先来”“经

水先期""不及期""不及期而经先行""一月而经再行"等。本病在历代医籍中与月经后期、先后不定期等同属于月经不调范畴。《丹溪心法·卷五·妇人》云:"经水未及期先来,乃气血俱热,宜凉气血。"《苍生司命·卷八(贞集)·调经证》:"经水先期,多属血热……治月经先期方,养血凉血。"《校注妇人良方·卷二十四·妇人流注方论五》:"月经先期,不日而止,肝脾虚弱也。"《万病回春》:"经水先期而来者,血虚有热也。治当补血清热,经自准也。"《薛氏济阴万金书·卷一·月经论》:"不及期有二,有血热,有气虚。"《陈素庵妇科补解·调经门·卷一》:"若不及三十日而先至者,血热,当清热凉血。"故可知本病的发病主要为气虚和血热,气虚则不能摄血,血得热则妄行,冲任二脉失去调节和固摄功能,均可致月经提前。可因患者素体阳盛,过食辛辣,或感受外邪,郁热内伏冲任,迫血妄行而先期;或因情志不遂致肝郁,郁久化热,热扰血海,经血先期;或因素体虚弱,劳倦繁甚,或数次人工流产、小产后耗伤精气,脾肾亏虚,冲任不固,五脏经络相传顺接,冲任失调与五脏中的肝、脾、肾直接相关,易发血热、肝郁、脾肾亏虚,致经期提前。月经先期的治疗或清或补,调经止血,目的是恢复月经周期。《金匮要略·妇人杂病脉证并治》:"带下经水不利,少腹满痛,经一月再见者,土瓜根散主之。"《邯郸遗稿·经候》:"经水先期而来者,有血热,有气伤血海。血热者腹多不痛,乃是火也,宜服凉血地黄汤,或四物汤加芩、连、柴胡、香附,或加黄柏、知母、陈皮为丸。……肥人亦兼痰治之。虚热者,宜逍遥散、补中益气汤加知母、黄柏。……气伤血海者,宜大用芎归之剂。盖此证以肚腹痛为别,若泻、腹中冷痛,用五个散;干嗽者,逍遥散治之。……经水如不及期而来者,有火也,宜以六味地黄丸滋水,则火自平矣。如不及期而来多者,本方加海螵蛸、柴胡、白芍。如半月或十日而来,且绵延不止,此属气虚,用补中汤。如过期而来者,火衰也,本方加艾叶。如迟而色淡者,本方加桂。此其大略也。其间亦有不及期而无火者,有过期而有火者,多寡不同,不可拘于一定。当察脉之迟数,视禀之虚实、强弱,但以滋水为主,随证加减。凡紫与黑色者多属火旺之甚,亦有虚寒而紫黑者,不可不察脉审证,若淡白则无火明矣。"

本病患者七七未至,任脉已虚,太冲脉衰少,肾气亏虚,天癸竭,月经全借肾水施化,肾水既乏,则行经不畅。肝主疏泄,患者性急易怒,情志不畅、肝气郁结,气郁日久则化火,肝火耗伤气血,肝为血海,冲脉起于胞中通于肝,阴虚生内热,阳虚则外寒。肾阳虚则阳气不达,阳虚生寒见手足冷,肾气不足见乏力。女子以肝为先天,气乃血帅,血以气配。阴阳两虚,脾不运化,封藏不固。脾虚则不运,肾虚则不藏,脾不运则大便时溏,肾不藏则封固不密,经不及期先来。肝主藏血,若肝不藏血,见月经量少。治疗当拟补肾健脾,疏肝解郁,活血调经,方从柴胡疏肝散合二仙汤佐以健脾之药,经此治疗则经期如常。

问题讨论

1. 月经先期的诊断及鉴别诊断要点有哪些?

月经周期提前 7 天以上、15 天以内,连续发生 2 个周期或以上可诊断月经先期。应与经间期出血、赤带等相鉴别。

经间期出血指两次月经中间,出现周期性的少量阴道出血,一般 1～2 天即血止。月经先期的特点是月经周期缩短,经量正常或伴有经量过多、过少,在基础体温由高温下降时出血,而经间期出血一般有规律地发生于基础体温高低温交替时,出血量较少。

赤带属于带下病，无周期性，持续时间较长或反复发作，妇科检查可见宫颈炎症、赘生物，月经先期多为规律性出血，有一定的周期，一般出血3～7天自行停止。

2. 月经先期如何辨证论治？

月经先期的主要病机是气虚冲任不固和血热血海不宁，治疗原则重在调经止血，或清或补，恢复月经周期。

1）血热证

（1）阳盛实热证：月经提前，经血量多，色紫红，质稠；身热面赤，渴喜冷饮，心胸烦闷，大便秘结，小便黄赤；舌红，苔黄，脉滑数。

治法：清热凉血，养阴调经。

方药：清经散《傅青主女科》（牡丹皮、地骨皮、白芍、熟地黄、青蒿、茯苓、黄柏）。

（2）肝郁血热证：月经先期，经量或多或少，色紫红，质稠有块；经前乳房、胸胁、少腹胀满疼痛，抑郁或烦躁，口苦咽干；舌红，苔薄黄，脉弦数。

治法：疏肝解郁，清热调经。

方药：丹栀逍遥散《内科摘要》（柴胡、丹皮、栀子、当归、白芍、白术、茯苓、炙甘草、炮姜、薄荷）。

（3）阴虚内热证：经行提前，经血量少，经色红赤质稠；形体瘦弱，潮热颧红，咽干唇燥，五心烦热；舌瘦红，少苔，脉细数。

治法：滋阴清热，养血调经。

方药：两地汤《傅青主女科》（生地黄、地骨皮、玄参、白芍、阿胶、麦冬）。

2）气虚证

经行提前，经血量多，色淡，质清稀；神疲乏力，倦怠嗜卧，气短懒言，或脘腹胀满，食少纳呆，小腹空坠，便溏；舌淡红，苔薄白，脉缓弱。

治法：健脾益气，摄血调经。

方药：补中益气汤《脾胃论》（人参、黄芪、白术、当归、陈皮、升麻、柴胡、炙甘草）。

知识拓展

1. 卵巢储备功能减退

卵巢储备功能减退是指卵巢内存留的卵泡数量减少和（或）质量下降，提示生殖内分泌功能紊乱和生育能力下降，是常见的妇科内分泌疾病。DOR的病因及发病机制尚不明确，可能与遗传、基因突变、自身免疫、医源性损伤、感染、社会心理等因素有关。中医药治疗DOR多采用中药辨证论治、针灸、埋线疗法、耳穴等。

2. 黄体功能不全

黄体功能不全又称为黄体功能不健、黄体功能不足或黄体期缺陷，是指黄体发育不良或过早退化使孕酮分泌不足，或子宫内膜对孕酮反应性降低而引起的分泌期子宫内膜发育迟缓或停滞，或基质和腺体发育不同步。表现为月经先期、月经频发、月经量多、不孕或反复自然流产。临证多见肾虚、肝郁、脾虚、血瘀、痰湿和血虚等证。

名家经验

（1）夏桂成教授认为月经先期一症，虽然主要原因是血热，但血热仅是标证，是在肾阴虚的前提下导致的。很多女性轻率行药物流产、人工流产，导致肾中阴精亏损，不能涵养心肝，加之情绪不畅，郁热、血瘀内生，导致月经先期，可继发不孕。夏老指出月经先期高温相偏短、欠稳定者占很大比例，患者亦存在肾阳虚，乃阴虚及阳的表现。由于肾阴肾阳虚损的程度较轻，尚未导致崩漏。治疗上夏老倡导补肾调周法，经后卵泡期重在滋阴补肾，常选用二至地黄汤、归芍地黄汤、滋肾生肝饮等。至经间排卵期转从阴中求阳，调理气血，以促重阴转阳，采用补肾促排卵汤。排卵后经前黄体期，重在温补肾阳，常用毓麟珠加减。月经来潮，乃重阳转阴，务必将瘀浊、郁热、气火等彻底排泄，常用五味调经散。经净之后，再从缓治本。此外，对于低温相偏高者，经后期需合用凉血清热重剂，如先期汤、清经散等，药选黄柏、知母、丹皮、白芍、熟地黄等，治疗遵循月经周期的阶段特点。

（2）张良英教授认为本病的发病主要是气虚和血热，气虚则不能摄血，冲任二脉失去调节和固摄功能；血得热则妄行，故血热可使经血运行紊乱而妄行，均可导致月经提前。五脏经络相传顺接，故冲任失调与五脏中的肝、脾、肾直接相关，易发血热、肝郁、脾肾气虚等证候。血热多因素体阳盛，过食辛辣，或感受外邪，郁热内伏冲任，迫血妄行而先期来到；肝郁多因情志不遂，郁久化热，热扰血海，经血早到；脾肾气虚多因素体虚弱，劳倦繁甚，或数次人工流产、小产后耗伤精气，冲任不固，提前行经，经血先至。根据多年临床经验，张良英教授认为肝、脾、肾脏腑功能正常与否与月经先期的发病关系密切。治疗月经先期，抓住其病因病机，从热与虚两方面入手，方选两地汤或补中益气汤加减。月经先期兼经量过多，血热用凉血清热法，选两地汤配伍凉血止血中药；气虚用益气摄血法，选补中益气汤加海螵蛸、阿胶、芡实引血归经。

（3）哈孝贤教授认为月经先期多为火，诊治应甄别虚火实火；四诊合参关注经色量；辨证论治是基础，因时制宜护阴血。月经先期的病机主要是血热和气虚，血热较气虚更为多见，血热务必要分清虚实。该病的诊断尤以辨经量、经色为要点，四诊合参，综合分析，结合辨证论治，根据月经周期不同时期，肾之阴阳消长、气血之盈亏变化不同，治疗时应因时制宜，注意顾护阴血。经前期气血渐旺至充盈，此期以辨证论治为主，疏调冲任气血为辅，常随证加用柴胡、当归、丹参等。行经期子宫泻而不藏，排出经血，哈师认为此期应顺应经血排出之势，用药勿过于滋腻，常加用丹参、鸡血藤等。经后期血海空虚渐复，子宫藏而不泻，此期以益肾养精血为重，哈师常随证加用女贞子、旱莲草、熟地黄等。再者，本病终属女子经病。女子以血为用，无论何期何时，都应注意顾护阴血。勿过用苦寒直折，勿过用辛温燥散，务使气顺血和，则经候自调。

古籍精选

《校注妇人良方·卷二十四·妇人流注方论五》："月经先期，不日而止，肝脾虚弱也。"

《女科撮要·卷上·经候不调》："经曰：饮食入胃，游溢精气，上输于脾，脾气散精，上归于肺，通调水道，下输膀胱，水经四布，五经并行。故心脾平和，则经候如常。"

《万氏女科》："不及期而经先行，……如形肥，多痰多郁者，责其血虚气热也"。"不及期而经先行，……如曾误服辛热暖宫之药者，责其冲任伏火也。”

《古今医统大全·卷之八十四》：“经水先期而来，过多不止。盖因肾水阴虚，不能镇守，待时相火助行故也。”

《古今医鉴》：“先期而行者，血热也，法当清之。”

《女科经纶·卷一·月经门》：“女子月经本于血室，血室即血海，而其脉则属于冲任督三脉，心与小肠二经，为月水之原也。”

《万氏女科·卷之一·调经章》：“不及期而经先行，如德性温和，素无他疾者，责其血盛，且有热也。……如形瘦，素无他疾者，责其血热也。……如形瘦，素多疾且热者，责其冲任内伤也。……如曾误服辛热暖宫之药者，责其冲任伏火也。……如形肥，多痰多郁者，责其血虚气热也。冲任损伤者，《经》曰：“气以煦之，血以濡之。故气行则血行，气止则血止也。女子之性，执拗偏急，忿怒妒忌，以伤肝气。肝为血海，冲任之系，冲任失守，血气妄行也。”又褚氏曰：“女子血未行而强合，以动其血，则他日有难名之疾。故女未及二七天癸之期，而男子强与之合，或于月事适来未断之时，而男子纵欲不已，冲任内伤，血海不固。由斯二者，为崩为漏，有一月再行，不及期而行者矣。”

《孕育玄机·卷上·经血错乱妄行》：“又有一月之内三四至者，或五六日一来，或十日一来，或半月一来，谓之错经妄行。古云：“错经妄行者，气之乱也。”盖血随气行，气乱则血亦乱，理固然耳，然岂无致之之因乎？究其因，或因于脾气困弱，不能统摄，致血下陷而然者；或由于血虚血热，沸腾而然者；或由于心多愁郁，不能主血而然者；或由于肝有郁火，血不归经而然者。所因不同，治法各异。慎毋曰血热则行，专以寒凉之药止之也。若脾经虚弱者，用补中益气汤加地榆之类；血虚血热者，四物汤加芩、连之类；心多愁郁者，四七汤兼归脾汤之类；肝有怒火者，小柴胡汤加山栀、香附、胆草之类，俱以顺气之药佐之。气一顺，则血循经而错妄者愈矣。”

《景岳全书·妇人规·经脉类·血热经早》：“凡血热者，多有先期而至，然必察其阴气之虚实。若形色多赤，或紫而浓，或去多，其脉洪滑，其脏气饮食喜冷畏热，皆火之类也。治血热有火者，宜清化饮主之。若火之甚者，如抽薪饮之类，亦可暂用。但不可以假火作真火，以虚火作实火也。……若微火阴虚而经多早者，治宜滋阴清火，用保阴煎之类主之。……所谓经早者，当以每月大概论；所谓血热者，当以通身藏象论。勿以素多不调而偶见先期者为早，勿以脉证无火而单以经早者为热。若脉证无火而经早不及期者，乃其心脾气虚，不能固摄而然，宜大营煎、大补元煎或五福饮加杜仲、五味子之类主之。此辈极多，若作火治，必误之矣。若一月二三至，或半月或旬日而至者，此血气败乱之证，当因其寒热而调治之，不得以经早者并论。”

《景岳全书·妇人规·经脉类·经不调》：“然先期而至，虽曰有火，若虚而挟火，则所重在虚，当以养营安血为主。矧亦有无火而先期者，则或补中气，或固命门，皆不宜过用寒凉也。……总之，调经之法，但欲得其和平，在详察其脉证耳。若形气、脉气俱有余，方可用清、用利。然虚者极多，实者极少，故调经之要，贵在补脾胃以资血之源；养肾气以安血之室。知斯二者，则尽善矣。若营气本虚而不知培养，则未有不日枯而竭者，不可不察也。”

《邯郸遗稿·卷之一·经候》：“经水先期而来者，有血热，有气伤血海。血热者腹多不痛，乃是火也，宜服凉血地黄汤，或四物汤加芩、连、柴胡、香附，或加黄柏、知母、陈皮为丸。……肥人亦兼痰治之。虚热者，宜逍遥散、补中益气汤加知母、黄柏。……气伤血海者，宜大用芎归之剂。盖此证以肚腹痛为别，若泻、腹中冷痛，用五个散；干嗽者，逍遥散治之。……经水如不及期而来者，有火也，宜以六味地黄丸滋水，则火自平矣。如不及期而来多者，本方加海螵蛸、柴胡、白芍。如半月或十日而来，且绵延不止，此属气虚，用补中汤。如过期而来者，火衰也，本方加艾叶。如迟而色淡者，本方加桂。此其大略也。"

《陈素庵妇科补解·调经门·卷之一·经水先期方论》："《全书》：妇人经水，谓之'月信'者。男子属阳，气为阳，故阳气应日而一举。女子属阴，血为阴，故阴血应月而一下，其来有常数。过与不及，谓之不调。若不及三十日而先至者，血热，当清热凉血。或营经有风，风生热故也，宜大安营煎。补按：先期至者为血热。有劳心火旺，不能主血；有怒动肝火，不能藏血；有脾经郁火，不能统血，以至经水先期而至。或营分受风，则阴血妄动。前三症乃内伤所致，后一症系外感所伤。清热泻火祛风，则经自调，如期而至。是方以四物、续断养血；丹皮、焦栀、黄柏、黄芩清热；茯苓、甘草泻火；秦艽、薄荷祛风。养血所以固其本，清热、泻火、祛风，所谓治其标也。补按：先期固属血热，然有内热挟虚而致者，又不可过用凉血之剂，当以补血为主，而佐以清热。八珍汤大补气血，略加丹皮、栀子、甘草、秦艽等味。盖无阳则阴无以生，无阴则阳无以化，故用四物以补阴，四君以补阳，而丹皮以清血中伏火，山栀以清肠胃屈曲之火，白茯苓、生甘草以泻膀胱、小肠之火，秦艽祛风除热，恐风自火出，火得风而愈炽矣。补按：因肝火，前方中有丹皮、山栀（二味专泻肝火）。因心火，前方中有茯苓、生甘草泻其腑也。因脾火，前方中有四物补血，所以安脏，且黄柏、甘草亦治火。因风热，前方中有秦艽、薄荷。"

《傅青主女科·女科上卷·调经》："妇人有先期经来者，其经甚多，人以为血热之极也，谁知是肾中水火太旺乎！夫火太旺则血热，水太旺则血多，此有余之病，非不足之症也，似宜不药有喜。但过于有余，则子宫太热，亦难受孕，更恐有烁干男精之虑，过者损之，谓非既济之道乎！然而火不可任其有余，而水断不可使之不足。治之法但少清其热，不必泄其水也。方用清经散。又有先期经来只一二点者，人以为血热之极也，谁知肾中火旺而阴水亏乎！夫同是先期之来，何以分虚实之异？盖妇人之经最难调，苟不分别细微，用药鲜克有效。先期者火气之冲，多寡者水气之验。故先期而来多者，火热而水有余也；先期而来少者，火热而水不足也。倘一见先期之来，俱以为有余之热，但泄火而不补水，或水火两泄之，有不更增其病者乎！治之法不必泄火，只专补水，水既足而火自消矣，亦既济之道也。方用两地汤。"

《顾松园医镜·卷十六·数集·调经》："丹溪云：先期而至者血热也，其色鲜红；若紫黑者，为热之甚；成片成块者，虽云气之滞，亦热极所致。治宜凉血清热而补肝肾。然有因恚怒伤肝，肝火盛而沸血妄行先期者；有因郁结伤脾，郁火发而逼血妄行先期者；有因思虑伤心，虚火动而致血错行先期者，各随其所因以施治。"

《女科切要·卷一·经水先期而来》："室女妇人经事先期而来，其故有二：有热甚者，有气血多而伤血海者。血热者腹多不痛，乃火也。身必热，其色必紫，其脉必洪，宜凉血地黄汤。虚热者逍遥散，或补中益气加黄柏、知母，或四物加陈皮、香附、黄柏、知母，醋糊丸服。如腹中冷痛，禁用寒凉，而用五积散。若泻者，先理脾胃。咳嗽者，逍遥散加川贝。若气血多而伤血海者，其腹必痛，以补血行气为主，亦慎用凉药，宜归附丸及藿香正气散。"

《医法圆通·卷二·女科门·经水先期而致》:“经水先期而来,诸书皆称虚中有热,为太过,为气之盈,多以四物汤加芩、连、阿胶之类治之,以为血中有热,热清而血不妄动,经自如常。予谓不尽属热,多有元气太虚,血稍存注,力不能载,故先期而下。其人定见面白无神,少气懒言,稍有劳动,心惕气喘,脉细而微,亦或浮空。此等法当温固元气为主,不得妄以芩连四物治之。果系可服芩连四物者,人必精神健旺,多暴怒,抑郁,言语、起居、动静一切有神,如此分处,用药庶不错误。”

六、月经先后无定期

学习目标

掌握月经先后无定期的分类、病因病机、诊断要点、辨证论治。

示教医案

段某,女,28岁。初诊日期:2019年6月19日。

主　　诉:经行或先或后一年。

现 病 史:患者初潮14岁,既往月经尚规则,28～32日一行,一年前人工流产术后出现月经周期不规则,或先或后,经量少,色黯,少有血块,偶有痛经。LMP:2019年6月5日,量色同前。经前乳房胀痛,情志抑郁,时有头晕目眩,头发早白,耳鸣,劳累后易乏力,小腹坠胀,腰酸,面色晦暗,纳谷不馨,夜寐梦多,大便溏薄。舌淡,苔薄,脉沉细。

婚 育 史:已婚未育,0-0-1-0,2018年人工流产一次。

辅助检查:阴超:子宫、双侧卵巢未见异常;血清生殖激素测定:FSH:6.22 IU/L,LH:5.61 IU/L,AMH:5.17 ng/mL。

西医诊断:月经失调。

中医诊断:月经先后无定期。

中医辨证:肾虚肝郁,冲任失调。

治　　法:补肾疏肝调经。

方　　药:熟地黄12克　山药15克　茯苓12克　菟丝子15克
当归10克　柴胡6克　炒荆芥12克　制香附9克
杜仲12克　桑寄生12克　山茱萸9克　川芎6克
郁金6克　陈皮6克　砂仁(后下)6克　甘草6克

14剂,水煎服

二　　诊:LMP:6月28日,量色同前,服药后经前乳房胀痛、情志抑郁改善,纳可,余症如前。舌淡,苔薄,脉沉细,中医辨证同前,守原方加减。

方　　药:熟地黄12克　山药15克　黄芪15克　苏梗9克
当归10克　柴胡6克　炒荆芥12克　制香附9克
杜仲12克　桑寄生12克　肉豆蔻9克　川芎6克

郁金 6 克　木香 6 克　陈皮 6 克　砂仁(后下)6 克
茯苓 10 克　甘草 6 克

14 剂，水煎服

三　诊：服药 2 周后，无明显乏力、腰酸，耳鸣仍有，纳可，夜寐安，便软。舌脉同前，谨守原法拟方调治，处于经前期，治以疏肝健脾，补肾调经。

方　药：熟地黄 12 克　山药 15 克　黄芪 15 克　苏梗 9 克
当归 10 克　柴胡 6 克　巴戟天 15 克　制香附 9 克
杜仲 12 克　桑寄生 12 克　补骨脂 12 克　川芎 6 克
郁金 6 克　木香 6 克　陈皮 6 克　砂仁(后下)6 克
茯苓 10 克　益母草 12 克　生蒲黄 15 克　甘草 6 克

14 剂，水煎服

守原法拟方加减调治一年，患者诸症改善，月经周期规律，26～30 日一行，经期 5～7 天，经量较前增多、色红，遂停服。

病案分析

月经先后无定期又称“愆期”“经行或前或后”“经水先后无定期”“经乱”等，首见于唐代《备急千金要方·月经不调》：“妇人月经一月再来或隔月不来。”本病可因产伤、外感寒热、调养失理所致。如《圣济总录·妇人血气门》云：“妇人纯阴，以血为本，以气为用，在上为乳饮，在下为月事，养之得道，则荣卫流行而不乖，调之失理，则气血愆期而不应，卫生之经，不可不察。”《诸病源候论·妇人杂病诸候》又云：“夫产伤动血气，虚损未复，而风邪冷热之气客于经络，乍冷乍热，冷则血结，热则血消，故令血或多或少，乍在月前，乍在月后，故为不调也。”《傅青主女科·调经》：“妇人有经来断续，或前或后无定期，人以为气血之虚也，谁知是肝气之郁结乎！夫经水出诸肾，而肝为肾之子，肝郁则肾亦郁矣，肾郁而气必不宣。……殊不知子母关切，子病而母必有顾复之情，肝郁而肾不无缱绻之谊，肝气之或开或闭，即肾气之或去或留，相因而致，又何疑焉？治法宜舒肝之郁，即开肾之郁也。肝肾之郁既开，而经水自有一定之期矣。”因此历来医家认为月经先后不定期多因肝郁、肾虚所致。治疗则见《傅青主女科》定经汤，《备急千金要方》白垩丸、杏仁汤、牡丹大黄汤、阳起石汤，《太平圣惠方》大黄散方、牡丹丸方、生干地黄丸方等诸多经典方剂。本病患者金刃创伤致肾气亏虚，封藏失司，肾虚髓海不足，毛发不荣，见头发早白，孔窍不利，故头晕目眩、耳鸣；腰为肾之府，胞脉系于肾，肾虚失养见腰酸，尤以劳累后加重。肾为肝之母，母病及子，致肝之疏泄功能失常，肝司血海，肝疏泄太过见月经先期，疏泄不及则月经后期而来。舌淡、苔薄、脉沉细皆为肾虚肝郁之象。治疗应以补肾疏肝调经为主，方选定经汤和大补元煎加减。

问题讨论

1. 月经先后无定期的辨证论治要点有哪些？

本病辨证结合月经量色质及脉证分析，临证多见肝郁证和肾虚证。一般量或多或少，色黯红，或有血块，少腹胀甚连及胸胁，舌苔正常，脉弦者属肝郁。经量少，色淡质清，腰部酸痛，舌淡脉细弱者，属肾虚。量或多或少，色黯红或黯淡，或有血块，少腹胸胁胀满，腰膝酸软者，属肝郁肾虚。治疗以疏肝、补肾、调理冲任气血为原则，或疏肝解郁调经，或补肾调经，或疏肝补肾调经，随证治之。

(1) 肝郁证：症见经来先后无定，经量或多或少，色黯红或紫红，或有血块，或经行不畅；胸胁、乳房、少腹胀痛，脘闷不舒，时叹息，嗳气食少；苔薄白或薄黄，脉弦。

治法：疏肝理气调经。

方药：逍遥散《太平惠民和剂局方》(柴胡、白术、茯苓、当归、白芍、薄荷、炮姜)。

(2) 肾虚证：症见经行或先或后，量少，色淡暗，质清；或腰骶酸痛，或头晕耳鸣；舌淡苔白，脉细弱。

治法：补肾调经。

方药：固阴煎《景岳全书》(菟丝子、熟地黄、山茱萸、人参、山药、炙甘草、五味子、远志)。

2. 月经先后无定期相关的鉴别诊断有哪些?

月经先后无定期是指以月经周期或前或后 7 天或 7 天以上，连续 3 个周期以上者，也称为经行或前或后、经水先后无定期、经乱等。月经先后无定期应与崩漏、赤带等相鉴别。

(1) 与崩漏相鉴别：两者都有月经紊乱的情况，月经先后无定期一般经期正常，经量不多，周期不规则；而崩漏的出血完全没有周期性及规律性，可同时出现周期、经期、经量的异常。不在行经期间突然出现阴道大量出血即为崩中，或淋漓出血不断者为漏下，合称之为崩漏。

(2) 与赤带相鉴别：赤带属于带下病，无周期性，持续时间较长或反复发作，妇科检查可见宫颈炎症、赘生物，月经先期多为规律性出血，有一定的周期，一般出血 3～7 天自行停止。月经先后无定期一般经期正常，经量不多，仅表现为周期不规则。

知识拓展

1. 功能失调性子宫出血

功能失调性子宫出血简称功血，是由于调节生殖的神经内分泌机制失常引起的异常子宫出血，可分为无排卵型和排卵型两类，功血可发生于月经初潮至绝经期间的任何年龄。临床最常见的症状是子宫不规则出血、月经周期紊乱、经期长短不一、出血量时多时少、甚至大量出血。临证常见脾肾阳虚和肝肾阴虚两大证型。

2. 生殖器肿瘤

常见的妇科肿瘤有外阴肿瘤、阴道肿瘤、子宫肿瘤、卵巢肿瘤和输卵管肿瘤，临床表现可见异常子宫出血、下腹部肿块、腹痛等，通过妇科检查、超声或磁共振成像等检查可助明确诊断。临证或以正虚为主，或以邪实为要，治疗根据患者体质强弱、病情缓急，辨明邪正虚实，分清虚、瘀、痰、毒处方用药。

3. 排卵障碍性异常子宫出血中西医结合诊疗流程图

见图 1-4。

名家经验

(1) 陈大年教授治疗月经病，特别注重“调”字，认为先期、后期、先后无定期、过多、过少或闭经等均因冲任失调所致，治疗时，对热者清而调之，寒者温而调之，瘀者行而调之，主张多用和营养血，疏调气机，以冀使肝脏功能正常，冲任得以通盛，临床上常以八制香附丸（香附、当归、熟地黄、白芍、川芎、红花、川黄连、半夏、秦艽、丹皮、青皮等）为主方，随证加减之。此外，陈教授还强调，当行经时宜情绪舒畅，劳逸结合，避冒雨涉水，勿食生冷酸收及辛辣之物；医者切忌过用克伐之品。月经先后无定期月经周期紊乱，无一定规律，属经行失调的一种。一般由于脾阴不足、肝郁有余、气机逆乱所致。陈教授常用加味逍遥散以养营和血、舒肝解郁。

（2）罗元恺教授倡导肾-天癸-冲任-子宫轴对月经的调节作用，认为该轴是女性生殖功能及性周期调节的核心，该轴中又以肾为主导。肾内寓真阴真阳，肾的功能核心，在于肾阴肾阳的相对平衡与协调；而冲任损伤是月经病的核心病机，调经顺应月经周期阴阳消长的变化，治疗月经病强调以肾为核心，肾脾并重，但也重视疏肝养肝调肝。补肾注重调节肾的阴阳平衡，长于通过调肝肾以调冲任，调脏腑以调气血。

古籍精选

《普济本事方·卷第十·妇人诸疾》："妇人病，多是月经乍多乍少，或前或后，时发疼痛，医者一例呼为经病。不曾说得是阴胜阳，是阳胜阴，所以服药少得有效。盖阴气盛乘阳，则胞寒气冷，血不运行，经所谓天寒地冻，水凝成冰，故令乍少，而在月后。若阳气盛乘阴，则血流散溢，经所谓天暑地热，经水沸溢，故令乍多，而在月前。当和其阴阳，调其气血，使不相乘，以平为福。"

《妇人大全良方·卷之一·调经门·王子亨方论第四》："论曰：经者常候，谓候其一身之阴阳愆伏，知其安危。故其来必以月，太过不及，皆为不调。过于阳则前期而来，过于阴则后时而至。其有乍多乍少，断绝不行，崩漏不止，亦由阴阳衰盛，寒热为邪。"

《景岳全书·妇人规·上卷·经脉类》："凡女人血虚者，或迟或早，经多不调。此当察脏气，审阴阳，详参形证脉色，辨而治之，庶无误也。盖血虚之候，或色淡，或涩少，或过期不至，或行后反痛，痛则喜暖、喜按，或经后则困惫难支，腰膝如折，或脉息则微弱弦涩，或饮食素少，或形色薄弱。凡经有不调，而值此不足之证，皆不可妄行克削及寒凉等剂，再伤脾、肾以伐生气，则惟有日甚矣。妇人因情欲房室，以致经脉不调者，其病皆在肾经。此证最多，所当辨而治之。凡欲念不遂，沉思积郁，心脾气结，致伤冲任之源，而肾气日消，轻则或早或迟，重则渐成枯闭。此宜兼治心脾肾，以逍遥饮、秘元煎之类主之。若或欲火炽盛，以致真阴日溃者，宜保阴煎、滋阴八味丸之类主之。若房室纵肆不慎者，必伤冲任之流，而肾气不守，治须扃固命门，宜固阴煎、秘元煎之类主之。若左肾真阴不足而经脉不调者，宜左归饮、左归丸、六味地黄丸之类主之。若右肾真阳不足而经有不调者，宜右归饮、右归丸、八味地黄丸之类主之。若思郁不解致病者，非得情舒愿遂，多难取效；房室不慎致病者，使非勇于节欲，亦难全恃药饵也。"

《傅青主女科·女科上卷·调经》："妇人有经来断续，或前或后无定期，人以为气血之虚也，谁知是肝气之郁结乎！夫经水出诸肾，而肝为肾之子，肝郁则肾亦郁矣，肾郁而气必不宣。前后之或断或续，正肾之或通或闭耳。或曰：肝气郁而肾气不应，未必至于如此。殊不知子母关切，子病而母必有顾复之情，肝郁而肾不无缱绻之谊，肝气之或开或闭，即肾气之或去或留，相因而致，又何疑焉？治法宜舒肝之郁，即开肾之郁也。肝肾之郁既开，而经水自有一定之期矣。方用定经汤。”

《医宗金鉴·妇科心法要诀·卷一·调经门·愆期前后多少论》：“经来前后为愆期，前热后滞有虚实，淡少为虚不胀痛，紫多胀痛属有余。【注】经来或前或后，谓之愆期，皆属经病。经来往前赶，日不足三旬者，属血热。若下血多，色深红而浊，则为有余之热；若下血少，色浅淡而清，则为不足之热也。经来往后退，日过三旬后者，属血滞。若色浅淡、血少，不胀痛者，则属气虚，血少涩滞，不足之病；若色紫、血多，腹胀痛者，则属气实，血多瘀滞，有余之病也。”

《叶氏女科证治·卷一·调经上》：“月经或前或后，脾土不胜，不思饮食，由此血衰，故月水往后，或次月饮食多进，月水又往前矣。治宜理脾，脾旺则血匀气顺，自然应期，宜用紫金丸。……经来或前或后，名曰愆期。此由脾胃虚弱，冲任损伤，气血不足。宜服加减八物汤，兼服调经乌鸡丸。”

七、月经过多

学习目标

掌握月经过多的分类、病因病机、诊断要点、辨证论治。

示教医案

温某，18岁，女，学生。初诊日期：2020年2月18日。

主　　诉：月经量多5月。

现 病 史：患者初潮时间13岁，半年前于经期参加夏令营活动，经期劳累后开始出现月经量逐渐增多，月经周期28天，月经量大如冲6天，月经色多鲜红，质稍黏稠。LMP：2020年2月17日，月经量过多，行经时间延长出现头晕、乏力等症就诊于我院。症见：神清，精神可，月经量大6天，色鲜红，质稠，带下尚可，腰酸、乏力常见，有时烦热，纳可，夜寐欠安，二便调，舌红、少苔，脉细数。

婚 育 史：否认性生活史。

辅助检查：妇科彩色多普勒检查示：子宫前位大小为47 mm×45 mm×34 mm，子宫内膜单层厚度2 mm，双附件未见明显异常。血常规：血红蛋白83 g/L。

西医诊断：异常子宫出血。

中医诊断：月经过多。

中医辨证：肾虚血热，冲任不固。

治　　法：清热凉血，固冲止血。

方　　药：黄芪20克　生地黄15克　女贞子15克　墨旱莲15克
黑芥穗9克　炙龟甲(先煎)30克　茜草10克　地榆炭6克
阿胶珠(烊化)15克　牡丹皮10克　苎麻根15克

7剂，水煎服

二　　诊：2月25日：患者用药后无明显不适，昨日经血已净，仍有腰酸，乏力好转，烦热，纳寐可，二便调，舌质略红、苔薄白，脉细数。

方　　药：生地黄15克　女贞子15克　墨旱莲15克　牡丹皮10克
菟丝子15克　桑寄生15克　续断10克　白术9克
山药18克　白芍19克　枸杞子18克

7剂，水煎服

三　　诊：3月4日：服药后无不适主诉，诉学习压力大，易烦躁焦虑，情绪不稳定，余无明显不适，予上方加加味逍遥丸。

四　　诊：末次月经：2020年3月18日，现月经量中，色红，质可，偶有腰酸乏力，舌质略红、舌苔薄，脉略细。予2月18日方7剂。后以此法调理4个月经周期，月经规律来潮，经期、经量均在正常范围。

病案分析

本案患者18岁，正值青春期，《医学正传》云："月经全借肾水施化，肾水既乏，则经血日以干涸……渐而至于闭塞不通""经水出诸肾"。这些经文的论述表明月经的来潮与肾的关系密切，由于其生理上肾之阴阳尚未充实，出现阴不足阳偏盛之候，半年前于经期时参加夏令营，期间劳累，加之学习压力大，致使其阳气愈张，发生"阴虚阳搏"，故而导致月经量大的发生，辨证时需重视伴随症状，分清虚、实、寒、热，治疗时肾虚为本，辨阴阳寒热虚实。《妇科玉尺·月经》提出"热血凝结"及"离经蓄血"可致月经量过多，患者因经期劳累后出现月经量多5个月，月经量大如冲6天，诊为月经量多，根据其伴随症状及舌脉可辨证为肾虚血热、冲任不固证。明代《证治准绳·妇科·调经门》认为"经血过多，为虚热，为气虚不能摄血"。故该患者初诊时为经期月经量大，急则治标以止血为要，滋阴清热、固冲止血为法，施以固经丸合二至丸加减。方中炙龟甲滋肾阴、固冲任；女贞子、墨旱莲滋补肝肾之阴、止血；生地黄清热凉血、养阴；牡丹皮凉血止血；黑芥穗、茜草化瘀止血；地榆炭收涩止血；阿胶珠养血止血；苎麻根凉血止血兼以补肾，全方止血而不留瘀，养血以生新血，滋肾育阴、清热固冲。二诊时患者经血已净，药已中病，仍有腰酸乏力等肾虚之症，以左归丸加减滋肾育阴、补肾调冲以建立正常月经周期。三诊时患者因月经期学习压力大，虚象仍有，思虑过度，思则气结伤脾，而不生血；精神过度紧张而致肝气郁结，肝郁化火，火热之邪损伤冲任，冲任不固则迫血妄行，以加味逍遥丸调养肝肾。根据月经周期之阴阳消长，调和肾之阴阳，气血冲任，以上法调理4个月经周期而愈。

问题讨论

1. 月经量多如何诊断？

月经量明显增多，多出平时正常经量1倍以上，或一次行经总量超过80 ml，但在一定时间内能自然停止，连续2个周期或以上者称为月经量多，可引起继发性贫血。

具体诊断流程见图1－6。

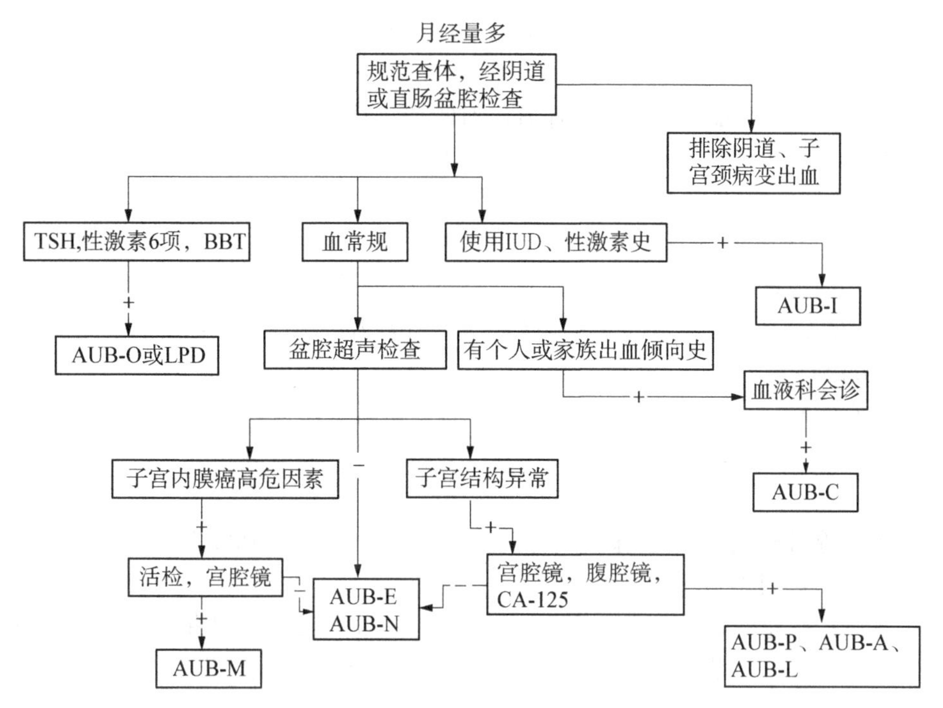

图 1-6 月经量多诊疗流程图

注：性激素 6 项包括 FSH、LH、PRL、E_2、T、P；子宫内膜癌高危因素包括年龄≥45 岁、持续无排卵、肥胖；TSH：促甲状腺素；BBT：基础体温测定；IUD：宫内节育器；AUB：异常子宫出血；AUB－O：排卵障碍相关的 AUB；LPD：黄体功能不足；AUB－I：医源性 AUB；AUB－C：全身凝血相关疾病所致 AUB；AUB－M：子宫内膜恶变和不典型增生所致 AUB；AUB－E：子宫内膜局部异常所致 AUB；AUB－N：未分类的 AUB；AUB－P：子宫内膜息肉所致 AUB；AUB－A：子宫腺肌病所致 AUB；AUB－L：子宫平滑肌瘤所致 AUB。

2. 月经量多的原因有哪些？

（1）功能失调性子宫出血：包括无排卵性功能失调性子宫出血和排卵性功能失调性子宫出血。无排卵性功能失调性子宫出血常见于青春期、绝经过渡期，属于雌激素突破性出血。排卵性功能失调性子宫出血主要是由黄体功能不足、黄体萎缩不全等导致雌、孕激素比例失调，从而引起月经量异常。

（2）多囊卵巢综合征：多在青春期发病，以慢性无排卵和高雄激素血症为特点，子宫内膜受单一雌激素刺激，引起突破性出血。

（3）高催乳素血症：以血清催乳素升高为主要特点，会出现下丘脑-垂体轴生殖内分泌紊乱综合征，从而表现为闭经、泌乳、月经异常等症状。

（4）甲状腺功能异常：甲状腺功能亢进或减退都可引起月经量多，因为甲状腺激素过多或缺乏会对全身各个系统造成影响，因此也会影响月经。

（5）垂体病变：下丘脑-垂体-卵巢轴是维持正常月经的基础，垂体能够分泌促性腺激素释放激素，当垂体出现病变时，会出现激素分泌紊乱，可以引起月经量多，如脑垂体瘤。

（6）血液系统疾病：当出现凝血因子减少或血小板减少性疾病时，如血友病、白血病等，会导致凝血功能障碍，使得月经量多。

（7）肝脏疾病：肝脏是合成凝血因子、纤溶酶原及其激活物的主要场所，也是激素代谢的主要场所，当肝脏出现病变时，会使得凝血因子合成减少，凝血系统功能障碍，导致月经量多，如肝硬化、肝脏肿瘤等疾病。

(8) 肾脏疾病：肾功能不全患者常伴有出血倾向，原因可能是体内积累的有毒物质会抑制血小板功能，同时外周血小板破坏增多等共同作用引起月经量多。

(9) 生殖器官炎症：外源性或内源性细菌沿生殖道上行，可侵犯子宫内膜，使得局部血管损伤，易出血，月经期时出血不易停止，导致月经量多。

(10) 子宫内膜息肉：是由子宫局部内膜过度生长所致，使得子宫内膜面积增加，月经期间脱落的内膜增多，从而使月经量多；当较大的息肉突出宫颈或阴道内，可继发感染、坏死，而出现血性分泌物。

(11) 子宫肌瘤：大的肌壁间肌瘤和黏膜下肌瘤使宫腔增大，子宫内膜面积增加并影响子宫收缩。此外，肌瘤可能使附近的静脉受压，导致子宫内膜静脉丛充血与扩张，从而引起经量增多。

(12) 子宫腺肌病：子宫内膜腺体及间质侵入肌层，在肌层呈弥漫性生长，并影响子宫肌层的收缩功能，导致月经量多。

(13) 子宫内膜恶变和不典型增生：其原因多与雌激素长期作用有关，当无孕激素拮抗时，雌激素可导致子宫内膜增生、不典型增生，继而癌变，出现突破性出血。

3. 月经量多如何辨证论治？

本病主要病机是气虚、血热或血瘀引起血海不宁，冲任不固，胞宫失于封藏之职。治疗应分经期与平时，经期重在固冲任以止血减少月经量，平时调理气血、辨证求因治本。止血之法，气虚者宜益气摄血，血热者宜凉血止血，血瘀者宜化瘀止血。同时慎用温燥辛散药物，以免动血耗血加重病情。为加强止血效果可配合针灸和中成药，虚证可针刺隐白、三阴交，配太冲、气海、血海；或灸神阙、关元；血热或血瘀证可口服云南白药、宫血宁胶囊、龙血竭胶囊等。

(1) 气虚证。

主要证候：经行量多，经色淡红，经质清稀；面色无华，神疲乏力，气短懒言，小腹绵绵作痛；舌淡红，苔薄白，脉细弱。

证候分析：气虚冲任不固，血失统摄，故经行量多；气虚火衰，阳不化血，则经血色淡质稀；气虚阳气不布，则面色苍白。气虚中气不振则疲乏无力，气短懒言，气不摄血，血不归经，胞脉失养，则腹痛绵绵。舌淡苔白、脉细弱均为气虚血少之征。

治法：补气升阳，安冲摄血。

方药：举元煎(《景岳全书》)或安冲汤(《医学衷中参西录》)加炒荆芥、仙鹤草。

举元煎：人参、黄芪、白术、升麻、炙甘草。

安冲汤：黄芪、白术、白芍、生地黄、炒续断、乌贼骨、茜草、龙骨、牡蛎。

若正值经期，加阿胶、艾叶炭、炮姜炭温经摄血；经血有块者，加益母草、炒蒲黄、血余炭祛瘀止血；腰膝酸痛者，加补骨脂、桑寄生、炒续断补肾止血。

(2) 血热证。

主要证候：经行量多，经色鲜红或深红，有光泽，质黏稠；伴心烦口渴，身热面赤，大便干结，小便黄赤，或有灼热感；舌红绛，苔黄，脉滑数。

证候分析：邪热内伏，下扰冲任，迫血妄行，则经行量多；邪热煎熬，则经色鲜红或深红，质稠；邪热扰神伤津则心烦口渴，热邪外达则身热面赤；邪热伤阴耗液则便结溲黄。舌红、苔黄、脉滑数均为血中蕴热之象。

治法：清热凉血，固冲止血。

方药：保阴煎（《景岳全书》）去熟地黄，加地榆、茜草、焦栀子、侧柏炭、生地黄、黄芩、黄柏、白芍、山药、续断、甘草。

若经血有块者，加炒蒲黄、茜草根、三七祛瘀止血；口燥咽干者，加沙参、天花粉、知母养阴生津。

（3）血瘀证。

主要证候：经行量多，或持续时间延长，经色紫黑，多血块；伴胸闷烦躁，腰骶酸痛，或小腹满痛，肌肤不泽；舌质紫黯，或有瘀斑、瘀点，脉涩或细弦。

证候分析：瘀血阻于冲任胞宫，血行受阻，新血不循常道，失于统摄，故经行下血量多，持续时间延长；瘀血下行，则经色紫黑，多血块；瘀阻于胸腹、腰骶、肌肤、下肢，故胸闷烦躁，腰骶酸痛，小腹满痛，肌肤不泽。舌黯，或有瘀斑、瘀点，脉涩或细弦均为瘀血阻滞之征。

治法：活血化瘀，理冲止血。

方药：失笑散（《太平惠民和剂局方》）加益母草、茜草、生三七。

失笑散：炒蒲黄、五灵脂。

若小腹冷痛者，加炮姜炭、艾叶炭温经止血；经色鲜红或深红者，加侧柏炭、牡丹皮、仙鹤草凉血止血；神疲乏力者，加白术、黄芪、柴胡健脾益气升阳；胸胁、小腹胀痛者加香附、乌药、延胡索行气止痛。

本病上述各证继发贫血者，非经期可用参芪四物汤加阿胶、陈皮、砂仁气血双补；或选用八珍颗粒、复方阿胶浆等补益气血的中成药及多糖铁复合物口服。

知识拓展

月经量多的诊治流程

参照异常子宫出血诊断与治疗指南。

（1）子宫内膜息肉所致异常子宫出血（AUB－P）。

子宫内膜息肉可单发或多发，AUB原因中21%～39%为子宫内膜息肉。中年后、肥胖、高血压、使用他莫昔芬（商品名：三苯氧胺）的妇女容易出现。临床上70%～90%的子宫内膜息肉有AUB，表现为经间期出血（intermenstrual bleeding，IMB）、月经过多、不规则出血、不孕。少数（0～12.9%）会有腺体的不典型增生或恶变；息肉体积大、高血压是恶变的危险因素。通常可经盆腔B超检查发现，最佳检查时间为周期第10天之前；确诊需在宫腔镜下摘除息肉行病理检查。直径＜1 cm的息肉若无症状，1年内自然消失率约为27%，恶变率低，可观察随诊。对体积较大、有症状的息肉推荐宫腔镜下息肉摘除及刮宫，盲目刮宫容易遗漏。术后复发风险为3.7%～10.0%；对已完成生育或近期不愿生育者可考虑使用短效口服避孕药或左炔诺孕酮宫内缓释系统（LNG－IUS）以减少复发风险；对于无生育要求、多次复发者，可建议行子宫内膜切除术。对恶变风险大者可考虑行子宫切除术。

(2) 子宫腺肌病所致异常子宫出血(AUB - A)。

子宫腺肌病可分为弥漫型及局限型(即为子宫腺肌瘤),主要表现为月经过多和经期延长,部分患者可有 IMB、不孕。多数患者有痛经。确诊需行病理检查,临床上可根据典型症状及体征、血 CA - 125 水平增高作出初步诊断。盆腔超声检查可辅助诊断,有条件者可行 MRI 检查。

治疗视患者年龄、症状、有无生育要求决定,分药物治疗和手术治疗。对症状较轻、不愿手术者可试用短效口服避孕药、GnRH - a 治疗 3～6 个月,停药后症状会复发,复发后还可再次用药。近期无生育要求、子宫小于孕 8 周大小者也可放置 LNG - IUS;对子宫大小大于孕 8 周大小者可考虑 GnRH - a 与 LNG - IUS 联合应用。对年轻、有生育要求者可用 GnRH - a 治疗 3～6 个月之后再酌情给予辅助生殖技术治疗。无生育要求、症状重、年龄大或药物治疗无效者可行子宫全切除术,卵巢是否保留取决于卵巢有无病变和患者意愿。有生育要求、子宫腺肌瘤患者可考虑局部病灶切除 + GnRH - a 治疗后再给予辅助生殖技术治疗。

(3) 子宫平滑肌瘤所致异常子宫出血(AUB - L)。

根据生长部位,子宫平滑肌瘤可分为影响宫腔形态的黏膜下肌瘤与其他肌瘤,前者最可能引起 AUB。子宫肌瘤可无症状,仅在查体时发现,但也常表现为经期延长或月经过多。黏膜下肌瘤引起的 AUB 较严重,通常可经盆腔 B 超、宫腔镜检查发现,确诊可通过术后病理检查。

治疗方案决定于患者年龄、症状严重程度、肌瘤大小、数目、位置和有无生育要求等。AUB 合并黏膜下肌瘤的妇女,宫腔镜或联合腹腔镜肌瘤剔除术有明确的优势。对以月经过多为主、已完成生育的妇女,短效口服避孕药和 LNG - IUS 可缓解症状。有生育要求的妇女可采用 GnRH - a、米非司酮治疗 3～6 个月,待肌瘤缩小和出血症状改善后自然妊娠或辅助生殖技术治疗。对严重影响宫腔形态的子宫肌瘤可采用宫腔镜、腹腔镜或开腹肌瘤剔除术等。但这些治疗后肌瘤都可能复发,完成生育后视症状、肿瘤大小、生长速度等因素酌情考虑其他治疗方式。

(4) 子宫内膜恶变和不典型增生所致异常子宫出血(AUB - M)。

子宫内膜不典型增生和恶变是 AUB 少见而重要的原因。子宫内膜不典型增生是癌前病变,随访 13.4 年癌变率为 8%～29%,常见于多囊卵巢综合征(polycystic ovary syndrome, PCOS)、肥胖、使用他莫昔芬的患者,偶见于有排卵而黄体功能不足者。临床主要表现为不规则子宫出血,可与月经稀发交替发生。少数为 IMB,患者常有不孕。确诊需行子宫内膜活检病理检查。对于年龄≥45 岁、长期不规则子宫出血、有子宫内膜癌高危因素(如高血压、肥胖、糖尿病等)、B 超检查提示子宫内膜过度增厚回声不均匀、药物治疗效果不显著者应行诊刮并行病理检查,有条件者首选宫腔镜直视下活检。

子宫内膜不典型增生的处理需根据内膜病变轻重、患者年龄及有无生育要求选择不同的治疗方案。年龄＞40 岁、无生育要求的患者建议行子宫切除术。对年轻、有生育要求的患者,经全面评估和充分咨询后可采用全周期连续高效合成孕激素行子宫内膜萎缩治疗,如甲羟孕酮、甲地孕酮等,3～6 个月后行诊刮加吸宫(以达到全面取材的目的)。如内膜病变未逆转应继续增加剂量,3～6 个月后再复查。如果子宫内膜不典型增生消失则停用孕激素后积极给予辅助生殖技术治疗。在使用孕激素的同时,应对子宫内膜增生的高危因素,如肥胖、胰岛素抵抗同时治疗。子宫内膜恶性肿瘤诊治参照相关的临床指南。

(5) 全身凝血相关疾病所致异常子宫出血(AUB－C)。

包括再生障碍性贫血、各类型白血病、各种凝血因子异常、各种原因造成的血小板减少等全身性凝血机制异常。有报道，月经过多的妇女中约13%有全身性凝血异常。凝血功能异常除表现为月经过多外，也可有IMB和经期延长等表现。有些育龄期妇女由于血栓性疾病、肾透析或放置心脏支架后必须终生进行抗凝治疗，因而可能导致月经过多。尽管这种AUB可归为医源性范畴，但将其归入AUB－C更合适。月经过多患者须筛查潜在的凝血异常的线索，询问病史，以下3项中任何1项阳性的患者提示可能存在凝血异常，应咨询血液病专家，包括：①初潮起月经过多；②具备下述病史中的一条：既往有产后、外科手术后或牙科操作相关的出血；③下述症状中具备两条或以上：每月1～2次瘀伤、每月1～2次鼻出血、经常牙龈出血、有出血倾向家族史。

治疗应与血液科和其他相关科室共同协商，原则上应以血液科治疗措施为主，妇科协助控制月经出血。妇科首选药物治疗，主要措施为大剂量高效合成孕激素子宫内膜萎缩治疗，有时加用丙酸睾酮减轻盆腔器官充血。氨甲环酸、短效口服避孕药也可能有帮助。药物治疗失败或原发病无治愈可能时，可考虑在血液科控制病情、改善全身状况后行手术治疗。手术治疗包括子宫内膜切除术和子宫全切除术。

(6) 排卵障碍相关的异常子宫出血(AUB－O)。

排卵障碍包括稀发排卵、无排卵及黄体功能不足，主要由于下丘脑-垂体-卵巢轴功能异常引起，常见于青春期、绝经过渡期，生育期也可因PCOS、肥胖、高催乳素血症、甲状腺疾病等引起。常表现为不规律的月经，经量、经期长度、周期频率、规律性均可异常，有时会引起大出血和重度贫血。诊断无排卵最常用的手段是基础体温测定(basal body temperature, BBT)、估计下次月经前5～9天(相当于黄体中期)血孕酮水平测定。同时应在早卵泡期测定血LH、FSH、PRL、E_2、T、TSH水平，以了解无排卵的病因。

治疗原则是出血期止血并纠正贫血，血止后调整周期预防子宫内膜增生和AUB复发，有生育要求者促排卵治疗。止血的方法包括孕激素子宫内膜脱落法、大剂量雌激素内膜修复法、短效口服避孕药或高效合成孕激素内膜萎缩法和诊刮。辅助止血的药物还有氨甲环酸等，调整周期的方法主要是后半期孕激素治疗，青春期及生育年龄患者宜选用天然或接近天然的孕激素(如地屈孕酮)，有利于卵巢轴功能的建立或恢复。短效口服避孕药主要适合于有避孕要求的妇女。对已完成生育或近一年无生育计划者可放置LNG－IUS，可减少无排卵患者的出血量，预防子宫内膜增生。已完成生育、药物治疗无效或有禁忌证的患者可考虑子宫内膜切除术或切除子宫。促排卵治疗适用于无排卵有生育要求的患者，可同时纠正AUB，具体方法取决于无排卵的病因。

(7) 子宫内膜局部异常所致异常子宫出血(AUB－E)。

当AUB发生在有规律且有排卵的周期，特别是经排查未发现其他原因可解释时，可能是原发于子宫内膜局部异常所致。症状如仅是月经过多，可能为调节子宫内膜局部凝血纤溶功能的机制异常。此外，还可仅表现为IMB或经期延长，可能是子宫内膜修复的分子机制异常，包括子宫内膜炎症、感染、炎性反应异常和子宫内膜血管生成异常。目前尚无特异方法诊断子宫内膜局部异常，主要基于在有排卵月经的基础上排除其他明确异常后而确定。

对此类非器质性疾病引起的月经过多，建议先行药物治疗，推荐的药物治疗顺序为：

①LNG－IUS，适合于近一年以上无生育要求者；②氨甲环酸抗纤溶治疗或非甾体类抗炎药(non-steroidalanti-inflammatory drugs，NSAID)，可用于不愿或不能使用性激素治疗或想尽快妊娠者；③短效口服避孕药；④孕激素子宫内膜萎缩治疗，如炔诺酮 5 mg 每日 3 次，从周期第 5 天开始，连续服用 21 天。刮宫术仅用于紧急止血及病理检查。对于无生育要求者，可以考虑保守性手术，如子宫内膜切除术。

(8) 医源性异常子宫出血(AUB－I)。

AUB－I 指使用性激素、放置宫内节育器或可能含雌激素的中药保健品等因素而引起的 AUB。突破性出血(break through bleeding，BTB)指激素治疗过程中非预期的子宫出血，是 AUB－I 的主要原因。引起 BTB 的原因可能与所用的雌、孕激素比例不当有关。避孕药的漏服则引起撤退性出血。放置宫内节育器引起经期延长可能与局部前列腺素生成过多或纤溶亢进有关；首次应用 LNG－IUS 或皮下埋置剂的妇女 6 个月内也常会发生 BTB。使用利福平、抗惊厥药及抗生素等也易导致 AUB－I 的发生。临床诊断需要通过仔细询问用药历史、分析服药与出血时间的关系后确定。必要时可应用宫腔镜检查以排除其他病因。

有关口服避孕药引起的出血，首先应排除漏服，强调规律服用；若无漏服可通过增加炔雌醇剂量改善出血。因放置宫内节育器所致，治疗首选抗纤溶药物。应用 LNG－IUS 或皮下埋置剂引起的出血可对症处理或期待治疗，做好放置前咨询。

(9) 未分类的异常子宫出血(AUB－N)。

AUB 的个别患者可能与其他罕见的因素有关，如动静脉畸形、剖宫产术后子宫瘢痕缺损、子宫肌层肥大等，但目前尚缺乏完善的检查手段作为诊断依据；也可能存在某些尚未阐明的因素。目前暂将这些因素归于未分类的异常子宫出血(AUB－N)。

动静脉畸形所致 AUB 的病因有先天性或获得性(子宫创伤、剖宫产术后等)，多表现为突然出现的大量子宫出血。诊断首选经阴道多普勒超声检查，子宫血管造影检查可确诊，其他辅助诊断方法有盆腔 CT 及 MRI 检查。治疗上，有生育要求的患者，出血量不多时可采用口服避孕药或期待疗法；对于出血严重的患者，首先维持生命体征平稳，尽早采用选择性子宫动脉血管栓塞术，但有报道称该手术后妊娠率较低。无生育要求者，可采用子宫切除术。

剖宫产术后子宫瘢痕缺损所致 AUB 的高危因素包括剖宫产切口位置不当、子宫下段形成前行剖宫产手术及手术操作不当等，常表现为经期延长。推荐的诊断方法为经阴道超声检查或宫腔镜检查。治疗上，无生育要求者使用短效口服避孕药治疗，可缩短出血时间；药物治疗效果不佳时，可考虑手术治疗。对于有生育要求者，孕前应充分告知有妊娠期子宫破裂风险。手术治疗包括宫腔镜下、腹腔镜下、开腹或经阴道行剖宫产子宫切口憩室及周围瘢痕切除和修补术。

名家经验

(1) 沪上名医蔡小荪教授临诊运用蒲黄治疗妇科诸种血症，有其独到见解。蒲黄，味甘、性平，入肝、心包经。具有活血化瘀、收敛止血之功。说明蒲黄既有止血作用，又有活血化瘀之效。《大明本草》曰："破血消肿者，生用之；补血止血者，须炒用。"然蔡师尤推崇生蒲黄。他认为炭剂是治疗月经过多的常用之品，在炮制方面必须存性，若成焦炭，难免折损药效。从临床实践来看。生蒲黄的止血作用胜于蒲黄炭。蔡师临诊遣药每喜精简。主张药量不必过大，既要避免杯水车薪，又不能药过病所。唯蒲黄一药，用量灵活多变。处方时少则10克，多则可达60克。随症斟酌，常据病情轻重缓急，使其恰到好处。一般化瘀止痛，经量少而不畅者用10～12克；经量中而带血块者用12～15克；量剧如注，块下且大者用30～60克。他指出：蒲黄一物而能多用，除其独特功能之外，实赖医者在临床上善于掌握运用，庶可获得预期效果。

（2）夏桂成教授常用五味调经散作为治疗月经期的基础方，行经期的治疗以调经为主，重在除旧，同时结合辨病"温、通、下、利"，紧扣"心、肾"，因势利导，促进经水排泄，去旧布新，开始新一轮的阴阳转化，推进月经周期节律的圆运动向前发展。月经过多，血瘀证用加味失笑散。失笑散由五灵脂、蒲黄、醋组成，首载于《太平惠民和剂局方》。加味失笑散由炒当归、赤白芍、制香附、五灵脂各10克，蒲黄6～10克，茜草10～30克，大蓟、小蓟各12克，益母草15～30克组成，具有化瘀止血的功效。此方既能化瘀，又能止血，止血而不留瘀，化瘀又不影响止血，是治疗血瘀性月经过多的验方，还能用于产后恶露不净、胸腹胀痛等辨证属血瘀者。夏老临床辨证如有气虚，加入党参、生黄芪等；如有肾虚，加入续断、杜仲等；虚热者，加入白芍、熟地黄等；出血多者，加入花蕊石、血余炭、茜草炭等。血热夹瘀证用加味四草汤。加味四草汤由马鞭草15～30克，鹿衔草30克，茜草、益母草各15克，大蓟、小蓟各12克，炒五灵脂10克，炒蒲黄6～9克，炒续断10克组成。马鞭草、鹿衔草用量颇重，是本方的主要药物，四草合用清热利湿、化瘀止血。失笑散、大蓟、小蓟加强化瘀止血功效，炒续断不仅增强化瘀止血的作用，还有补肾的作用。全方起到清热化瘀止血的作用。

古籍精选

《金匮要略·妇人杂病脉证并治》温经汤方下即有"月水来过多"。

《素问病机气宜保命集·妇人胎产论》中提出"经水过多"的病名，对本病病机以阳盛实热立论，治法重在清热凉血，并辅以养血调经。谓"治妇人经水过多，别无余证，四物内加黄芩、白术各一两"。

《丹溪心法·妇人》将本病的病机分为血热、痰多、血虚，并列有相应的治疗药物，还有治妇人气弱不足摄血，月经来时多的验案。

《证治准绳·妇科·调经门》认为"经水过多，为虚热，为气虚不能摄血"。

《医宗金鉴·妇科心法要诀·调经门》依据经血的色、质、气、味以及带下的特点，以辨虚实寒热。云："经水过多，清稀浅红，乃气虚不能摄血也。若稠黏深红，则为热盛有余。或经之前后兼赤白带，而时下臭秽，乃湿热腐化也。若形清腥秽，乃湿瘀寒虚所化也。"

《傅青主女·调经》认为本病为血虚而不归经所致。

八、经期延长

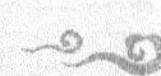

学习目标

掌握经期延长的分类、病因病机、诊断要点、辨证论治。

示教医案

杨某,女,36岁,职员。初诊日期:2019年8月12日。

主　诉:剖宫产后经期延长1年余。

现病史:2017年10月剖宫产一女,产后哺乳一年,2018年5月转经,出现经期延长,月经淋漓不尽,甚则14～15天净。LMP:2019年8月4日,痛经,前三日经量中等,色鲜红,月经淋漓不尽,色暗至今。形瘦,平素畏寒,平素偶有小腹隐痛,带下清长,胃纳欠佳,梦多,二便无殊。舌暗、苔薄白,脉细弦。

生育史:1-0-1-1。

辅助检查:妇科彩色多普勒检查示:子宫前位,大小为5.1 cm×5 cm×4.4 cm,子宫下段下部见无回声区1 cm×0.8 cm,距浆膜层3 mm,子宫内膜厚7 mm,双附件未见明显异常。

西医诊断:子宫剖宫产瘢痕憩室。

中医诊断:经期延长。

中医辨证:肾虚血瘀型。

治　法:补肾活血,化瘀止血。

方　药:黄芪20克　生地黄15克　太子参15克　海螵蛸15克
茜草15克　生地榆15克　三七粉(吞服)3克　马齿苋15克
益母草15克　鹿衔草15克　花蕊石15克　牡丹皮10克
阿胶珠10克　蒲黄9克　陈皮5克

7剂,水煎服

二　诊:8月19日:患者用药后无明显不适,昨日经血已净,偶有烦热,带下量多,纳寐可,二便调,舌质略红、苔薄白,脉细数。

方　药:党参9克　升麻20克　黄芪20克　生地黄15克
肉桂3克　女贞子15克　墨旱莲15克　丹皮10克
菟丝子15克　桑寄生15克　续断10克　白术9克
山药18克　白芍10克　枸杞子18克　蒲公英15克
忍冬藤12克　椿白皮12克　炙甘草3克

7剂,水煎服

三　诊:自诉末次月经2019年9月13日,10天净,较前好转。其后以上法调理三月,经期均为10天左右。

2019年11月13日复诊:冬令时节,予以膏方扶正温阳,祛瘀生新。

处方:黄芪、仙鹤草各240克,党参、仙鹤草、首乌藤各300克,牡丹皮、八月札各100克,升麻、白及、远志炭、黄柏、郁金、柴胡、焦栀子各90克,丹参60克。蒲黄、椿白皮、枸杞子、旱莲草、女贞子、生地黄炭、枳壳、狗脊、沙苑子各120克,太子参、怀山药各150克,马齿苋、生地榆、益母草、藕节、大血藤、花蕊石、蒲公英、炒酸枣仁各200克,上药另加阿胶150克,龟板胶50克,鹿角胶、红枣各100克,核桃肉、黑芝麻各400克,熬制成膏。

嘱每天晨起空腹取1～2勺(约5 mL),咸温开水送服。2020年1月复诊诉月经周期明显缩短,7～8天净,小腹胀痛消除。阴超示子宫下段暗区范围缩小至0.8 cm×0.6 cm。

病案分析

经期延长与漏下相类似，需塞流、澄源、复旧。首诊之时，考虑患者月经将至，方以四乌鲗骨一藘茹丸加减，方中海螵蛸收涩止血，茜草、生地榆等凉血止血，太子参、黄芪、陈皮益气固脱，蒲黄、花蕊石化瘀生新，丹皮、阿胶滋阴止血，瘀久化热，鹿衔草清热止血，全方亦清亦补，含塞流之义。瘀血不去，新血不生，胞宫清静，新血得守。《女科证治约旨·经候门》认为本病乃因"气虚血热妄行不摄"所致。复诊病情稳定时予党参、黄芪、升麻益气养血升聚阳气，胞宫受损，瘀久化热，患者则燥热，久病及肾，补虚勿忘固肾，予女贞子、墨旱莲、丹皮、菟丝子、桑寄生、续断补肾填髓，滋肾养阴；胞宫失于温煦濡养，胞宫虚寒，予肉桂以补益元阳；产后体虚血少，肝失濡养，易于肝郁而化火，白芍柔肝养阴清虚热，蒲公英、忍冬藤、椿白皮清肝燥湿止带。

运用膏方作为巩固调养之用，考虑患者形瘦，胃纳欠佳，苔薄白，提示脾气不足。胞宫受损，瘀久化热，剖宫产子宫瘢痕憩室以致瘀血停滞，新血不得生。鹿角胶以温阳填精生髓，肉桂以补益元阳，蒲黄、花蕊石、藕节活血止血，祛瘀生新；海螵蛸收敛止血，马齿苋凉血止血，远志炭引血归经。黄芪、党参、升麻等益气健脾固冲。蒲公英、忍冬藤、椿白皮清肝燥湿止带，枸杞子、旱莲草、女贞子补益肝肾。

子宫瘢痕憩室临床常以经期延长为主要表现，子宫瘢痕憩室致经期延长为胞宫虚寒、瘀血停滞、冲经失职所致，病位在胞宫，与脾、肾密切相关。子宫憩室因胞宫寒凝血瘀、营血亏虚，故难以愈合。久病及肾，以龟板胶、核桃肉、黑芝麻养肾益精。全方以温阳填精、祛瘀生新添以健脾清肝，使胞宫得温，瘀祛新生，脾运肝清则经复正常，腹痛缓解，胞脉可愈。

问题讨论

1. 经期延长如何诊断？

症状见每次月经持续时间达 7 天以上，但一般在 2 周内能自然停止，可伴见月经过多或过少。

月经延长的具体诊疗方法与月经量多基本相同，可参见图 1-6。

2. 经期延长的原因有哪些？

可参见《月经量多》一节，凡引起月经量多的原因均可致经期延长。

3. 经期延长如何辨证论治？

本病的发病机制多由气虚冲任失约；或热扰冲任，血海不宁；或瘀阻冲任，血不循经所致，临床常见有气虚、血热及血瘀等。①气虚：素体虚弱，或饮食不节、劳倦、思虑过度伤脾，中气不足，冲任不固，不能制约经血，以致经期延长。②虚热：素体阴虚，或久病伤阴，或多产房劳致阴血亏耗，阴虚内热，热扰冲任，血海不宁，经血妄行致经期延长。③血瘀：素性抑郁，或恚怒伤肝，气郁血滞；或外邪客于子宫，邪与血相搏成瘀，瘀阻冲任、子宫，经血妄行。经期延长的发生与脏腑经脉气血失调，冲任不固或冲任损伤，经血失于制约密切相关。

临证须注意：气血同病或多脏同病，如虚热扰血，经血妄行，气随血耗可致气阴两虚；气虚运血无力，可致气虚血瘀；瘀阻冲任，久则化热可致瘀热并见。脾病及肾可出现脾肾同病。

经血失约，也可出现月经过多，若失治或误治，常可发展为崩漏。

（1）血瘀证。

主要证候：经行时间延长，经色紫黯有块，经行涩滞不畅；小腹疼痛不适，身重无力；舌紫黯，有瘀斑，脉沉弦涩。

证候分析：瘀血阻滞冲任胞脉，经脉气机失调，故经期延长，经色紫黯，经行涩滞不畅，有块，小腹疼痛；瘀血内停，肌肤脉络血行障碍而失养，故面赤额黑；瘀血阻滞，气失生化，则身重无力；舌紫黯、有瘀斑、脉沉弦涩皆为血瘀之象。

治法：活血化瘀，理冲止血。

方药：桃红四物汤（《医宗金鉴》）合失笑散（方见月经过多）加茜草、海螵蛸。

桃红四物汤：桃仁、红花、当归、川芎、赤芍、熟地黄。

若小腹冷痛者，加炮姜、艾叶炭、乌药温经止血、行气止痛；经行不畅而量少者，加香附、益母草、泽兰行气活血。

（2）虚热证。

主要证候：经行时间延长，量不多，色鲜红，或紫红，质稠；形体消瘦，颧红潮热，咽干口燥，五心烦热，大便干，小便黄；舌红，苔薄黄，脉细数。

证候分析：阴虚血热，虚热内扰血海，冲任不固，则经行时间延长；阴虚血亏，则量少淋漓。血为热灼则经血色鲜红，或紫红质稠。虚火上扰，则颧红，五心烦热。热灼津伤，则咽干口燥，便干溲黄。舌红苔黄，脉细数为阴虚伏热之象。

治法：养阴清热，止血调经。

方药：固经丸（《医学入门》）或两地汤合二至丸（方见月经先期）。

固经丸：龟甲、白芍、黄芩、椿根皮、黄柏、香附。

若咽干口渴者，加麦冬、石斛、天花粉养阴生津；潮热心烦，加地骨皮、知母、白薇清热除烦；经量多者，加侧柏炭、地榆、藕节凉血止血。

（3）气虚证。

主要证候：经行时间延长，经量多，色淡红，质清稀；面色无华，神疲乏力，气短懒言，动则头晕眼花，心悸失眠，食少纳呆；舌淡红，苔薄白，脉沉细弱。

证候分析：脾虚血失统摄，冲任不固，则经行过期不止、经血量多；气虚阳弱，血失温运，则经血色淡，质清稀；气虚血少心神失养，则心悸不眠、头晕眼花、面色无华；中阳不振，则疲乏无力，气短懒言，食少纳呆。舌淡红、苔薄白、脉沉细弱均为气虚之征。

治法：补气健脾，止血调经。

方药：举元煎（方见月经过多）加炒荆芥、仙鹤草、炒续断。

若食少纳呆，加砂仁、陈皮以醒脾和胃；经血量多不止，有血块，腹痛者，加三七、茜草、炒蒲黄化瘀止血。

知识拓展

经期延长的诊治流程

参照异常子宫出血诊断与治疗指南，分型同《月经量多》。

名家经验

(1) 国医大师熊继柏教授治疗妇科下血疾病，通过辨证论治，虽然病情不同，病名不同，但病机都为冲任失调、经血不固。故熊老遵《黄帝内经》之旨，治病求本，异病同治，以胶艾汤为主方治疗。方中川芎、当归、熟地黄、白芍即后世之四物汤，能活血补血调经，白芍配甘草，有酸甘化阴、缓急止痛之效；阿胶养血止血补血，艾叶暖宫安胎，调经止血，炒则止血更佳，甘草除调和诸药外，与阿胶配伍，又能止血。熊老根据患者病情需要，巧妙灵活选方用药，对于妇人下血夹有内热者，加西洋参清热生津、益气摄血；月经量多者，常运用炭类药物，增强止血效果；有邪热实证者，可以加黄芩；有虚寒证者，以温经汤加减，温经散寒。熊老强调，胶艾汤养血止血、调理冲任作用显著，为治疗妇人下血证的常用方，但是临床中要在辨证论治的基础上，根据患者的具体病情，灵活随证选方用药。

(2) 裘氏妇科裘笑梅先生根据多年的临床经验，认为剖宫产瘢痕憩室所致的经期延长的发病不是由单一的病因造成，而是虚、热、瘀夹杂，金刃损伤为因，气血亏虚为本，瘀热互结为标。因此，在治疗上扶正与祛邪并举，标本兼顾，以益气养血、清热化瘀为主线，特别强调治疗需顺应女性月经周期不同阶段阴阳气血消长的变化。

古籍精选

《诸病源候论・妇人杂病诸候》即有“月水不断”的记载，指出其病是由劳伤经脉，冲任之气虚损，不能约制经血所致。

《校注妇人良方・调经门》则认为“或因劳损气血而伤冲任，或因经行而合阴阳，以致外邪客于胞内，滞于血海故也。”指出本病有虚、实之异。治法主张“调养元气而病邪自去，攻其邪则元气反伤”。

《叶天士女科证治秘方・调经》谓“经来十日半月不止乃血热妄行也，当审其妇曾吃椒姜热物过度”，提出用清热补肾、养血调经之金狗汤治疗。

《女科证治约旨・经候门》认为本病乃因“气虚血热妄行不摄”所致。

《沈氏女科辑要笺正・淋沥不断》提出本病的转归“须知淋沥之延久，即是崩陷之先机”。

九、经间期出血

学习目标

掌握经间期出血的辨证分型、治则治法。

示教医案

马某，32岁。初诊日期：2020年8月5日。

主　　诉：阴道少量出血5天。

现 病 史：患者13岁初潮，经期5日，周期35天，经量中等，色淡，无血块，无痛经、无乳房作胀。患者近半年来长期熬夜，凌晨1时方才入睡。6月上旬正常行经。7月中旬再次行经，量少，3日净。7月31日再次阴道少量出血，色红，无血块，1日净。今日再次阴道少量出血，色淡红，自觉腰酸，遂来院就诊。

目前，纳可，熬夜，小便调，大便2～3日一行，质干。舌红，苔少，左寸关细弱，右寸关细。

婚 育 史：未婚未育，0-0-1-0。2年前有一次人工流产史。

妇科检查：阴道少量积血；宫颈轻糜样改变，未见赘生物，见源于宫颈管内流出少量血丝伴透明分泌物。

辅助检查：尿HCG(-)。阴超检查：子宫大小49 mm×47 mm×30 mm，回声不均匀；内膜厚3.8 mm；双侧卵巢同一切面见大于12个直径小于10 mm的卵泡；盆腔积液37 mm×14 mm。

西医诊断：排卵期出血。

中医诊断：经间期出血。

辨证分型：阴虚血热证。

治　　法：补肾滋阴，清热止血。

方　　药：党参15克　墨旱莲15克　女贞子15克　生地黄15克
山药15克　山茱萸15克　熟地黄15克　茯苓15克
生白术15克　鳖甲6克　白芍15克　杜仲15克
续断15克　仙鹤草15克　贯众炭6克　炙甘草6克

7剂，水煎服

摄生调护：建议患者早睡，避免辛辣刺激饮食，保持心情舒畅。

二诊(8月12日)：患者服药两剂后阴道出血停止。目前每晚可坚持0点前入睡，腰酸减轻，大便2日一行，质干。治拟养血填精、活血通络。嘱行经期间仍可服用中药，经后复查阴超，摄生调护同前。

方　　药：党参15克　墨旱莲15克　女贞子15克　丹参15克
山药15克　山茱萸15克　熟地黄15克　肉苁蓉15克
生白术15克　鳖甲6克　杜仲15克　续断15克
川芎9克　制香附9克　桃仁9克　炙甘草6克

14剂，水煎服

三诊(8月26日)：患者8月20日行经，经期5日，量稍增多，无腰酸，大便1～2日一行，质软。舌淡红，苔薄白，脉细数。复查阴超检查：子宫内膜厚6 mm，回声均匀；盆腔积液消失。治拟益气养血。摄生调护同前，嘱观察白带情况，若分泌物增多时可监测LH试纸，同时注意阴道出血情况。

方　　药：党参15克　炙黄芪15克　茯苓10克　生白术15克
当归15克　白芍15克　熟地黄15克　陈皮9克
山茱萸15克　墨旱莲15克　女贞子15克　柏子仁9克
菟丝子15克　杜仲15克　炙甘草6克　阿胶珠6克

14剂，水煎服

四诊(9月9日)：患者排便日行一次，每晚可坚持23:30前入睡，余无不适。9月1日起白带增多逐渐呈拉丝样，监测 LH 试纸，9 月 3 日呈强阳性，至今未再发生阴道出血。患者要求中成药治疗，遂予以左归丸经后口服 2 周以收全功，同时注意摄生调护。随访三月患者规律行经，未再出现经间期出血症状。

病案分析

在两次月经中间，出现周期性的少量阴道流血者，称为“经间期出血”。其特点是阴道流血发生在经间期，即氤氲之时，且量甚少，一般 1～2 天即自止。本病的发生与月经周期中的气血阴阳消长转化有密切关系。主要病因病机是阴虚、湿热或血瘀引动阳气，使阴阳转化不协调，损伤阴络，冲任不固，血溢脉外，遂发生经间期出血。当阳气潜藏，阴阳达到平衡，出血乃止。月经周期中气血阴阳的消长转化具有月节律，与自然界的月相圆缺和海潮涨落相似，周而复始，循环往复。月经的来潮标志着一个新的周期开始，经血下泄后，阴血偏虚，故经后期精血渐充，阴血渐复，是阴长之期。经间期则由阴转阳，精化为气，阴转为阳，氤氲之状萌发，“的候”到来，是月经周期中阴阳转化之重要时期。此时，若阴阳顺利转化，则达到新的平衡。若转化不利，阴阳失衡，热扰血海，则有动血之虞。

该患者 7 月时出现了一次月经错后的现象，其后两次出现了阴道不规则出血。凡月经规律，出现停经或不规则出血的女性，首先要排查妊娠与明确出血的性质，该患者进行了妊娠试验的检查排除了妊娠，其次进行了妇科检查排除了宫颈病变所致出血，接着超声检查排除了宫腔占位、附件区包块所致阴道不规则出血，再结合出血时间与月经周期的关系，方能诊断为经间期出血。该患者排卵后，卵泡液流入盆腔形成积液，同时双侧卵巢未见优势卵泡，进一步佐证目前处于排卵期。

本病患者为典型的阴虚患者，近半年长期熬夜，子时入睡，精血亏耗，即使既往月经规律，终将致病。腰为肾之府，肾精亏虚，故见腰酸；阴虚阳亢，损伤血络，迫血妄行，故见阴道少量出血；津亏肠燥，水乏舟停，故见大便艰难。舌脉均呈阴虚血亏之象。辨证选方以二至丸合左归丸化裁。墨旱莲、女贞子滋肾阴为君，臣以熟地黄、山药、山茱萸补肾填精，杜仲、续断补肾强腰，生地黄、白芍、鳖甲清热养阴，佐以党参、白术、茯苓健脾益气，仙鹤草、贯众炭益气止血，炙甘草调和诸药。全方养阴与清热共伍、养血与止血共调，共奏滋阴止血之功。经间期出血多由睡眠、饮食、情志失于调摄所引起，故在服药期间应重点嘱咐患者不要熬夜、饮食清淡、情绪舒畅，否则事倍功半。

二诊时患者阴道出血停止，诸症减轻，治宗原意，考虑患者即将再次转经，酌减收敛之品，加入润肠通便之肉苁蓉、桃仁，活血之丹参、川芎，行气之香附。患者初诊时阴超检查提示盆腔积液，考虑为排卵后生理性积液，为避免患者紧张焦虑的情绪，故嘱经后复查，三诊后阴超检查亦证实积液消失，确为生理性积液。三诊时患者经行结束，诸症几近消失。摄生调护已可遵循医嘱。为确认本次月经周期是否排卵或再次出现经间期出血，嘱患者进行排卵试纸检测。遣方用药方面，则是以益气养阴和血为主，使阴血得复，濡养周身，不再伤血动血；使气机通畅，血随气行于脉中，不致血溢脉外；使肾气得充，肾阴肾阳各有所安，不致阴虚阳亢。四诊时患者已通过 LH 试纸明确排卵，此次排卵期未再发生经间期点滴出血的状况，且诸恙次第就愈。可予以左归丸缓效图治，经后至围排卵期口服两周，滋补肾水、阳中求阴。加以摄生调护得当，故随访三次月经周期，均未再发生经间期出血。

问题讨论

1. 经间期出血如何辨证论治?

本病的辨证要点是根据出血的量、色、质,结合全身症状与舌脉辨虚实。若出血量少,色鲜质黏者,多为肾阴虚证;若出血量稍多,赤白相兼,质稠者,多为湿热证;若出血量时或稍多时或甚少,色黯红,或紫黑如酱,则为血瘀证。临证时还需参考体质情况。治疗原则以平衡阴阳为主,促阴阳的顺利转化。根据阴阳互根的关系,要注意阳中求阴、补阴不忘阳。一般以滋肾养血为主,热者清之,湿者除之,瘀者化之。出血时适当配伍一些固冲止血药。

(1) 肾阴虚证。

主要证候:两次月经中间阴道少量出血,色鲜红,质黏;头晕耳鸣,夜寐不宁,五心烦热,腰酸软,大便秘结。舌红,苔少,脉细数。

治法:滋肾养阴,固冲止血。

方药:两地汤(生地黄、地骨皮、玄参、麦冬、白芍、阿胶)合二至丸(女贞子、旱莲草)。

若阴虚及阳,阴阳两虚,经间期出血反复不愈,量稍多,色淡红,质稀,神疲乏力,夜尿频数,舌淡红,苔白,脉细者,治宜滋肾助阳,固摄止血。方用大补元煎(人参、山药、熟地黄、杜仲、当归、山茱萸、枸杞子、炙甘草)。

(2) 湿热证。

主要证候:两次月经中间阴道少量出血,色深红,质黏腻;平时带下量多,色黄,小腹作痛,神疲乏力,胸胁满闷,口苦纳呆,溺黄便溏。舌红,苔黄腻,脉滑数。

治法:清利湿热。

方药:清肝止淋汤去阿胶、红枣(当归、白芍、生地黄、丹皮、黄柏、牛膝、制香附、黑豆)加小蓟、茯苓。

(3) 血瘀证。

主要证候:经间期出血量时或稍多,时或甚少,色黯红,或紫黑如酱,少腹胀痛或刺痛;情志抑郁,胸闷烦躁。舌暗或有瘀斑,脉细弦。

治法:化瘀止血。

方药:逐瘀止血汤(生地黄、大黄、赤芍、丹皮、当归尾、枳壳、桃仁、龟板)。

2. 如何判断有无排卵的发生?

可根据BBT、女性激素检测、超声影像学检查、宫颈黏液检查等方法鉴别有无排卵,了解无排卵的病因及排卵者的黄体功能和卵泡发育是否正常。无排卵型者基础体温呈单相型;血清雌二醇浓度相当于中、晚卵泡期水平(50~90 pg/ml),无周期性变化(当雌激素的分泌达到阈值≥200 pg/ml并维持48小时以上,雌激素即可发挥正反馈作用,刺激LH分泌高峰,形成排卵);在出血前5~9天抽血检查,相当于黄体中期,测定孕酮浓度<3 ng/ml;经前宫颈黏液查出羊齿状结晶,均提示无排卵。超声影像学检查自月经第10~12天开始,可发现优势卵泡逐渐长大至18~22 mm,排出后超声检查未见优势卵泡,同时盆腔积液出现。

知识拓展

1. 卵泡的发育和成熟

人类卵巢中卵泡的发育始于胚胎的6～8周时，原始生殖细胞(primordial germ cell, PGC)不断进行有丝分裂，细胞体积增大，数目增多，称为卵原细胞(oogonium)，约有60万个。自胚胎11～12周开始卵原细胞进入第一次减数分裂，并静止于前期双线期，称为初级卵母细胞(primary oocyte)。胎儿16～20周生殖细胞数目达到高峰，两侧卵巢共有600万～700万个生殖细胞。胎儿16周至出生后6个月，停留于减数分裂双线期的初级卵母细胞被单层梭形前颗粒细胞围绕而形成始基卵泡(primordial follicle)，这是女性的基本生殖单位，也是卵细胞储备的唯一形式。卵泡自胚胎形成后即进入自主发育和闭锁的轨道，此过程不依赖于促性腺激素的刺激，其机制尚不清楚。胎儿期后20周始基卵泡闭锁迅速，新生儿出生时卵巢还剩100万～200万个卵泡，儿童期卵泡不断退化，近青春期只剩下30万～40万个卵泡。进入青春期后，卵泡由自主发育推进至需要依赖于促性腺激素刺激才能发育成熟。生育期每月发育一批卵泡，经过募集、选择、优势化，但只有一个卵泡完全成熟并排出卵子。因此，妇女一生中一般只有400～500个卵泡发育成熟并排卵。

卵泡的发育始于始基卵泡到初级卵泡的转化，始基卵泡可以在卵巢内处于休眠状态数十年。始基卵泡发育远在月经周期起始之前，从始基卵泡发育到窦前卵泡是自主发育阶段，约需9个月以上的时间，从窦前卵泡发育至成熟卵泡需经历持续生长期和指数生长期，跨越了3个月经周期共85天。一般卵泡生长的最后阶段正常需15天左右，卵泡指数生长阶段对促性腺激素刺激敏感，即月经周期的卵泡期。

2. 排卵

卵细胞和它周围的卵冠丘结构合称为卵冠丘复合体(oocyte corona cumulus complex, OCCC)，从卵巢排出的过程称排卵(ovulation)。OCCC包含了卵细胞、透明带、放射冠及卵丘内的颗粒细胞，简称为卵子(egg)。排卵前，颗粒细胞分泌的抑制素减少，同时形成雌激素高峰对下丘脑产生正反馈作用，促使下丘脑大量释放GnRH，刺激垂体释放促性腺激素(gonadotropin, Gn)，出现LH/FSH峰。LH峰是即将发生排卵的可靠指标，使卵母细胞重新启动减数分裂进程，直至完成第一次减数分裂，排出第一极体，初级卵母细胞成熟为次级卵母细胞。在LH峰作用下排卵前卵泡黄素化，产生少量孕酮。LH/FSH排卵峰与孕酮协同作用，激活卵泡液内蛋白溶酶活性，溶解卵泡壁隆起的尖端部分的胶原，形成一小孔，卵子由此排出，称为排卵孔(stigma)。排卵前卵泡液中前列腺素显著增加，排卵时达高峰。前列腺素可促进卵泡壁释放蛋白溶酶，并促使卵巢内平滑肌收缩，有助于排卵。正常情况下，排卵多发生于下次月经来潮前14天左右，卵子可由两侧卵巢交替排出，也可由一侧卵巢连续排出。卵子排出后，经输卵管伞部捡拾、输卵管壁蠕动以及输卵管黏膜纤毛活动等协同作用进入输卵管，在输卵管壶腹部与峡部连接处等待受精，受精过程中完成第二次减数分裂，释放出第二极体。

3. 有排卵型异常子宫出血的评估和诊疗流程

见图1－7。

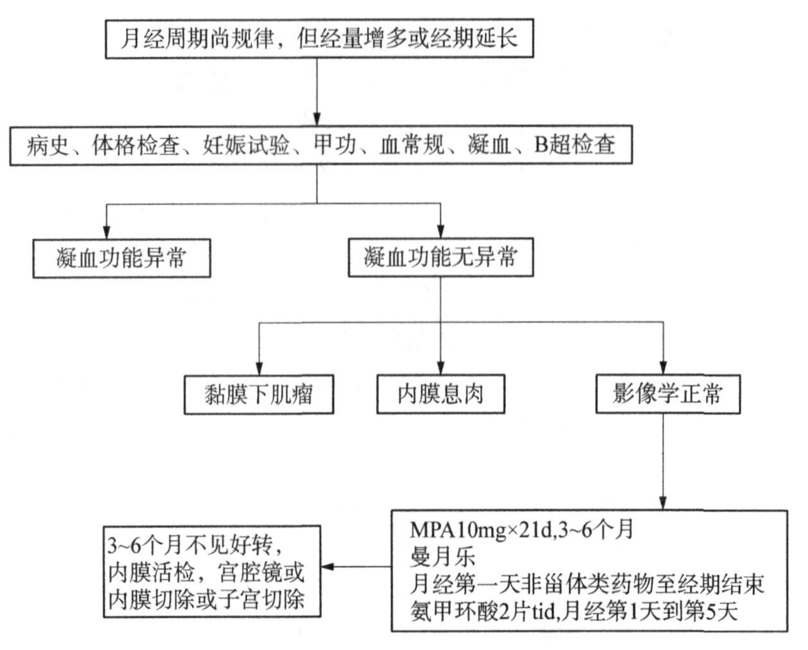

图 1-7　有排卵型异常子宫出血的评估和诊疗流程

4. 有排卵型子宫出血——IMB 的治疗

建议先对患者进行 1～2 个周期的观察，测定基础体温，明确出血类型，排除器质性病变，再进行干预。

1）黄体功能不全的治疗——黄体功能辅助治疗

（1）促进卵泡发育：黄体功能不佳往往是卵泡发育不良的表现，促进卵泡发育和排卵便可提高黄体功能。促排卵首选氯米芬，一般是月经第 5 天开始，50～150 mg 口服，一天 1 次，共 5 天，监测卵泡成熟＞18 mm 后应用人绒毛膜促性腺激素 5 000～10 000 IU 立即肌内注射以促进排卵和黄体形成。若患者无生育要求者可不促排。

（2）促进排卵：监测卵泡，即超声检测卵泡成熟（直径≥18 mm）后，一次注射人绒毛膜促性腺激素 5 000～10 000 IU，促排卵。

（3）黄体刺激疗法：于排卵后第 4、6、8、10 天，分别注射人绒毛膜促性腺激素 2 000 IU，辅助黄体功能。HCG 在血浆中的第 1 个半衰期约 6 小时，第 2 个半衰期较缓慢为 24 小时。

（4）黄体功能替代：方法是排卵后第 1～2 天或下次月经前 10～14 天开始，每天口服甲羟孕酮 10 mg，共服 10 天，有生育要求者可服用微粒化黄体酮胶丸或肌内注射黄体酮。或于基础体温升高后第 3 天开始，每天 2 次，阴道放置孕酮 25 mg 直至月经来潮或妊娠。

2）黄体萎缩不全的治疗

表现为经期较长至 8～10 天，甚至淋漓不尽，月经第 5～6 天仍可见分泌期子宫内膜，治疗方法同黄体功能替代疗法或黄体刺激法。即黄体期用孕激素，使黄体及时萎缩，促内膜脱落，或用 HCG。

3）排卵期出血的治疗

某种意义上说，排卵期出血也是黄体功能不佳的表现。有生育要求者应用上述黄体功能辅助疗法，无生育要求者，可应用一般止血药物如氨甲环酸、云南白药等。

名家经验

国医大师夏桂成教授将属中医范畴的“经间期”一词和属西医范畴的“排卵期”一词结合起来，提出了“经间排卵期”的概念。经间排卵期是整个月经周期中阴阳的分界处之一，是重阴必阳的重要转化时期。临床见到锦丝状带下，观测到基础体温升高0.3～0.5℃，即可判定有排卵。根据夏老的“3、5、7”奇数律，3数律者，行经期3天，则经间期锦丝带下3天；5数律者，经间期锦丝带下维持5天；7数律者，经间期锦丝带下需维持7天才算正常。夏老同样把经间排卵期分为初、中、末三期。临床上，经间排卵期是个非常短暂的时期，却具有“动、升、泻”的生理特点，这是每个月经周期最关键的时期，反映了女性是否有良好的排卵功能。

古籍精选

《证治准绳·女科·胎前门》：“天地生物，必有絪緼之时。万物化生，必有乐育之时……”

《丹经》：“一月止有一日，一日止有一时。凡妇人一月经行一度，必有一日絪緼之候，于一时辰间气蒸而热、昏而闷、有欲交接不可忍之状，此的候也。于此时逆而取之则成丹，顺而施之则成胎矣。”

《傅青主女科》：“先期而来少者，火热而水不足也。”

《血证论》：“月有盈亏，海有潮汐。女子之血，除旧生新是满则溢，盈必亏之道，女子每月则行经一度，盖所以泄血之余也。”

十、月经前后诸证

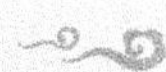

学习目标

掌握月经前后诸证的类型、辨证分型、治则治法。

示教医案

赵某，32岁。初诊日期：2021年6月2日。

主　　诉：月经前情绪低落、失眠、腹泻半年余。

现 病 史：患者12岁初潮，经期3～5日，周期27天，经量中等，色黯红，夹血块，无痛经、无腰酸、无乳房作胀。患者近半年来出现月经前一周寐差失眠（每晚辗转反侧一小时方能入睡），情绪低落，大便溏薄，日行两次。LMP：2021年5月20日×5天。纳可，小便调。舌淡暗，边有齿痕，苔薄白，左寸关细弱，右寸关脉弦。

婚 育 史：已婚已育，1-0-0-1。

妇科检查：未见明显异常。

辅助检查：血常规：白细胞：6.46×10^9/L；中性粒细胞百分比：64.3%；血红蛋白：125 g/L。

西医诊断：经前期综合征。

中医诊断：经行情志异常，经行腹泻。

辨证分型：肝气郁结，心脾两虚。

治　　法：疏肝理气，健脾养心。

方　　药：当归 15 克　白芍 15 克　柴胡 6 克　茯苓 10 克
炒白术 15 克　炮姜 6 克　薄荷(后下) 6 克　黄精 15 克
熟地黄 15 克　川芎 15 克　玫瑰花 6 克　酸枣仁 6 克
夜交藤 15 克　山药 15 克　白扁豆 12 克　炙甘草 6 克
川楝子 15 克　山茱萸 15 克

7 剂，水煎服

二诊(6 月 9 日)：患者药后情绪波动不明显，失眠改善，辗转反侧半小时入睡。便质成形，日一行。舌脉同前。考虑患者月经即将来潮，舌质淡暗，治拟疏肝健脾，行气活血。

方　　药：当归 15 克　白芍 15 克　桂枝 6 克　柴胡 6 克
炒白术 15 克　炮姜 6 克　制香附 9 克　延胡索 9 克
山药 15 克　巴戟天 9 克　菟丝子 15 克　川芎 15 克
酸枣仁 6 克　夜交藤 15 克　丹参 15 克　炙甘草 6 克

7 剂，水煎服

三诊(6 月 16 日)：患者 6 月 15 日行经，此次经前情绪良好，夜寐好转，二便调。舌淡红，边有齿痕，苔薄白，脉细滑。治拟补肾健脾。

方　　药：党参 15 克　炒白术 15 克　茯苓 15 克　山茱萸 15 克
山药 15 克　杜仲 15 克　菟丝子 15 克　熟地黄 10 克
白芍 15 克　益母草 15 克　白扁豆 12 克　川芎 15 克
酸枣仁 6 克　炙甘草 6 克

7 剂，水煎服

病案分析

女性月经的形成，与机体脏腑与经络的正常功能及运行有着紧密联系。肾藏先天之精，女子二七后，肾气充盛，天癸至，任脉通，太冲脉盛，月事以时下。月经离不开肾、肝、脾三脏的正常运行。肾藏精，主生殖，肾之阴阳濡养和温煦全身各脏腑，肾主命门之火，是推动人体生命活动的根本动力。肝为女子先天，主藏血、主疏泄，推动全身气血有序运行。脾主运化、主统血，调节全身血量，同时参与津液输布代谢。任督冲三脉，一源三歧，同起胞中，主全身气血阴阳。带脉约束各经络，调节经络气血。凡上述脏腑经络功能失调，均可造成经行前后诸症，而其均以经行伴随症状直接命名。

该病例属于典型的经行情志异常、经行腹泻。经行情志异常为每于经行前后，或正值经期，出现烦躁易怒、悲伤啼哭，或情志抑郁、喃喃自语，或彻夜不眠，甚或狂躁不安，经后复如常人。该病多由于心血不足，经期血气下注冲任，心神失心血滋养；或因肝热痰火随经前偏盛的冲脉之气上扰心神而为病。经行泄泻以泄泻伴随月经周期而出现为主要特点，一般在月经来潮前2～3日即开始泄泻，至经净后，大便即恢复正常，也有至经净后数日方止者。该病的发生主要责之于脾肾二脏。脾主运化，肾主温煦，为胃之关，主司二便。若二脏功能失于协调，脾气虚弱或肾阳不足，则运化失司，水谷精微不化，水湿内停，清浊不分，值经期血气下注冲任，脾肾愈虚而致经行泄泻，经行之后，气血恢复流畅，脾气得升，故泄泻可止。

本例患者中医辨证属肝气郁结、心脾两虚。肝为刚脏，体阴用阳，经期血液盈满胞宫，若素体精血不足，则此时无以濡养肝脏，使其正常疏泄功能无法发挥。肝气不疏则无以推动经血排泄，气滞则血瘀，故见经色黯红并夹血块。肝血亏虚，母病及子，心神不安，故见情绪低落、辗转难眠。肝木为病，木旺乘土，水液代谢无权，统摄失司，故见大便溏薄。初诊根据辨证选方以逍遥散合酸枣仁汤。酸枣仁、夜交藤甘酸质润，入心、肝之经，养血补肝、宁心安神。白术、茯苓健脾祛湿使运化有权、宁心安神以助安神除烦之功。白芍、熟地黄、黄精、山茱萸柔肝填精。柴胡、薄荷、川楝子、玫瑰花疏肝解郁，透达肝经郁热，使肝气得以调达。山药、白扁豆健脾化湿。当归、川芎甘辛苦温，养血和血，调肝血而疏肝气，与酸枣仁相伍，辛散与酸收并用，补血与行血结合，具有养血调肝之妙。炮姜温中和胃。甘草补中益气、和中缓急、调和诸药。全方补而不滞，散而不燥，共奏疏肝理气、健脾止泻、宁心安神之功。二诊时患者诸症减轻，疏肝健脾养心之法治宗同前，考虑到患者经期将至，加入行气活血之品使月事调畅，不致冲气上逆。三诊时患者月经复转，诸症皆消，唯舌边齿痕仍在，提示脾气亏虚，考虑到经后可能存在血海空虚的情况，未病先防，通过补肾健脾，使精血生化有源，诸脏皆得濡养而安。因患者经期第二天，故酌加活血通络药物。

经三次诊疗，困扰患者半年的症状已消失，一方面由于病程尚短，且多随月经来潮而伴发，说明尚不严重，未致气血衰败；另一方面月经前后诸症多辨证明确，遣方用药亦效如桴鼓。患者经治后可坚持再服几个月经周期的中药，以获长期疗效。

问题讨论

1. 经前期综合征及其病因是怎样的？

经前期综合征（premenstrual syndrome，PMS）是指月经前周期性发生的影响妇女日常生活和工作、涉及躯体精神及行为的综合征，月经来潮后可自然消失。由于本病的精神、情绪障碍更为突出，曾命名为“经前紧张症”“经前期紧张综合征”。伴有严重情绪不稳定者称为经前焦虑障碍（premenstrual dysphoric disorder，PMDD）。

PMS的病因尚无定论，目前有以下几种学说：

（1）脑神经递质学说：研究发现一些与应激反应及控制情感有关的神经递质，如5-羟色胺、阿片肽、单胺类等，在月经周期中对性激素的变化敏感。雌、孕激素通过对神经递质的影响在易感人群中引起PMS。

（2）卵巢激素学说：PMS症状与月经周期黄体期孕酮的撤退变化相平行，因而认为中、晚黄体期孕酮水平的下降或雌/孕激素比值的改变可能诱发PMS。

（3）精神社会因素：临床上，PMS患者对安慰剂的治愈反应高达30%～50%，接受精神心理治疗者也有较好疗效，表明患者精神心理因素与PMS的发生有关。另外，个性及社会环境因素对PMS症状的发生也极为重要，PMS患者病史中常有较明显的精神刺激，可能都是产生经前情绪变化的重要因素。

(4) 前列腺素作用:前列腺素可影响钠潴留、精神行为、体温调节及许多 PMS 的有关症状,前列腺素合成抑制剂能改善 PMS 躯体症状,但对精神症状的影响尚不肯定。

(5) 维生素 B_6 缺陷:维生素 B_6 是合成多巴胺和 5-羟色胺的辅酶,对减轻抑郁症状有效。因此,认为 PMS 患者可能存在维生素 B_6 缺陷。

2. 雌、孕激素的生理作用有哪些?

1) 雌激素的生理作用

雌激素的靶器官包括生殖系统(外阴、阴道、子宫、输卵管和卵巢)、非生殖系统(皮肤及其附属物、骨骼、心血管系统、中枢神经系统和肝脏)和乳腺。

(1) 子宫平滑肌:促进子宫平滑肌细胞增生和肥大,使肌层增厚;增加血供,促使和维持子宫发育;增加子宫平滑肌对缩宫素的敏感性。

(2) 子宫内膜:修复月经期后的子宫内膜并使子宫内膜腺体增生,为排卵后孕酮使内膜向分泌期转变做好准备。

(3) 宫颈:使宫颈口松弛、扩张,排卵前雌激素高峰时宫颈外口可扩张成瞳孔样。宫颈黏液分泌增多,由于水分增加变稀薄,富有弹性,易成拉丝状,此时有利于精子通过。

(4) 输卵管:促进输卵管肌层发育及上皮的分泌活动,并可加强输卵管节律性收缩的振幅,有利于输送精子和拾卵功能的正常发挥。

(5) 阴道上皮:使阴道上皮细胞增生和角化,黏膜变厚,并增加细胞内糖原含量,使阴道维持酸性环境。

(6) 外生殖器:使阴唇发育、丰满、色素加深。

(7) 第二性征:促进乳腺管增生,乳头和乳晕着色,促进其他第二性征的发育,如性毛的生长。

(8) 卵巢:在卵巢局部发挥自分泌和旁分泌作用,协同 FSH 促进卵泡发育。

(9) 下丘脑、垂体:通过对下丘脑和垂体的正、负反馈调节,控制促性腺激素的分泌,调节卵泡的发育。

(10) 代谢作用:刺激性激素结合球蛋白(sex hormone-binding globulin, SHBG)、血管紧张素原、凝血因子、C 反应蛋白等的合成;还可以刺激肝脏胆固醇代谢酶的合成,提高血载脂蛋白 A 的含量,降低低密度脂蛋白胆固醇水平,升高高密度脂蛋白胆固醇的水平,并有抗血小板和抗氧化的作用,但并不能据此治疗高血脂。

(11) 骨骼系统:促进青春期骨骼的生长和骨骺的闭合。雌激素能降低破骨细胞活性,对减少骨骼重吸收有重要意义。

(12) 心血管系统:雌激素可直接作用于心血管,促进血管内皮细胞一氧化氮等血管活性物质的合成,有助于血管内皮细胞修复,抑制平滑肌的增殖;还能维持血管张力,保持血流稳定。

(13) 神经系统:促进神经胶质细胞的发育、突触的形成、神经递质的合成以及神经细胞的生长、分化、存活与再生。

2) 孕激素的生理作用

孕激素的生理作用通常是在雌激素作用的基础上发挥效应的。

(1) 子宫平滑肌:通过增加蜕膜氮氧化物的合成促进局部血管扩张,抑制子宫前列腺素的合成及增加前列腺素的代谢失活,从而降低子宫组织中前列腺素的含量,同时使子宫肌及肾上腺素能神经突触前膜上的β受体占优势，降低子宫平滑肌兴奋性及对缩宫素的敏感性，抑制子宫收缩，有利于胚胎及胎儿在宫内生长发育。

(2) 子宫内膜：使增生期子宫内膜转变为分泌期，开启着床窗，为受精卵着床做好准备。

(3) 子宫颈：使宫口闭合，黏液分泌减少，由于水分减少性状变黏稠。

(4) 输卵管：抑制输卵管肌节律性收缩的振幅。增强输卵管平滑肌对前列腺素E的反应，使输卵管峡部松弛，以利于受精卵加速进入宫腔。

(5) 阴道上皮：加快阴道上皮脱落。

(6) 乳房：促进乳腺腺泡发育。

(7) 下丘脑、垂体：孕激素在排卵期具有增强雌激素对垂体LH排卵峰释放的正反馈作用；在黄体期对下丘脑、垂体有负反馈作用，抑制促性腺激素分泌。

(8) 体温：兴奋下丘脑体温调节中枢，可使基础体温在排卵后升高0.3～0.5℃。临床上可以此作为判定排卵日期的标志之一。

(9) 代谢作用：促进水钠排泄。

(10) 参与妊娠的免疫应答：保护胚胎免受免疫损害。

孕激素与雌激素既有协同作用也有拮抗作用：孕激素在雌激素作用的基础上，进一步促使女性生殖器和乳房发育，为妊娠准备条件，两者有协同作用。另外，雌激素和孕激素又有拮抗作用，雌激素促进子宫内膜增生及修复，孕激素则限制子宫内膜增生，并使增生的子宫内膜转化为分泌期。其他拮抗作用表现在子宫收缩、输卵管蠕动、宫颈黏液变化、阴道上皮细胞角化和脱落以及钠和水的潴留与排泄等方面。

知识拓展

1. 经前焦虑障碍(PMDD)的诊断标准

对患者2～3个月经周期所记录的症状作前瞻性评估。在黄体期的最后一个星期存在5种(或更多种)下述症状，并且在经后消失，其中至少有一种症状必须是(1)、(2)、(3)或(4)：

(1) 明显的抑郁情绪，自我否定意识，感到失望；

(2) 明显焦虑、紧张，感到“激动”或“不安”；

(3) 情感不稳定，比如突然伤感、哭泣或对拒绝增加敏感性；

(4) 持续和明显易怒或发怒，或与他人的争吵增加；

(5) 对平时活动(如工作、学习、交友、嗜好)的兴趣降低；

(6) 主观感觉注意力集中困难；

(7) 嗜睡、易疲劳或能量明显缺乏；

(8) 食欲明显改变，有过度摄食或产生特殊的嗜食渴望；

(9) 失眠；

(10) 主观感觉不安或失控；

(11) 其他躯体症状，如乳房触痛或肿胀，头痛、关节或肌肉痛、肿胀感，体重增加。

注：① 这些失调务必是明显干扰工作或学习或日常的社会活动及与他人的关系(如逃避社会活动、生产力和工作学习效率降低)；

② 这些失调确实不是另一种疾病加重的表现(加重型抑郁症、恐慌症、恶劣心境或人格

障碍)。

2. 周期性精神病及治疗措施

该病呈现有规律地发作和缓解,每次发作形式相似。临床表现以兴奋、易激惹、轻度意识障碍和行为紊乱居多,偶见呆滞、缄默,常伴有自主神经功能紊乱,如口渴、多饮、尿意频数、心率增快、呕吐和腹泻等,间歇期完全正常。本病女性多见,一般与月经周期有关,每月发作1次。

周期性精神病治疗的目的在于改善临床发作和预防复发。

(1) 改善临床发作:本病在发作期主要表现为行为紊乱和精神运动性兴奋,可予抗精神病药加以控制,间歇期由于病人耐受量下降应减少用量。电休克有缩短发作和控制兴奋的作用,可隔日或每日1次,可连用6次左右。

(2) 预防复发:内分泌制剂为治疗本病的首选药物。常用内分泌制剂有:①睾酮:一般采用丙酸睾酮25 mg肌内注射,每周1～2次,12～24次为1个疗程;②孕酮:于月经前10天开始肌内注射,每次10 mg,每日1次,经期停用,必要时可增加至20 mg;③避孕药:常用的有复方炔诺酮和复方甲基孕酮片,月经来潮的第3～5天服用,每晚1片,连服22日为1个疗程,待下次月经来潮后开始第2个疗程,严重病人可每日服用2～3片;④甲状腺素:轻症病人可于每晚服用60 mg,重者可每日3次,每次60 mg;⑤谷维素:每次20～30 mg,每日3次,可作为辅助治疗。碳酸锂对控制情感症状较好,还可预防复发,一般剂量为每日750～2 250 mg,分3次口服。

名家经验

(1) 沪上蔡氏妇科认为:肾水不足、肝郁气滞是经行诸症发生的根本原因。冲任隶属于肝肾,由于水不涵木,肝木失养,肝气上逆而为头痛头晕;肝郁气滞,乳络阻滞则乳房胀痛;肝气横逆犯脾,运化失职,则为纳呆或泄泻;水谷精微不化,泛滥为湿,而致水肿;聚湿成痰,痰热夹相火上蒙清窍,则精神情绪异常;肝郁化火,灼伤血络,则出现便血等。各种症状好发在经行之前,是因为经前肝血旺盛,下注冲任,气易滞而血易郁,内有积郁之火,伺机而发,遂易于诱发上述各种症状。而月经一来潮,积郁之火得以疏泄,冲任气血通调,症状自除,如此反复而呈周期性发作。治疗崇尚疏肝健脾,育肾宁心,一般经行头痛、烦躁以水不涵木、虚阳上扰为多见,用滋水泻木法;经行乳胀以木失疏泄、肝气郁结较多见,用疏木消胀法;经行泄泻多因木横侮土、升降失常,用抑木扶土法。

(2) 沪上朱小南教授认为:逆经是因肝热气逆,迫血妄行。鼻腔黏膜较薄,血络密布,所以容易络破而流血。临证用柴胡、生地黄、栀子、黄芩以清肝热,当归、白芍、山楂、丹参活血调经,白茅根止衄并能增强止血效力。

沪上朱小南教授认为:经来音哑,肺阴亏损是最直接的原因,所以除音哑外尚有咽干口燥的现象,说明咽喉缺乏津液滋润。而有虚火上炎的症状,是肝郁化火,使肺阴灼涸而形成的,况且肝经间接与发声亦有联系。足厥阴的经络上循喉咙之后,肝经气滞,能使声音低哑。平时,每逢情绪过分激动的时候,往往讲不出话来,也能引起暂时性音哑。本症在经来时肝郁气滞的情况显著,音哑也就发生,经净后肝郁的程度减轻,声音也就恢复正常。另有一个因素是肾气虚亏,足少阴的经络是上循咽喉,不论肾阳虚或肾阴虚都能导致音哑,因为足少阴与发音有关。

古籍精选

《陈素庵妇科补解·经期发狂谵语论》:"经正行发狂谵语,忽不知人,与产后发狂相似,缘此妇素系气血两虚,多怒而动肝火,今经行去血过多,风热乘之,客热与内火并而相搏昏闷,是以登高而歌,弃衣而走,妄言谵语,如见鬼神,治宜清心神、凉血清热为主,有痰,兼豁痰,有食,兼消食。宜用金石清心饮。"

《陈素庵妇科补解·调经门》:"经正行忽病泄泻,乃脾虚。"

《汪石山医案·调经》:"经行而泄……此脾虚也。脾统血属湿,经水将行,脾气血先流注血海,此脾气既亏,则不能运行其湿。"

《叶氏女科证治·调经门》:"经行五更泄泻者,则为肾虚。"

《素问·大奇论》:"肝脉骛暴,有所惊骇,脉不至若瘖,不治自已。"

《傅青主女科》:"妇人有经未行之前一二日忽然腹疼而吐血……谁知是肝气之逆乎。夫肝之性最急,宜顺而不宜逆。顺则气安,逆则气动。血随气为行止,气安则血安,气动则血动,亦勿怪其然也。或谓经逆在肾不在肝,何以随血妄行,竟至从口上出也,是肝不藏血之故乎?抑肾不纳气而然乎?殊不知少阴之火急如奔马,得肝火直冲而上,其势最捷,反经而为血,亦至便也,正不必肝不藏血,始成吐血之症。但此等吐血与各经之吐血有不同者,盖各经之吐血,由内伤而成;经逆而吐血,乃内溢而激之使然也。其症有绝异,而其气逆则一也。治法似宜平肝以顺气,而不必益精以补肾矣。虽然经逆而吐血,虽不大损夫血,而反复颠倒,未免太伤肾气,必须于补肾之中,用顺气之法,始为得当。"

十一、绝经前后诸证

学习目标

掌握绝经前后诸证的病因病机、诊断要点、辨证论治。

示教医案

孙某,52岁,已婚。初诊日期:2021年1月19日。

主　　诉:绝经后烘热汗出1年,加重2月。

现 病 史:患者经闭1年,1年前出现烘热汗出、心烦易怒,近2月加重,性情急躁,时而抑郁寡欢,伴腰酸如折,夜寐不宁,头晕头胀,常觉心悸、惴惴不安,关节酸痛,口干,纳可,二便调。舌红,苔薄少津,中有裂纹,脉细。

既 往 史:高血压病史3年,最高血压150/100 mmHg,平素服用左旋氨氯地平片1粒,每日1次,目前控制可;高脂血症2年,平素服用阿托伐他汀1粒,每晚1次,目前控制可;否认心脏病、糖尿病等内科疾病,否认乳腺癌、子宫内膜癌等恶性肿瘤史,否认激素药物服用史。否认手术外伤史。

月 经 史:14岁初潮,经期5～7天/周期30～45天/51岁绝经。

婚 育 史：已婚已育，1－0－1－1。

妇科检查：无明显异常。

辅助检查：阴超：子宫前位，45 mm×42 mm×38 mm，内膜 5 mm，回声均匀，左卵巢 20 mm×18 mm×16 mm，左卵巢 19 mm×17 mm×15 mm，后穹窿积液 10 mm。性激素测定：FSH：29.31 IU/L，LH：17.37 IU/L，E_2：<37 pmol/L。

西医诊断：①绝经综合征；②高血压 2 级（高危）；③高脂血症。

中医诊断：绝经前后诸证。

中医辨证：肝肾不足，阴虚阳亢。

治　　法：补益肝肾，调和阴阳。

方　　药：熟地黄 12 克　山茱萸 9 克　知母 6 克　黄柏 6 克
淫羊藿 10 克　钩藤（后下）15 克　白芍 12 克　桂枝 9 克
煅龙骨（先煎）20 克　煅牡蛎（先煎）20 克　麦冬 12 克　炙甘草 6 克
浮小麦 30 克　淮小麦 30 克　制黄精 9 克　五味子 5 克

14 剂，水煎服

二　　诊：服药 2 周后，诸证见减，但觉腹胀、矢气频频。舌红，苔薄少津，脉细。方既应，原法进退。

方　　药：熟地黄 12 克　山茱萸 9 克　知母 6 克　黄柏 6 克
淫羊藿 10 克　钩藤（后下）15 克　白芍 12 克　桂枝 9 克
煅龙骨（先煎）20 克　煅牡蛎（先煎）20 克　麦冬 12 克　炙甘草 6 克
浮小麦 30 克　淮小麦 30 克　制黄精 9 克　五味子 5 克
枳壳 9 克　紫苏梗 12 克

14 剂，水煎服

三　　诊：服药 2 周后，诸恙均见改善，偶感心烦胸闷，夜寐欠安，劳累后腰酸。舌红，苔薄白，脉细。治以补肾滋阴，宁心安神。

方　　药：熟地黄 12 克　山茱萸 9 克　知母 6 克　黄柏 6 克
淫羊藿 10 克　钩藤 15 克（后下）　白芍 12 克　桂枝 9 克
煅龙骨 20 克（先煎）　煅牡蛎 20 克（先煎）　麦冬 12 克　炙甘草 6 克
浮小麦 30 克　淮小麦 30 克　百合 15 克　莲子心 9 克
酸枣仁 15 克

14 剂，水煎服

病案分析

《素问·上古天真论》曰："女子……七七任脉虚，太冲脉衰少，天癸竭，地道不通，故形坏而无子也。"此为妇女正常的生理变化。然而有些妇女由于体质、产育、疾病、社会及精神等因素不能平稳度过"七七"的阶段，导致肾阴阳平衡失调而出现绝经前后诸证。肾为阴阳之根，若肾阴阳失调，即可导致其他脏腑的阴阳失调，从本病来说，尤以心、肝、脾为主，而心肝脾三脏的功能失调亦会导致肾阴阳失衡的进一步加重，出现月经紊乱、烘热汗出、烦躁易怒、潮热面红、眩晕耳鸣、心悸失眠、面浮肢肿、情志不宁等相关症状。如傅青主云："倘心肝脾有一经之郁，则其气不能入于肾中，肾之气则郁而不宣矣。”西医学中“绝经综合征”为妇女绝经前后出现性激素波动或减少所致的一系列躯体及精神心理症状。绝经分为自然绝经和人工绝经。自然绝经指卵巢内卵泡生理性耗竭者；人工绝经指两侧卵巢经手术切除或放射、药物损伤卵巢功能者，可参照本病治疗。

本案患者年逾七七，天癸已竭，地道不通，故经闭不行；肾阴不足，相火尤盛，虚阳上越，故见烘热汗出；阴虚内热则口干；肾主骨，腰为肾府，肾虚则关节酸痛、腰酸如折；肝肾同源，水不涵木，肝失濡养，故见心烦易怒、性情急躁、时而抑郁寡欢；肝阴不足，阴不制阳，致肝阳上亢则头晕头胀；肾水不能上济于心，心火偏旺，阴不敛阳，故见夜寐不宁；心神失养，故见心悸、惴惴不安；舌脉俱为佐证。综上，该患者中医辨证属肝肾不足、阴虚阳亢，治疗以补益肝肾、调和阴阳为大法。

首诊以知柏地黄丸、甘麦大枣汤合桂枝加龙骨牡蛎汤加减而成。知柏地黄丸出自《景岳全书》，是六味地黄丸加知母、黄柏而成，为治疗阴虚火旺的经典名方。方中熟地黄益肾填精、滋阴养血；山茱萸补肾养肝；知母甘寒，滋肾阴、清虚热；黄柏苦寒，清热泻火；去甘寒之泽泻及苦凉之牡丹皮，恐伤其阳气；加麦冬养阴润燥；黄精养阴益气，补脾滋肾。现代药理研究发现，知柏地黄丸有降血糖、提高免疫、抗氧化、抗疲劳、调节神经内分泌及抗肿瘤等作用。甘麦大枣汤出自《金匮要略》，原用于治疗妇女脏躁，绝经前后妇女由于肾阴不足，进而影响心肝脏腑功能，会出现不同程度的情志变化，取“异病同治”之思想。方中小麦养心安神，健肺益脾，益肾阴，疏肝郁；甘草补脾益气，缓急。桂枝加龙骨牡蛎汤出自《金匮要略》，方中桂枝、白芍、甘草调和营卫，龙骨、牡蛎重镇潜阳。再加淫羊藿温肾养阳，取张景岳“善补阴者，必于阳中求阴，则阴得阳升而泉源不竭”之意；钩藤平肝息风，治肝阳上亢之头疼眩晕，现代药理研究提示钩藤中含多种吲哚类生物碱，不仅具有抗高血压作用，还具有抗血小板聚集、抑制血栓形成、松弛血管平滑肌作用；五味子收涩止汗，又能补肾宁心。全方共奏滋补肝肾、调和阴阳之功。二诊时患者自觉腹胀、矢气频频，加枳壳理气宽中、行滞消胀，紫苏梗宽胸理气，疏通气机不可急功近利，需缓图缓治。三诊时，患者时有心烦胸闷、夜寐欠安。肾属水，心属火，有水火互相既济之关系。心不宁则肾不实，交通心肾、坎离既济是为重要治则，故加百合、莲子心、酸枣仁以清心安神，交通心神，心宁则肾实。

问题讨论

1. 绝经前后诸证如何诊断？

(1) 病史：发病多在40～55岁；或有手术、化疗、放射等损伤卵巢的病史。

(2) 症状：①月经不规律：包括月经周期、经期、经量的改变，最后绝经；②与雌激素下降有关的症状：常伴有潮热、情绪障碍、泌尿生殖系统萎缩症状、骨丢失引起的关节疼痛、骨质疏松等。

(3) 检查：①妇科检查：可见外阴、阴道、子宫不同程度的萎缩，阴道分泌物减少；②实验室检查：绝经过渡期早期见FSH水平升高以及E_2水平正常或升高。绝经过渡期晚期见E_2下降或始终处于早卵泡期，FSH、LH升高。

2. 绝经前后诸证的病因有哪些？

西医认为卵巢功能衰退、性激素下降是引起本病的主要原因。卵巢功能衰退导致下丘脑-垂体-卵巢轴的平衡失调，影响自主神经中枢及其支配下的各脏器功能，另外还包括免疫调节紊乱、自由基学说及血管舒张因子的影响。中医认为肾衰天癸竭为绝经前后诸证发病之基础，肾为阴阳之根，肾阴阳失衡可导致其他脏腑阴阳失衡，尤以心、肝、脾为主，从而发生一系列的病理学变化，并由于诸多因素，常可兼夹气郁、瘀血、痰湿等复杂病机。

3. 绝经前后诸证如何辨证论治?

本病以肾虚为本，病理变化以肾阴阳平衡失调为主，临床辨证关键在于辨阴阳属性。绝经前后诸证治疗在于平调肾中阴阳。清热不宜过于苦寒，祛寒不宜过于温燥。

(1) 肾阴虚证：绝经前后月经紊乱，月经先期量多或量少，或崩或漏，经色鲜红；头晕耳鸣，烘热汗出，五心烦热，腰膝、足跟疼痛，口干，尿少便结；舌红少苔，脉细数。

治法：滋肾养阴，佐以潜阳。

方药：左归丸(熟地黄、山药、枸杞、山茱萸、川牛膝、菟丝子、鹿角胶、龟板胶)合二至丸(女贞子、墨旱莲)。

(2) 肾阳虚证：绝经前后经行量多，经色黯淡，或崩中漏下；精神萎靡，面色晦暗，腰膝酸痛，畏寒肢冷，或面浮肢肿，小便清长，夜尿多，大便稀溏；舌淡，或胖嫩边有齿印，苔薄白，脉沉细弱。

治法：温肾扶阳。

方药：右归丸(制附子、肉桂、熟地黄、山药、山茱萸、枸杞、菟丝子、鹿角胶、当归、杜仲)。

(3) 肾阴阳两虚证：绝经前后月经紊乱，量多或少。乍寒乍热，烘热汗出，头晕耳鸣，健忘，腰背冷痛；舌淡，苔薄，脉沉弱。

治法：阴阳双补。

方药：二仙汤(仙茅、仙灵脾、当归、巴戟天、黄柏、知母)合二至丸(女贞子、墨旱莲)。

(4) 肾虚肝郁：绝经期前后烘热汗出，伴情志异常(烦躁易怒，或易于激动，或精神紧张，或抑郁寡欢)。腰膝酸软，头晕失眠，乳房胀痛，或胸胁疼痛，口苦咽干，或月经紊乱，量少，色红；舌红，苔薄白，脉细数。

治法：滋肾养阴，疏肝解郁。

方药：滋水清肝饮(熟地黄、山药、山茱萸、白芍、茯苓、牡丹皮、泽泻、柴胡、当归、酸枣仁、山栀)

(5) 心肾不交：绝经前后烘热汗出，心悸怔忡。腰膝酸软，头晕耳鸣，心烦不宁，失眠多梦，甚情志异常，或月经紊乱，量少，色红。舌红，苔薄白，脉细数。

治法：滋阴降火，补肾宁心。

方药：天王补心丹(人参、朱砂、玄参、当归、天冬、麦冬、丹参、茯苓、五味子、远志、桔梗、酸枣仁、生地黄、柏子仁)去人参、朱砂，加太子参、桑椹。

知识拓展

1. 绝经激素治疗的指导原则

绝经激素治疗(menopausal hormone therapy, MHT)是治疗绝经相关症状及预防相关疾病最有效的方法，通过外源性补充具有性激素活性的药物，以纠正性激素不足带来的相关健康问题。MHT 的使用应具备明确的适应证且无禁忌证，在患者同意的主观意愿前提下尽早开始。MHT 的最佳适应证是治疗血管舒缩症状、生殖泌尿道萎缩相关问题和预防绝经相关的低骨量及骨质疏松症。MHT 必须个体化，使用最小有效剂量，以达到最大获益和最小风险，根据临床治疗需求结合患者具体情况选择治疗方案，包括激素的种类、剂量、用药途径和使用时间等；有子宫的妇女在使用雌激素时，应加用足量、足疗程孕激素以保护子宫内膜，已切除子宫的妇女，通常不必加用孕激素。使用 MHT 妇女至少每年要进行 1 次全面风险和获益的评估，评估获益大于风险可继续使用。

2. 绝经诊治流程图

见图 1－8。

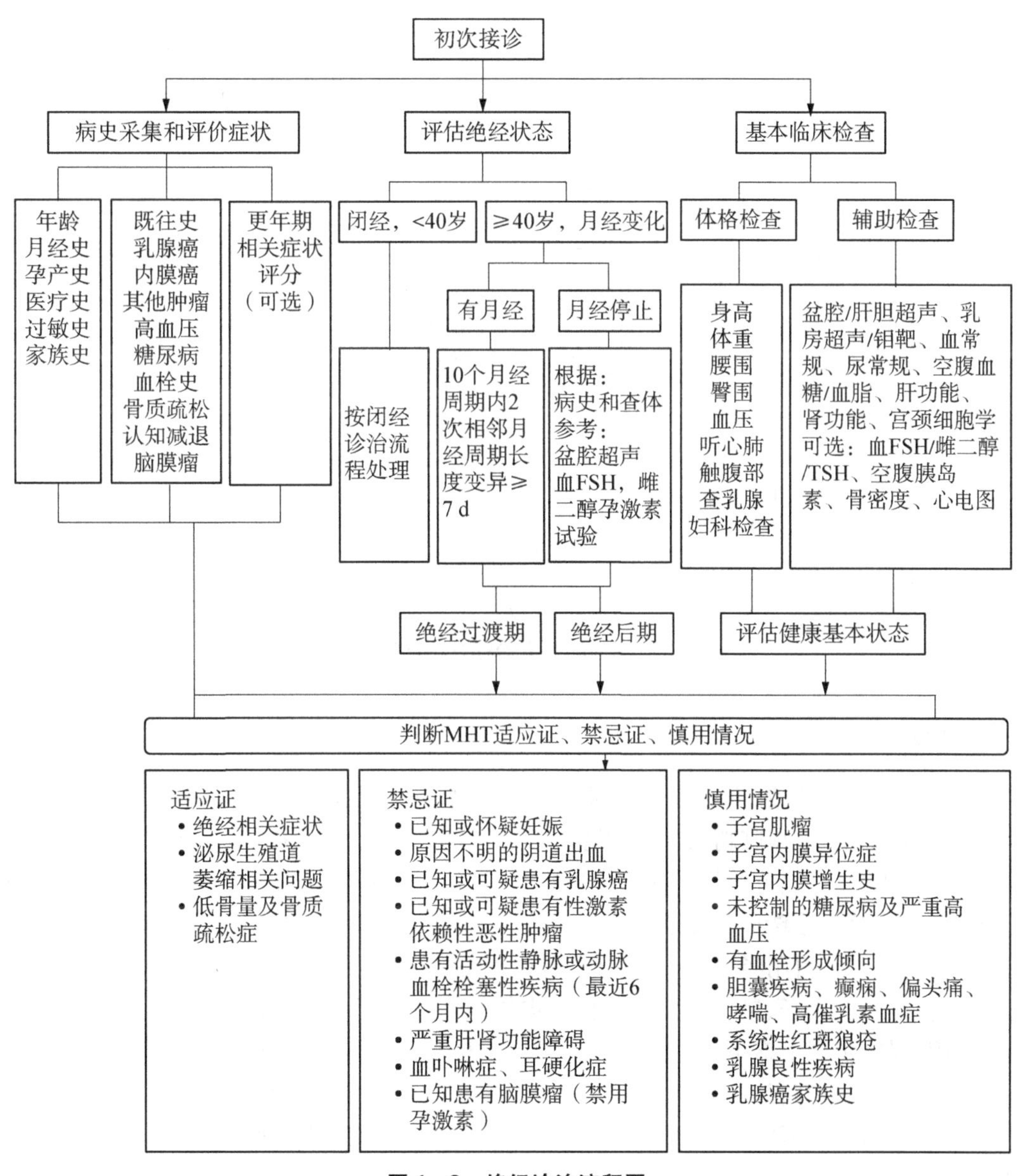

图 1－8　绝经诊治流程图

3. 绝经的激素治疗方案选择策略图

见图 1-9。

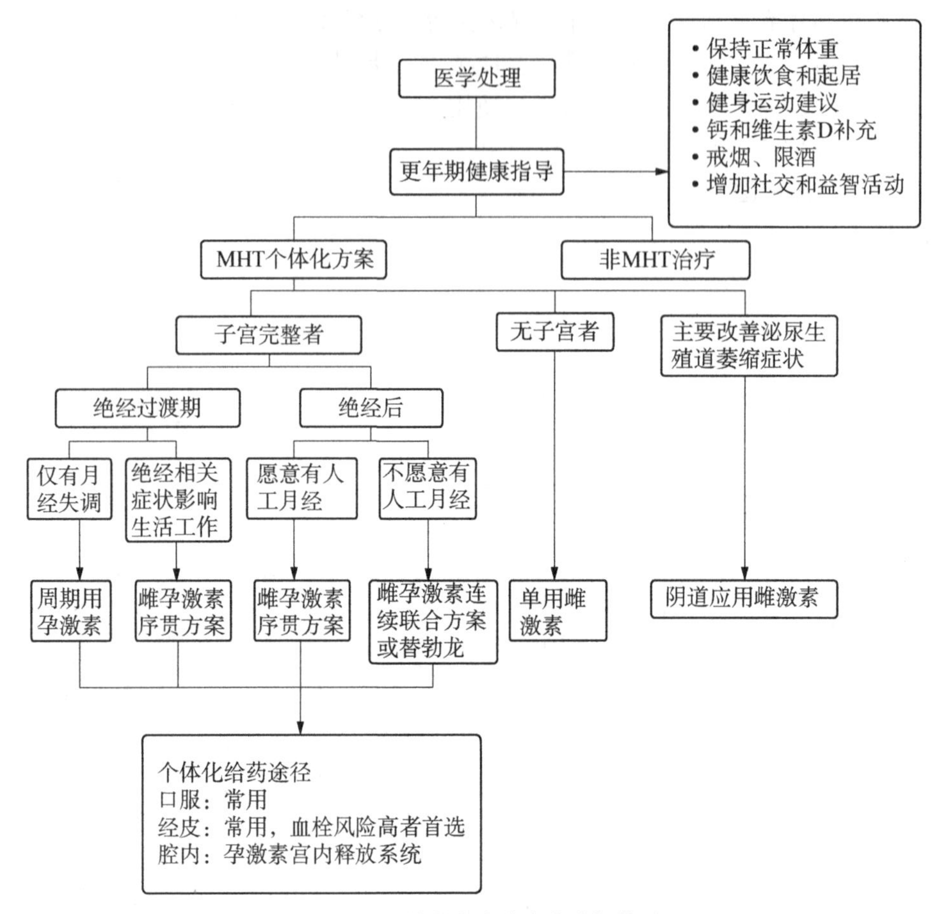

图 1-9　绝经的激素治疗方案选择策略图

名家经验

（1）庞泮池教授认为，绝经前后诸证病根在于肾，重点为肾之阴阳失调，脏腑之间失衡。故治疗以调理阴阳，平衡脏腑为主。偏肾阴不足者，可见因阴血亏损，水不涵木，而致肝阳上亢，以及阴虚生内热，热迫冲任等证。治当滋养肾阴，清热平肝，方用知柏地黄汤加平肝清心药，如白蒺藜、白芍、珍珠母及莲子心等；若肝火旺盛，出现头目疼痛，可加龙胆草、栀子、生地黄。待病情稳定后，再用经验方蒺藜钩藤汤（白蒺藜、钩藤、珍珠母、生地黄、熟地黄、山萸肉、制首乌、菟丝子、女贞子、旱莲草、茯苓、牡丹皮等），平肝补肾，以善其后。偏肾阳虚者，命门火衰，虚阳上越，出现上盛下虚或脾肾阳虚之证，方用二仙汤加益智仁、山药、紫石英、菟丝子、补骨脂等。阳虚甚者，加肉桂、附子引火归元。情志、精神症状偏重者，用甘麦大枣汤以养心气、缓肝急；若兼咽中如有物阻，吐之不出、咽之不下者，用半夏厚朴汤；面浮肢肿者，主因肝脾失和，气郁湿滞，重在疏肝理气，可常服逍遥丸。需加强心理疏导，对病人多加劝慰解释，以减除其思想顾虑，可收事半功倍之效。

(2) 夏桂成教授指出,绝经前后诸证的发生是心-肾-子宫轴紊乱所致,并称其为心-肾-子宫综合征。本病的根本在于肾阴不足,但发病时主要在于心肝火偏旺及心气的不足。心肝火旺,影响心主神明的功能,子宫与胞脉胞络下系于肾上通于心,心有开启子宫,以司子宫藏泻的作用,肾阴亏虚,心火亢盛,子宫、冲任气血失调,气血不能下泄反而上逆,又促动心肝气火上升,故使心肝脑部气火更旺,进一步加剧本病的发生。同时由于心肝脾功能失调,会产生血瘀、痰浊、郁火等新的病理产物,导致围绝经期症状反复发作及顽固不去。故本病治在滋肾清心,疏导安神,病发较剧时,以治心为主,清心为要,病情稳定后以滋肾为主,养阴为要。如《慎斋遗书》云:"欲补心者,须实肾,使肾得升;欲补肾者,须宁心,使心得降。"

古籍精选

《素问·阴阳应象大论》:"年四十而阴气自半也,起居衰矣。"

《素问病机气宜保命集·妇人胎产论》:"妇人童幼天癸未行之间,皆属少阴;天癸既行,皆从厥阴论之;天癸已绝,皆属太阴经也。"

《金匮要略·妇人杂病脉证并治》:"妇人脏躁,喜悲伤欲哭,象如神灵所作,数欠伸,甘麦大枣汤主之。"

《医方集解·补养之剂》:"人之精与志皆藏于肾,肾精不足则志气衰,不能上通于心故迷惑善忘也。"

《傅青主女科》:"夫经水出诸肾,而肝为肾之子,肝郁则肾亦郁矣,肾郁而气必不宣,前后之或断或续,正肾之或通或闭耳。"

第二章

带 下 病 类

带 下 过 多

学习目标

掌握带下过多的分类、病因病机、诊断要点、辨证论治。

示教医案

赵某，49岁，已婚。初诊日期：2009年3月19日。

主　　诉：带下量多反复1年。

平素月经周期尚准，经量偏多。近1年来带下绵绵，量多，色白，质稀薄，气味淡，无阴痒。白带检查提示阴性，曾服用甲硝唑等治疗，带下量无明显减少。

刻下：自诉易疲倦乏力，手脚冰冷，胃纳欠佳，大便稀薄，面色苍白，舌质淡，苔白腻，脉缓弱。

西医诊断：老年性阴道炎。

中医诊断：带下过多。

中医辨证：脾阳亏虚，藏统失司。

治　　法：温阳健脾，以资统摄。

方　　药：炒党参12克　炒白术9克　茯苓12克　白芍12克
怀山药9克　海螵蛸12克　桂枝9克　炙黄芪12克
莲须9克　甘草6克　陈皮6克　炒白扁豆9克

7剂，水煎服

二　　诊：服药1周后，诉白带量较前稍减，胃纳改善，自觉纳谷香，临近经期小腹不适。舌稍红苔薄白，脉细弱。再拟健脾和胃。

方　　药：炒党参12克　炙黄芪12克　炒白术9克　茯苓12克
白芍12克　延胡索9克　制香附9克　艾叶3克
山药9克　海螵蛸12克　陈皮6克　炒白扁豆9克
甘草6克　莲须9克

7剂，水煎服

三　　诊：本次就诊为行经之后，诉经行顺畅，自身感觉良好，手脚不冷，经后带下量少，但恐仍会绵绵反复，舌淡苔薄，脉细。再拟健脾和胃，固涩止带。给予健脾丸3瓶，每次6克，每日3次。

病案分析

《景岳全书》曰："盖白带出于胞中，精之余也。"带下的产生是由肾精所化生，为肾精下润之液，由任脉所司，达于胞中，经督脉温化，带脉约束，适量溢于阴道和阴户，起到濡养和抵御病邪入侵的作用。妇女经期、产后胞脉空虚，易受外湿侵袭；或摄生不慎，感受湿邪，则蕴为湿热、湿毒；或肝、脾、肾三脏功能失调，其中又以脾为主导，导致水湿运化失常，流注任带，就会出现带下量明显增多，色、质、气味异常，或伴有全身、局部症状。总而言之，湿邪是导致本病的主要病因病理，包括内湿和外湿，正如《傅青主女科》提出的"夫带下俱是湿证"。西医学中的"带下过多"症状，多见于阴道炎、宫颈炎、内分泌功能失调（尤其是雌激素水平偏高）等疾病，可参照本病治疗。

本病患者年逾七七，天癸既绝，如刘河间所言"乃属太阴经也"。患者脾气虚弱，运化失司，湿邪停聚，流注下焦，任督二脉不固，带脉失约，故发为带下过多，色白，质稀薄，味淡；脾虚中阳不振，清阳不升，故神疲乏力；阳气不达四肢，故见手脚冰冷；脾虚失运，湿注肠道，故见大便稀薄；水湿之邪留聚于中，胃失通降，则纳欠佳；舌脉俱为佐证。综上，该患者中医辨证脾阳亏虚，藏统失司，治疗以温阳健脾，以资统摄为大法。正如《医学心悟》云："脾气壮旺则饮食之精华生气血而不生带，脾气虚弱则五味之实秀生带而不生气血。"

首诊以参苓白术散加减而成，参苓白术散首见于《太平惠民和剂局方》，其在治疗脾虚湿盛方面效果突出，方中党参、白术、茯苓共为君药。以党参替代人参，同样具补脾益肺之功，又不必担忧有燥烈之弊端；白术性偏温略燥，擅健脾燥湿，利水止泻；茯苓性平，淡渗利湿，兼具宁心之功，三者共奏益气健脾、化湿止泻之功。山药健脾养胃、增补肾精；莲须不仅有止带之功，且固肾摄精又有利湿之功；白扁豆补脾化湿，三者共为臣药，辅助君药健脾益气同时兼有渗湿之功；带下过多病位在下焦，而桔梗具有载药上行之用，故去之不用；另去薏苡仁、砂仁、大枣；脾运而能燥湿，湿去则脾自安。再加陈皮理气健脾燥湿，白芍敛阴柔肝、疏肝理气，使肝疏土健，则湿邪可除；桂枝温通经脉，助阳化气；炙黄芪益气升阳；海螵蛸固涩止带。整方药性平和、补而不滞、温而不干、补中有行、温中有润、渗利不伤。二诊时症情缓解，守原方之意，因临近经期，腹部不适，故去桂枝改艾叶温经止痛、散寒除湿；延胡索行气活血止痛，前人称其为能行血中气滞、气中血滞；制香附疏肝理气、调经止痛。三诊时改用成药巩固疗效，取异病同治之意，以健脾丸温脾和胃、消食止泻，以奏其效。

问题讨论

1. 带下过多如何诊治？

（1）病史：经期、产后摄生不洁；或手术后感染病史。

（2）症状：带下量明显增多，色、质、气味异常，或伴有外阴、阴道瘙痒、灼热、疼痛等局部症状，或伴有全身症状。

（3）检查：①妇科检查：可有阴道炎、宫颈炎等相应的体征。②实验室检查：白带检查可见清洁度差，或培养见大量白细胞，或滴虫、假丝酵母菌、支原体等病原体。可行宫颈细胞学检查，必要时阴道镜或宫颈活组织检查以明确诊断。

2. 带下过多的病因有哪些？

西医认为带下过多是症状，多种疾病如各类生殖器炎症（阴道炎、宫颈炎、盆腔炎）、内分泌功能失调（尤其是雌激素水平偏高）、人乳头瘤病毒（human papilloma virus，HPV）感染、宫颈癌等均是造成带下过多的主要原因。此外，还与盆腔充血及精神因素有关。中医的带下过多则是疾病，认为"无湿不成带"，其病因以湿邪为主，与肝、脾、肾三脏功能失常有关，导致任脉不固，带脉失约，而成带下。

3. 带下过多如何辨证论治？

本病以湿邪为主，包括内湿和外湿。主要病机是任脉不固、带脉失约。临床辨证主要根据带下的量、色、质、气味以辨其寒热虚实。治疗以除湿为主，一般治脾宜升、宜燥、宜运；治肾宜补、宜涩、宜固；阴虚夹湿宜滋阴与清利兼施；湿热和热毒宜清、宜利。

（1）脾虚证：带下量多，色白或淡黄，质稀薄，无臭气，绵绵不断；神疲倦怠，面色㿠白或萎黄，四肢不温或浮肿，纳少便溏；舌淡苔白或腻，脉缓弱。

治法：健脾益气，升阳除湿。

方药：完带汤（白术、山药、人参、白芍、苍术、甘草、陈皮、黑芥穗、柴胡、车前子）。

（2）肾阳虚证：带下量多，色白清冷，质稀薄，淋漓不断；腰酸如折，畏寒肢冷，小腹冷感，小便频数清长，夜间尤甚，大便溏薄；舌质淡润，苔薄白，脉沉迟。

治法：温肾培元，固涩止带。

方药：内补丸（鹿茸、菟丝子、潼蒺藜、黄芪、肉桂、桑螵蛸、肉苁蓉、制附子、白蒺藜、紫菀茸）

（3）阴虚夹湿证：带下量多，色黄或赤白相兼，质黏稠，有气味，阴部灼热或瘙痒；腰膝酸软，头晕耳鸣，烘热汗出，五心烦热，咽干口燥，失眠多梦；舌红，苔少或黄腻，脉细略数。

治法：滋肾益阴，清热利湿。

方药：知柏地黄丸（知母、黄柏、熟地黄、山萸肉、山药、泽泻、茯苓、牡丹皮）加芡实、金樱子。

（4）湿热下注证：带下量多，色黄或呈脓性，质黏稠，有臭气，外阴瘙痒；胸闷纳呆，口苦而腻，小腹疼痛，小便短赤；舌红，苔黄腻或厚，脉濡数。

治法：清利湿热止带。

方药：止带方（猪苓、茯苓、车前子、泽泻、茵陈、赤芍、牡丹皮、黄柏、栀子、牛膝）

（5）热毒蕴结证：带下量多，黄绿如脓，或赤白相兼，或五色杂下，质粘腻，或如脓样，臭秽难闻；小腹作痛，腰骶酸痛，口苦咽干，烦热头晕，大便干结或臭秽，小便短赤；舌红，苔黄或黄腻，脉滑数。

治法：清热解毒除湿。

方药：五味消毒饮（蒲公英、金银花、野菊花、紫花地丁、天葵子）加白花蛇舌草、樗根白皮、白术。

知识拓展

1. 阴道炎的诊治原则

（1）细菌性阴道病（bacterial vaginosis，BV）：是由于阴道内内源性厌氧菌增多，阴道内产过氧化氢的正常菌群乳杆菌减少或消失而导致的阴道菌群改变。治疗原则是减少内源性厌氧菌过度生长，恢复乳杆菌为优势菌。推荐方案为甲硝唑 500 mg，一天两次，口服，共 7 天；或 0.75%甲硝唑凝胶 5 克，阴道上药，每晚临睡前使用，共 5 天；或 2%克林霉素乳膏 5 克，阴道上药，每晚临睡前使用，共 7 天。治疗期间禁酒。对于复发性 BV 推荐甲硝唑长疗程阴道用药治疗。

(2) 滴虫性阴道炎(trichomonas vaginitis, TV)：是由阴道毛滴虫感染引起的下生殖道感染性疾病。主要表现为阴道 pH 值升高，阴道分泌物多呈黄绿色泡沫样。推荐方案为甲硝唑 500 mg，一天两次，口服，共 7 天。由于 TV 复发率高，建议初次治疗后 3 个月内复查。另外，性伴侣应同时治疗。

(3) 外阴阴道假丝酵母菌病(vulvovaginal candidiasis, VVC)：是指假丝酵母菌感染引起的阴道炎症。单纯性 VVC、复杂性 VVC 建议阴道内使用唑类药物或口服氟康唑，阴道内给药与口服给药疗效相当。复发性 VVC 建议进行真菌培养，治疗应包括强化治疗和巩固治疗。重度 VVC(即广泛的外阴红斑、水肿、抓痕、皲裂)需要长疗程治疗。推荐阴道内予以唑类药物外用治疗 10～14 天，或每间隔 3 天口服氟康唑 150 mg(第 1、4、7 天)。

2. 宫颈癌的诊治原则

HPV 感染是宫颈癌及癌前病变的首要因素，过早性生活、多个性伴侣、多产等也是相关高危因素。早期可无任何症状，常见的症状为接触性阴道出血，异常白带如血性白带、白带增多，不规则阴道出血或绝经后出血。

宫颈癌诊治流程见图 2－1。

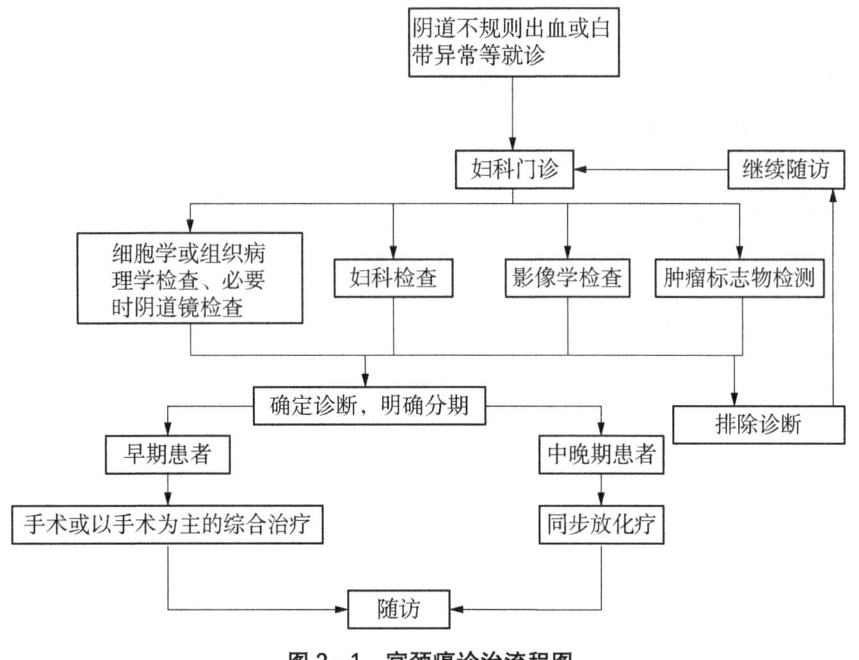

图 2－1 宫颈癌诊治流程图

3. 盆腔炎的诊治原则

女性内生殖器及其周围结缔组织和盆腔腹膜发生炎症称为盆腔炎(pelvic

inflammatory discascs，PID)属上生殖道感染，包括子宫内膜炎、输卵管炎、输卵管-卵巢脓肿、盆腔结缔组织炎及盆腔腹膜炎。最低诊断标准为宫颈举痛或子宫压痛或附件区压痛。可见阴道或宫颈黏液脓性分泌物、分泌物检查见白细胞。治疗盆腔炎所选择的抗生素必须同时对需氧菌、厌氧菌及沙眼衣原体感染有效。推荐方案头孢替坦2g静脉滴注，每12小时一次，或头孢西丁2g静脉滴注，每6小时一次；同时均加多西环素(强力霉素)100 mg静脉注射，每12小时一次。治疗应持续到临床病情改善24 h以上，之后继续用多西环素100 mg口服，一天两次至14天。一般患者在治疗开始后3天会出现临床症状改善，如退热、疼痛减轻。

名家经验

(1) 罗颂平从经络学说的走行和五脏相关理论出发，认为带下病与冲任督脉及肝、脾、肾三脏关系密切，治疗上应视湿邪轻重程度不同，以祛湿为先而不拘泥于祛湿，主张治病求本，同时强调带下病若是湿邪缠绵难愈，则很容易变生他疾。

(2) 国医大师孙光荣认为，湿、热、毒和脏腑失调与带下病的发生关系密切，但主要病因依旧离不开湿邪，自拟清带汤也是以治湿热带下为主。也就是说，无论带下病夹寒、夹热、夹虚、夹瘀或是虫毒侵蚀，其主要病因是湿邪，湿邪导致其他兼证的产生，故带下病的治则总以祛湿为主，若是寒湿则健脾、温肾祛湿，若是湿热则以清热利湿止带为主。

古籍精选

《傅青主女科》："夫带下俱是湿症，……脾气之虚、肝气之郁、湿气之侵、热气之逼，安得不成带下之病哉！"

《素问·太阴阳明论》："伤于湿者，下先受之。"

《妇人大全良方》："夫此病者，起于风气、寒热之所伤，或产后早起、不避风邪，风邪之气入于胞门；或中经脉，流传脏腑而发下血，名为带下。"

《素问玄机原病式·附带下》："故下部任脉湿热甚者，津液涌溢而为带下。"

《薛氏医案》："妇人带下，或因六淫七情，或因醉饱房劳，或因膏粱厚味，或服燥剂所致，脾胃亏损，阳气下陷，或痰湿下注，蕴积而成，故言带也。"

第三章

妊娠病类

一、胎漏、胎动不安及滑胎

学习目标

掌握胎漏、胎动不安、滑胎的病因病机、诊断要点、辨证论治。

示教医案

吴某，女，32 岁。初诊时间：2020 年 12 月 31 日。

主　　诉：停经 43 天，阴道不规则出血 1 天。

现 病 史：患者平素月经规则，14，5/26 天，量中，血块(±)，痛经(±)，LMP：2020.11.18×4 天，量色如常。1 天前患者无明显诱因下出现阴道少量出血，色红，腰酸，无下腹坠胀，无腹痛腹胀，无恶心呕吐等不适，纳可，心烦少寐，二便调。舌红苔薄黄，脉细小数。

生 育 史：已婚未育，0－0－3－0，既往 3 次不良妊娠史。

妇　　检：暂缓。

辅助检查：2020 年 12 月 22 日血 β－HCG：1 161.76 IU/L；2020 年 12 月 31 日复查血 β－HCG：55 485.00 IU/L，E_2：1 206 pmol/L，P：65 nmol/L；B 超：孕囊位于宫腔内偏右侧，大小约 8 mm×9 mm×11 mm，卵黄囊：1.6 mm，胚芽未见。

西医诊断：复发性流产。

中医诊断：滑胎。

中医辨证：肾虚血热。

治　　法：补肾清热，止血安胎。

方　　药：菟丝子 20 克　续断 15 克　桑寄生 12 克　阿胶 9 克
黄芩 9 克　生地黄 15 克　白芍 9 克　熟地黄 9 克
山药 15 克　仙鹤草 15 克　苎麻根 9 克　金银花炭 9 克
酸枣仁 15 克　陈皮 6 克　甘草 6 克

每日 1 剂，水煎服

二　　诊：服药 4 天后，阴道出血量明显减少，质稀，色红，腰酸仍有，较前稍好转，寐可。2021 年 1 月 3 日查血 β－HCG：96 431 IU/L，E_2：1 506 pmol/L，P：109 nmol/L；B 超：

孕囊位于宫腔，大小约 18 mm×28 mm×24 mm，卵黄囊 4 mm，胚芽 7 mm，心管搏动可见。舌脉同前，中医学辨证治法同前。

方　药：菟丝子 20 克　续断 15 克　桑寄生 12 克　阿胶 9 克
黄芩 9 克　生地黄 15 克　白芍 9 克　熟地黄 9 克
山药 15 克　苎麻根 9 克　酸枣仁 15 克　陈皮 6 克
甘草 6 克　杜仲 15 克

每日 1 剂，水煎服

三　诊：服药 4 天后，偶有少量阴道出血，质稀，色淡红，腰酸明显好转，夜寐佳。2021 年 1 月 8 日查血 β－HCG：149 977 IU/L，E_2：2 244 pmol/L，P＞127 nmol/L。舌脉同前，中医辨证治法同前。

方　药：菟丝子 20 克　续断 15 克　桑寄生 12 克　阿胶 9 克
黄芩 9 克　生地黄 15 克　白芍 9 克　熟地黄 9 克
山药 15 克　苎麻根 9 克　酸枣仁 15 克　白术 20 克
陈皮 6 克　生地榆 9 克　杜仲 15 克　竹茹 6 克

每日 1 剂，水煎服

服药 1 周后，无阴道出血，无腰酸，二便调，纳寐佳。

病案分析

《妇人大全良方》云："若血气虚损者……则不能养胎，所以数堕胎。"首次提出"数堕胎"的概念。清代叶天士云："数堕胎谓之滑胎"，提出"滑胎"病名，使用至今。中医学认为肾虚为本病的重要发病因素。此外，朱丹溪提出："古人用黄芩为安胎之圣药，盖黄芩清热故也。"《景岳全书》及《万氏妇人科》认为血热是导致滑胎的重要原因。《素问·上古天真论》曰："女子七岁肾气盛……二七而天癸至……三七，肾气平均……七七……天癸竭……"肾为先天之本，五脏之根，母体肾气充足，能够促进人体新陈代谢，促使精血津液化生，故系胎有力，胎元自安。本病患者既往反复胎堕，损伤肾气，腰为肾之府，则见腰酸；肾气亏虚日久，虚而内热化生，致令血热，热注胞宫，则见阴道出血；热扰心神，则见心烦少寐。本病临床见于复发性流产。现代医学根据病因，将复发性流产（recurrent spontaneous abortion，RSA）分为免疫性和非免疫性两大类，免疫性 RSA 国际上将其分为自身免疫性及同种免疫性两种，非免疫性病因包括女性解剖结构异常、父母或胚胎染色体异常、内分泌调节紊乱、生殖感染性疾病、血栓前状态等。西医治疗上根据病因对症治疗。本案患者肾虚为本，兼有血热，治以补肾清热、止血安胎。首诊以寿胎丸合保阴煎加减，寿胎丸出自张锡纯的《医学衷中参西录》，基础方为菟丝子、桑寄生、续断、阿胶。菟丝子味辛、甘，性平，补益肾气，肾旺则能荫胎；桑寄生味苦、甘，性平，归肝、肾经，养血、强筋骨，强壮胎气；续断性微温，味苦、辛，入肝肾经，补肾安胎；阿胶味甘，性平，归肺、肝、肾经，善伏藏血脉，滋阴补肾安胎。四药相配，共奏补肾安胎之功。现代医学表明寿胎丸可通过调控母胎界面免疫平衡，从而达到抗炎、抗免疫、改善子宫螺旋动脉血流、提高子宫内膜容受性等多方面作用，从而有助于早期胚胎着床。保阴煎出自《顾松园医镜》，方中生地黄味甘、苦，性寒，归心、肝、肾经，可清热凉血；熟地黄味甘，性微温，归肝、肾经，可补血滋阴，益精填髓；

白芍味苦、酸，性微寒，归肝、脾经，可养血收敛；黄芩味苦，性寒，归肺、胆、脾、大肠、小肠经，可清热燥湿、泻火解毒、止血安胎；黄柏味苦，性寒，归肾、膀胱经，清热泻火；山药味甘，性平，治以健脾，补肺，固肾，益精，可补肾固冲任；续断性微温，味苦、辛，入肝肾经，可补肾安胎；甘草调和诸药。共奏清热凉血、固冲止血之功。首诊患者辨证为肾虚血热，故在寿胎丸合保阴煎的基础上去黄柏，加金银花炭、仙鹤草收敛止血，苎麻根凉血止血安胎，酸枣仁宁心安神，陈皮理气助行。全方清热的同时滋补先天之本，充盈胞胎，固护胎元。二诊患者阴道出血量明显减少，故去仙鹤草、金银花炭，腰酸仍有，故加杜仲补益肝肾、强筋骨、安胎。全方酌情减少收敛止血药物，续以补肾清热安胎为主，肾气充足，胎元受肾水滋养，冲任充盈，血脉通畅，胎气自固，胎元自安。三诊患者偶有少量阴道出血，故加生地榆凉血止血。《本草纲目》记载竹茹有主治"妇人胎动"的功效，故另加竹茹清热除烦安胎。全方共奏补肾清热、止血安胎之效。

问题讨论

1. 胎漏、胎动不安、滑胎如何鉴别诊断？

妊娠期间出现阴道少量出血，淋漓不尽，无腰酸腹胀腹痛者，为"胎漏"。妊娠期间出现腰酸腹胀腹痛，或伴少量阴道出血者，为"胎动不安"。妊娠 28 周内，连续出现 3 次胎停者，称为"滑胎"。

2. 胎漏、胎动不安、滑胎的病因有哪些？

在中医学方面，胎漏、胎动不安、滑胎共属中医学"胎元不固"的范畴，主要病机为冲任损伤，胎元不固。首先，若父母之精气不足，禀赋薄弱，冲任不固，则见胎元不固，甚至陨堕。其次，《诸病源候论》有云："漏胞者，谓妊娠数月而经水时下。此由冲脉、任脉虚，不能约制太阳、少阴之经血故也。"若母体素体虚弱，肾气不足，冲任不固，故胎元不固。或母体房事不节，耗损肾精，或气血虚弱，或热扰胎元，或既往其他疾病，损伤胎气，而致胎元不固。

在西医学方面，胎元不固属"流产"的范畴，其病因包括胚胎染色体异常，父母染色体异常，母体子宫畸形、子宫肌瘤，母体既往有甲状腺功能减退、糖尿病等内分泌疾病史，母胎血型抗原不合，母体抗磷脂抗体、抗精子抗体、封闭抗体不足等免疫因素，或接触放射性的化学物质等。

3. 胎漏、胎动不安、滑胎的辨证思路是什么？

胎漏、胎动不安、滑胎是"胎元不固"的不同阶段和类型，运用中医药来安胎保胎历史悠久，疗效卓越，因其安全性和稳定性越来越受到临床青睐。

(1) 确定妊娠。临床上，胎元不固首先应与月经不调、崩漏等非妊娠疾病鉴别。其次，要排除异位妊娠、葡萄胎等不良妊娠疾病。

(2) 固护脾肾。肾气盛衰是决定妊娠结局的根本条件，《女科经纶・引女科集略》提及母体肾脏系胎，是胎儿所赖也，强调了肾气充足对固摄胎元的重要性。脾主升清，为后天之本，脾虚则气血化源不足，冲任失养，且脾失运化，精微不生，胚胎失养，以致陨堕。因此，固护脾肾为本病的治疗大法。

(3) 孕前调理。对于滑胎患者，再次妊娠时应避免出现胎漏、胎动不安的征象。故应辨证论治，固本培元，在再次妊娠前调理 3～6 个周期。再次妊娠后，也应积极保胎治疗。

(4) 综合诊治。借助现代医学技术手段，如早孕期监测血β-HCG、P、E_2，B超检查，了解观测胚胎生长发育情况。

4. 胎漏、胎动不安、滑胎如何辨证论治？

1) 胎漏、胎动不安

胎漏、胎动不安以补肾安胎为主，根据不同证型辅以益气、养血、清热、化瘀等。

(1) 肾虚证：妊娠期腰酸腹痛，胎动下坠，或伴少量阴道出血，头晕耳鸣，两膝酸软，小便频数，或有屡次堕胎史。舌淡，苔白，脉沉细而滑。

治法：补益肾气，固冲安胎。

方药：寿胎丸(菟丝子、桑寄生、续断、阿胶)。

(2) 气血虚弱证：妊娠期腰酸腹痛，小腹坠胀，阴道少量出血，色淡质稀，头晕乏力，气短懒言，面色㿠白。舌淡，苔薄，脉缓滑。

治法：补气养血，固肾安胎。

方药：胎元饮(人参、当归、杜仲、白芍、熟地黄、白术、陈皮、炙甘草)。

(3) 血热证：妊娠期阴道出血，色紫红或鲜红，腰酸腹痛，胎动下坠，心烦少寐，渴喜冷饮，便秘溲赤。舌红苔黄，脉滑数。

治法：滋阴清热，凉血安胎。

方药：保阴煎(生地黄、熟地黄、芍药、山药、续断、黄芩、黄柏、生甘草)。

(4) 血瘀证：素有癥瘕，妊娠期阴道少量出血，胸腹胀满，少腹拘急，胎动下坠。舌黯红边瘀点，苔白，脉弦涩。

治法：化瘀消癥，固肾安胎。

方药：桂枝茯苓丸(桂枝、茯苓、赤芍、牡丹皮、桃仁)。

2) 滑胎

《景岳全书·妇人规·胎孕类》有云："凡妊娠之数见堕胎者，必以气脉亏损而然。"滑胎多为虚证，可夹杂血热、血瘀，辨证应根据证候调治。

(1) 肾气不足证：屡孕屡堕，头晕耳鸣，腰膝酸软，夜尿频多，面色晦暗。舌淡，苔白，脉沉细。

治法：补肾固冲安胎。

方药：补肾固冲丸(菟丝子、续断、白术、鹿角、巴戟天、枸杞子、熟地黄、砂仁、党参、阿胶、杜仲、当归、大枣)。

(2) 气血两虚证：屡孕屡堕，头晕眼花，神疲乏力，心悸气短，面色苍白。舌淡，苔薄，脉细弱。

治法：益气养血安胎。

方药：泰山磐石散(人参、黄芪、白术、炙甘草、当归、川芎、白芍、熟地黄、续断、糯米、黄芩、砂仁)。

知识拓展

不明原因性复发性流产的诊治

复发性流产指既往发生2次及2次以上的自然流产。西医学根据病因，将RSA分为免疫性和非免疫性两大类。免疫性RSA国际上将其分为自身免疫型及同种免疫型两种。其中，同种免疫型又称为不明原因复发性流产（unexplained recurrent spontaneous abortion，URSA），占30%～40%。

在生殖免疫学中，妊娠是一种成功的半同种异体移植过程。母体的组织和血液直接与胎儿的滋养细胞接触，因此，父系抗原直接暴露于母系免疫系统之中，从而导致异体免疫排斥。现今学术界普遍认为，母胎界面免疫耐受失衡是导致URSA的主要病因，与NK、T细胞、巨噬细胞等免疫活性细胞密切相关，但因母胎界面的精细调控错综复杂，其病理机制仍待进一步研究。因此，目前对于URSA的诊断仍采取排除法，即对RSA患者采取全面、系统的病因筛查。

现今学术界普遍认为，母胎界面免疫耐受失衡是导致URSA的主要病因。但目前缺乏公认的、安全有效的治疗方案。淋巴细胞免疫治疗及丙种球蛋白静脉注射（intravenous immunoglobulin，IVIG）治疗被认为有免疫调节作用，因此在临床上可用于URSA患者的治疗。但因在临床上的有效性、安全性仍饱受争议，指南仍不做推广使用。其次，免疫抑制剂在URSA上的应用逐年增加，多以泼尼松为主。虽然可以一定程度上提高URSA患者活产率，但其不良反应可引起代谢紊乱、妊娠高血糖、妊娠高血压。目前，临床上仍缺乏对泼尼松治疗URSA的远期不良反应的监督。临床上有使用抗肿瘤坏死因子-α（TNF-α）治疗URSA，因缺乏大量双盲对照实验，指南不做推荐。低分子肝素也被证实不能够改善非易栓症型RSA患者的活产率。此外，环孢素也是目前URSA治疗上的使用药物。临床证实环孢素能够有效提高URSA的活产率，但其存在严重的肝肾毒性，有一定的胎儿致畸的风险。因此，对于URSA的治疗，国内外指南不推荐IVIG、糖皮质激素、抗TNF-α制剂、抗凝制剂等作为URSA的临床常规治疗方案。而中医药相较西医学治疗URSA来说，具有不良反应小、安全、有效、经济、方便的优势，加之中医操作与辅助治疗相辅相成，共起安胎之效，值得研究与推广使用。

名家经验

（1）岭南罗氏妇科认为先兆流产的病机为脾肾两虚，兼有血瘀。所以治疗上首先应注重培补脾肾，其次根据母体素质情况与瘀血病变程度，适当地选用活血化瘀药。瘀去络通，冲任畅达，则胎元自安。在治疗上强调活血而不破血，祛瘀而不伤正，药物可选用丹参、三七、鸡血藤、蒲黄、五灵脂等活血祛瘀止血之药。

（2）国医大师朱南孙的止血安胎之法可总结为“通、涩、清、养”，根据不同证型加减变化。朱老认为若纯虚无邪则补益兼以固涩，以脾肾为本，可用四君子汤、寿胎丸、二至丸等方；若本虚兼有宿疾，如盆腔炎、子宫内膜异位症、子宫肌瘤等，治宜补虚兼以清热、祛瘀、软坚散结。此外，朱老止血喜用仙鹤草，认为仙鹤草乃益气养血止血之佳品。

古籍精选

《陈素庵妇科补解》：“妊娠胎动不安，大抵冲任二经血虚，胎门子户受胎不实也。然亦有饮酒过度，房室太多而胎动者；有登高上厕，风入阴户，冲伤子室而胎动者；有因击触而胎动者；有暴怒伤肝胎动者；有用力过度伤筋胎动者。”

《医宗金鉴·妇科心法要诀》：“孕妇气血充足，形体壮实，则胎气安固。若冲任二经虚损，则胎不成实；或因暴怒伤肝，房劳伤肾，则胎气不固，易致不安；或受孕以后，患生他疾，干犯胎气，致胎不安者亦有之。或因跌仆，从高坠下，以致伤胎堕胎者亦有之。”

《诸病源候论·卷四十一》：“漏胞者，谓妊娠数月而经水时下。此由冲脉、任脉虚，不能约制太阳、少阴之经血故也。”

《景岳全书·妇人规·胎孕类》：“凡妊娠胎气不安者，证本非一，治亦不同。盖胎气不安，必有所因，或虚、或实、或寒、或热，皆能为胎气之病。去其所病，便是安胎之法。故安胎之方，不可执，亦不可泥其月数，但当随证、随经，因其病而药之，乃为至善。”

二、异位妊娠

学习目标

掌握异位妊娠的病因病机、诊断要点、辨证论治。

示教医案

张某，女，24岁。初诊时间：2021年12月4日。

主　　诉：月经逾期36天，阴道出血伴下腹痛3天。

现 病 史：患者平素月经规则，12，7～8/30，量多，色红，血块较多，无痛经。LMP：10月30日×7天，量色同前。3天前患者无明显诱因出现少量阴道流血，乏力，下腹痛，无恶心呕吐，二便调，纳寐可。舌暗苔薄，脉弦涩。

生 育 史：已婚未育，0-0-1-0。

妇　　检：外阴(－)；阴道畅，见少量出血来自宫腔；宫颈光，举痛(＋)；宫体压痛(＋)，反跳痛(－)；右附件压痛(＋)，反跳痛(－)；左附件(－)。

辅助检查：(2021年12月1日)HCG：132.92 IU/L，E_2：2 132.00 pmol/L，P：74.10 nmol/L；B超：宫腔内未见明显孕囊样结构，双卵巢未见明显异常。(2021年12月4日)E_2：1643.00 pmol/L，P：104.70 nmol/L，HCG：184.94 IU/L；B超：右侧附件区低回声团，异位妊娠不排除，大小约17 mm×10 mm×16 mm；子宫直肠窝积液：42 mm×18 mm。后穹窿穿刺抽3 ml不凝血。

西医诊断：异位妊娠。

中医诊断：异位妊娠。

中医辨证：气虚血瘀。

治　　法：益气养血，化瘀杀胚。

方　　药：

丹参20克	赤芍15克	桃仁12克	红花12克
当归9克	炮姜炭6克	三棱15克	莪术15克
穿心莲30克	蜈蚣3条	党参15克	黄芪9克
天花粉6克	生蒲黄15克	紫草30克	全蝎3克

每日1剂，水煎服

二　诊：服药3天后，阴道出血量稍减少，腹痛、乏力稍好转，二便调，纳寐可。2021年12月7日查血β-HCG：150 IU/L。舌脉同前，中医辨证治法同前。

方　药：丹参20克　赤芍15克　桃仁12克　红花12克
当归9克　炮姜炭6克　三棱15克　莪术15克
穿心莲30克　蜈蚣3条　党参15克　黄芪9克
天花粉6克　生蒲黄15克　紫草30克　全蝎3克
白术9克

每日1剂，水煎服

三　诊：服药4天后，偶有少量阴道出血，偶感乏力，腹痛较前好转，二便调，纳寐可。2021年12月11日查血β-HCG：88 IU/L。B超：右侧附件区低回声团，大小约8 mm×9 mm×8 mm；子宫直肠窝积液：19 mm×9 mm。舌脉同前，中医辨证治法同前。

方　药：丹参20克　赤芍15克　桃仁12克　红花12克
当归9克　炮姜炭6克　三棱15克　莪术15克
穿心莲15克　蜈蚣1条　党参15克　黄芪9克
天花粉6克　生蒲黄15克　紫草30克　全蝎3克
白术9克

每日1剂，水煎服

服药1周后，无阴道出血，无乏力，无腹痛，二便调，纳寐佳。2021年12月18日查血β-HCG：22 IU/L。嘱患者1周后复查血β-HCG。

病案分析

中医学中未有异位妊娠的概念，根据疾病特点多归为“妊娠腹痛”“胎动不安”及“癥瘕”的范畴。癥瘕之性，明代王肯堂《证治准绳·女科》云：“血瘕之聚，令人腰腹不可以俯仰……少腹里急苦痛……此病令人无子。”而对于治癥之法，《素问·至真要大论》曰：“客者除之，坚者削之，留者攻之，结者散之。”异位妊娠的病机与少腹素有瘀滞，冲任不畅，胎元络阻；或父母先天肾气不足或气虚无力以推动孕卵运达子宫有关。本病患者输卵管妊娠破损不久，离经之血外溢，则见少量阴道出血，离经之血而为瘀，瘀阻脉络，不通则痛，则见下腹疼痛。气随血脱而虚，加之患者平素体虚，故见乏力。从西医学角度来看，异位妊娠是指受精卵在子宫腔外的部位着床和发育，最常见的着床部位为输卵管，其次为卵巢、宫颈、腹腔等部位。异位妊娠引起的大出血是妊娠早期死亡的重要原因。西医治疗上根据病情可手术或保守治疗。本案患者气虚血瘀，治以益气养血，化瘀杀胚。首诊以宫外孕1号方加减，其有活血祛瘀、消癥止痛之效，适用于宫外孕破损后，腹腔、盆腔内血液尚未形成血肿包块者。基础方为丹参、赤芍、桃仁。丹参，味苦，微寒；归心、肝经；具有活血祛瘀、通经止痛、清心除烦、凉血消痈之功效。《千金方》提及丹参可治冷热落胎下血。赤芍，味苦，性微寒；归肝经；具有清热凉血、散瘀止痛的功效。桃仁，味苦、甘，性平；归心、肝、大肠经；具有活血祛瘀、润肠通便的功效。首诊患者辨证为气虚血瘀，故在宫外孕1号方的基础上加党参、黄芪补气，当归补血活血，红花祛瘀止痛，炮姜炭温阳益气，三棱、莪术破血行气，穿心莲清热解毒，天花粉清热生津，生蒲黄、紫草凉血活血，全蝎、蜈蚣通络散结。全方共奏益气养血，化瘀杀胚之效。二诊患者阴道出血量稍减少，腹痛、乏力稍好转，故加白术增强补气功效。三诊患者偶有少量阴道出血，偶感乏力，腹痛较前好转，故改穿心莲为15克、蜈蚣1条。服药1周后，患者无阴道出血，无乏力，无腹痛，二便调，纳寐佳。嘱患者1周后复查血β-HCG。

问题讨论

1. 异位妊娠的病因有哪些？

在中医学方面，异位妊娠的病机与少腹素有瘀滞，冲任不畅，胎元络阻；或父母先天肾气不足或气虚无力以推动孕卵运达子宫有关。在输卵管妊娠未破损时期，病机为胎元阻滞胞宫两歧脉络。在已破损时期，阴血滞于少腹，导致少腹血瘀、气血两亏，甚则亡血厥脱。若少腹瘀血留滞，则久而化瘀成癥。

在西医学方面，异位妊娠中95%为输卵管妊娠，若患者输卵管某个部位出现问题，则受精卵在该部位开始着床发育。输卵管问题包括输卵管炎症或感染、发育不良、周围组织肿瘤、既往输卵管妊娠史、手术史等。或因宫内节育装置、口服紧急避孕药失败等。

2. 异位妊娠的诊断要点

1）病史

停经史。既往可有盆腔炎、不孕症等病史，或有盆腔手术史或宫内节育器置入等手术史。

2）症状

腹痛、阴道出血，可有晕厥或休克。

3）检查

（1）全身检查：若腹腔内出血较多时，可出现面色苍白、心率增快、血压下降等。下腹部有明显压痛、反跳痛。

（2）妇科检查：输卵管妊娠未破裂时，可有子宫稍增大、质软，附件区压痛。当输卵管妊娠破裂时，阴道可有少量出血，后穹窿饱满，有触痛，宫颈抬举痛、摇摆痛。腹腔内出血较多时，子宫有漂浮感。

（3）实验室检查：HCG阳性，常低于正常宫内妊娠数值。B超检查宫内未见明显孕囊结构，附件区见混合性包块，可见子宫直肠窝积液、透声差。后穹窿穿刺出不凝血。腹腔镜或剖腹探查可见一侧输卵管局部肿大，表面蓝紫色，剖开可见绒毛组织。

3. 异位妊娠的辨证论治是什么？

1）未破损期

（1）胎元阻络：停经，或有不规则阴道出血，或少腹隐痛，一侧附件或可扪及包块，轻压痛。HCG阳性，或B超检查证实为输卵管妊娠，但未破损。脉弦滑。

治法：活血化瘀杀胚。

方药：宫外孕1号方（丹参、赤芍、桃仁）加天花粉、紫草、蜈蚣。

（2）胎瘀阻络：停经，或有不规则阴道出血，下腹坠胀不适，少腹或有局限性包块。HCG可阴性（未破损晚期，胎元自损）。舌质暗，脉弦细涩。

治法：化瘀消癥。

方药：宫外孕2号方（丹参、赤芍、桃仁、三棱、莪术）加三七、九香虫、水蛭。

2）已破损期

（1）气血亏脱：停经，或有不规则阴道出血，突发下腹剧痛，面色苍白，冷汗淋漓，四肢厥冷，烦躁不安，甚则昏厥，血压下降。舌淡苔白，脉细微。

治法：止血固脱。

方药：四物汤加黄芪。

（2）气血虚瘀：输卵管妊娠破损后不久，仍腹痛拒按，不规则阴道出血，下腹可扪及包块，头晕神疲。舌质暗，脉弦细。

治法：益气养血，化瘀杀胚。

方药：宫外孕1号方加党参、黄芪、当归。

（3）瘀结成癥：输卵管妊娠破损日久，腹痛减轻或消失，小腹或有坠胀不适，下腹可扪及包块。HCG可阴性。舌质暗，脉弦细涩。

治法：破瘀消癥。

方药：宫外孕2号方加乳香、没药、当归尾、川芎。

知识拓展

1. 输卵管妊娠的西医治疗

1）药物保守治疗

适应证：无明显腹痛或出血，生命体征平稳；B超检查提示包块不超过3 cm，子宫直肠窝无积液或有少量积液；血β-HCG不超过2 000 IU/L；肝肾功能正常。

常用药物：甲氨蝶呤（MTX）50 mg/m^2 单次肌注；或米非司酮150 mg每天一次，口服，连用5天。

2）手术治疗

手术指征：腹腔内出血较多者；血β-HCG指标持续上升；包块继续增大或经保守治疗无明显效果者；疑为输卵管间质部妊娠者。

2. 妇科急腹症的鉴别诊断

（1）黄体破裂：黄体破裂多发生在黄体期，HCG阴性。患者无明显停经史，有或无阴道出血，下腹部阵发性疼痛，腹腔内出血较多时，可出现休克、晕厥。妇科检查一侧附件区有压痛。

（2）卵巢囊肿蒂扭转：患者月经正常，无阴道出血，既往有卵巢囊肿病史。下腹部突发性疼痛，HCG阴性，可有恶心呕吐，妇科检查结合B超检查可明确诊断。

（3）异位妊娠：患者有停经史，下腹部疼痛，少量阴道出血。HCG阳性，B超检查宫内未见明显孕囊结构，附件区见混合性包块。

3. 异位妊娠诊治流程图

见图3-1。

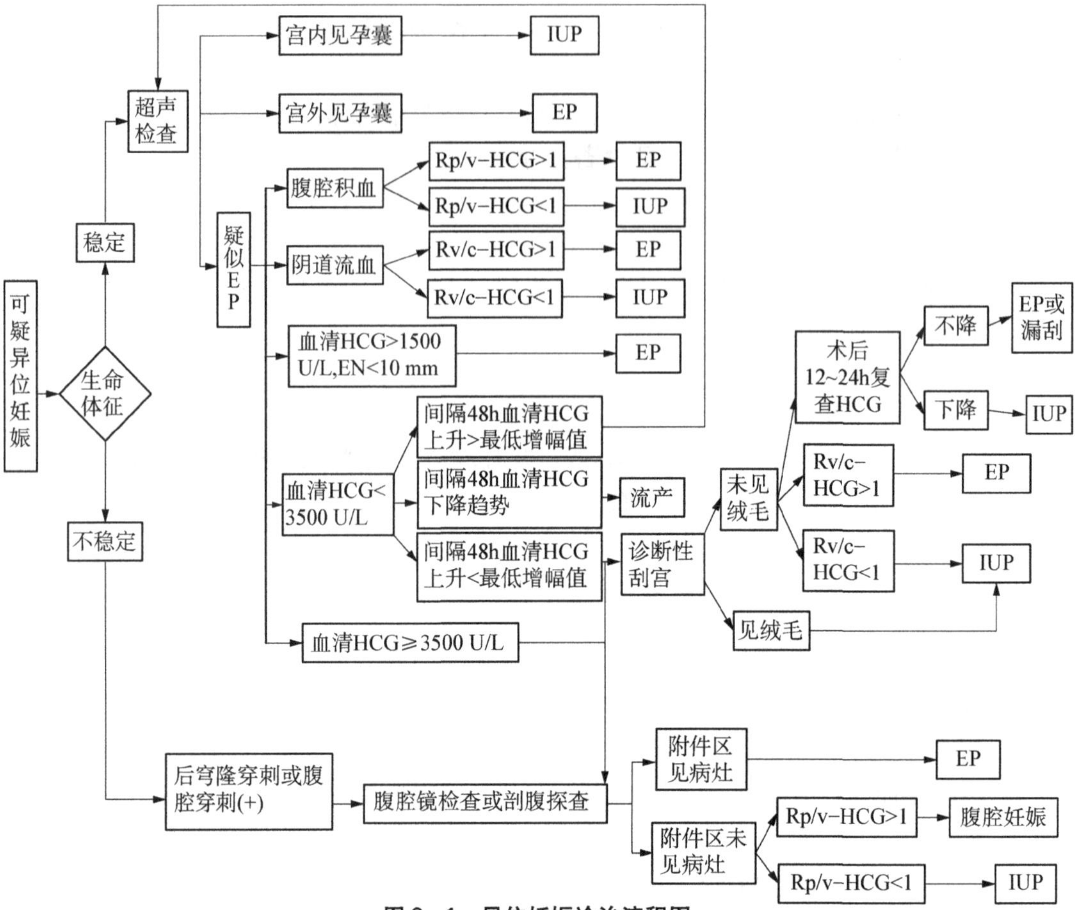

可疑异位妊娠
生命体征
稳定
超声检查
宫内见孕囊 → IUP
宫外见孕囊 → EP
疑似EP
腹腔积血
Rp/v-HCG>1 → EP
Rp/v-HCG<1 → IUP
阴道流血
Rv/c-HCG>1 → EP
Rv/c-HCG<1 → IUP
血清HCG>1500 U/L,EN<10 mm → EP
血清HCG<3500 U/L
间隔48h血清HCG上升>最低增幅值
间隔48h血清HCG下降趋势 → 流产
间隔48h血清HCG上升<最低增幅值
诊断性刮宫
未见绒毛
术后12~24h复查HCG
不降 → EP或漏刮
下降 → IUP
Rv/c-HCG>1 → EP
Rv/c-HCG<1 → IUP
见绒毛 → IUP
血清HCG≥3500 U/L
不稳定
后穹隆穿刺或腹腔穿刺(+)
腹腔镜检查或剖腹探查
附件区见病灶 → EP
附件区未见病灶
Rp/v-HCG>1 → 腹腔妊娠
Rp/v-HCG<1 → IUP

图3-1 异位妊娠诊治流程图

注:异位妊娠(ectopic pregnancy, EP),子宫内妊娠(in utero pregnancy, IUP)

古籍精选

《证治准绳·女科》云:“血瘕之聚,令人腰腹不可以俯仰……少腹里急苦痛……此病令人无子。”

《素问·至真要大论》曰:“客者除之,坚者削之,留者攻之,结者散之。”

第四章

产 后 病 类

一、产后恶露不绝

学习目标

掌握产后恶露不绝的定义、病因病机、诊断要点及辨证论治。

示教医案

邵某，女，24岁，已婚。

主　　诉：产后2月余，恶露淋漓不断伴腰酸肢软、头目昏花、乳水不足。

现 病 史：患者产后恶露未断已60余日，腰酸肢软，精力倦怠，面色萎黄。曾服用药物，效果不显，观前用药，多为补涩之品。恶露颜色仍红，脉细软稍带弦涩，唯小腹间略有坠胀而无痛感。

西医诊断：产后子宫复旧不全。

中医诊断：产后恶露不绝。

中医辨证：气血亏虚，肾虚血瘀。

治　　法：补肾养血祛瘀。

方　　药：党参6克　黄芪6克　熟地黄9克　赤芍6克
杜仲9克　续断9克　白术9克　陈皮6克
地榆炭12克　五灵脂9克　茯苓9克

日1剂，水煎服

二　　诊：服药3天后，恶露逐渐减少，时下时停，腰部仍感酸楚，小腹下坠感则已消失。脉细迟，已无弦象。治以固奇经补气血。

方　　药：熟地黄9克　黄芪9克　当归9克　淫羊藿12克
巴戟天9　狗脊9克　炒阿胶9克　赤芍6克
白术6克　炮姜炭2.4克　地榆炭12克

日1剂，水煎服

三　　诊：服药3天后，喜称恶露于前日起停止，观2日来未见红，仅略感腰酸，尚有带下。治以固肾健脾养血束带。

方　药：怀山药 9 克　焦白术 6 克　陈皮 6 克　地榆炭 12 克
杜仲 9 克　狗脊 9 克　五味子 4.5 克　金樱子 9 克
熟地黄 9 克　制首乌 9 克　椿根皮 12 克
三诊后患者恶露已停。

病案分析

妇人分娩后，即有恶露，正常约 1 个月内停止，如逾 1 个月以上，仍是淋漓不绝，乃属病态。《妇人良方》认为："产后恶露不绝者，盖因伤经血，或内有冷气，而脏腑不调故也。"这是指虚证而言，气血虚弱，冲任不固，子宫收缩乏力，复旧不全，以致淋漓不断，影响健康。本例为恶露 2 个月未停，有腰酸头眩等诸般虚象，前医用补涩而未效。乃详察其症，脉虽细软但稍带弦，小腹略有坠胀，说明仍有少些瘀血滞留，瘀血不去，新血不能归经。所以在补虚药中，酌加五灵脂、赤芍等 1～2 味行血祛瘀药，一方面排出瘀块，另一方面补气固肾以帮助胞宫恢复原状，增强固摄能力，服后恶露大减。二诊乃以补气血、益肝肾为主，而行血之品，仅加赤芍一味而已。至于增炮姜炭，以其温经止血，帮助固摄经血，针对脉象细迟而设。三诊时恶露已停，略有带下，乃用补脾益血，恢复其健康。临证间有新产而气血虚弱、恶露较多者，日久每拖延而导致恶露不绝，逾期 1～2 个月不止。预防之法每嘱用腹带法。此乃中医学固有之方法，今加以改良应用，其法为在腹壁上放棉花 4～5 层，用软布围而缚之。好处有三：一为外面稍加压力，能帮助子宫早日复原。二能使腹部温暖，防止固摄乏力，引起恶露不绝。三防止腹壁肌肉由于分娩而引起的松弛，并减少内脏下垂之诱因，是以值得推荐。

问题讨论

1. 产后恶露不绝的定义是什么？

产后恶露持续 2 周以上仍淋漓不尽者，称为产后恶露不绝，又称产后恶露不尽。此病以产后血性恶露过期不止为特点，或伴有其他全身症状。

2. 西医学对产后恶露是如何理解的？

中医恶露即产后子宫内排出的余血浊液。如《女科经纶・产后论》："新产恶露，属养胎余血，杂浊浆水。"西医恶露指产后血液和坏死脱落的子宫蜕膜等组织经阴道排出，称为恶露。根据其颜色及内容物分为血性恶露、浆液性恶露及白色恶露。正常恶露有血腥味，但无异味，一般持续 4～6 周，总量可达 500 ml。若有子宫复旧不全或胎盘、胎膜残留或感染，可使恶露量增多，时间延长，并有臭味。

表 4－1　恶露的分类与鉴别

比较项	血性恶露	浆液恶露	白色恶露
持续时间	产后最初 3 天	产后 4～14 天	产后 14 天以后
颜色	红色	淡红色	白色
内容物	大量血液、少量胎膜、坏死蜕膜	少量血液、坏死蜕膜、宫颈黏液、细菌	坏死退化蜕膜、表皮细胞、大量白细胞和细菌

3. 产后恶露不绝的原因有哪些？

最常见原因有胎盘、胎膜残留，多发生在产后10天左右。残留的胎盘、胎膜可影响子宫复旧或形成胎盘息肉，残留组织坏死、脱落后，基底部血管开放，导致阴道出血。此外，还有蜕膜残留。正常情况下，子宫蜕膜于产后1周内脱落，随恶露排出。若蜕膜剥脱不全造成残留，可影响子宫复旧或继发感染，导致晚期产后出血。另有子宫胎盘剥离部位感染或复旧不全，影响子宫缩复，可引起胎盘剥离部位的血栓脱落，血窦重新开放而发生子宫出血。除了以上阴道分娩后的出血，此外还有子宫切口的感染及切口愈合不佳，多发生在子宫下段剖宫产术的横切口两端。主要有4种类型。①切口感染：子宫下段横切口靠近阴道，如胎膜早破、产程长、多次阴道检查、无菌操作不严格、术中出血多等，易发生感染。②切口位置选择不当：切口位置过高时，切口上缘子宫体肌组织厚，下缘组织薄，不易对齐，影响切口愈合；切口位置过低时，因宫颈结缔组织多，血供差，组织愈合能力差切口不易愈合。子宫下段横切口若切断子宫动脉的下行支，可导致局部血供不足，也影响切口愈合。③子宫切口缝合不当：组织对合不佳，或缝合过密，切口血供不良，或血管缝扎不紧致局部血肿等，均可导致切口愈合不良。④子宫切口憩室：可因切口缝合不佳或愈合不佳导致子宫下段薄弱，切口处可见内膜，肌层及浆膜层呈疝囊样向外突出，形成明显的憩室改变。个别憩室中间有血块积聚，导致阴道淋漓不尽出血。本病发病机制主要为冲任不固，气血运行失常。常由气虚、血瘀、血热所致。气虚冲任不固，血失统治；或血热损伤冲任，热迫血行；或瘀血阻滞冲任，血不归经，均可导致恶露不绝。

4. 产后恶露不绝如何辨证论治？

（1）气虚证：产后恶露过期不止，量多，色淡红，质稀，无臭味，精神倦怠，四肢无力，气短懒言，小腹空坠，面色白，舌淡，苔薄白，脉缓弱。

治法：益气摄血固冲。

方药：补中益气汤（黄芪、白术、党参、当归、陈皮、柴胡、升麻、炙甘草）加阿胶、艾叶、乌贼骨。

（2）血热证：产后恶露过期不止，量较多，色鲜红，质黏稠，口燥咽干，面色潮红，舌红苔少，脉细数无力。

治法：养阴清热，凉血止血。

方药：保阴煎（生地黄、熟地黄、黄芩、黄柏、芍药、山药、续断、生甘草）加煅牡蛎、炒地榆。

（3）血瘀证：产后恶露过期不止，淋漓量少，或突然量多，色暗有块，或伴小腹疼痛拒按，块下痛减，舌紫黯，或有瘀点，脉弦涩。

治法：活血化瘀，理血归经。

方药：生化汤（当归、川芎、桃仁、炮姜、炙甘草）加益母草、茜草、三七。

5. 产后恶露不绝西医如何处理？

针对病因进行处理：①少量或中等量阴道出血，应给予广谱抗生素、子宫收缩剂及支持疗法。②疑有胎盘、胎膜、蜕膜残留者，开放静脉通路、备血及准备手术的条件下清宫，动作轻柔，防止子宫穿孔。刮出物送病理检查，以明确诊断。术后继续给予抗生素及子宫收缩剂。③疑似剖宫产子宫切口裂开者，仅少量阴道出血也应住院，给予广谱抗生素及支持疗法，密切观察病情变化；若阴道出血量多，可行剖腹探查或腹腔镜探查。

知识拓展

1. B超检查在胎盘残留清宫术中的临床应用

对于宫内出现胎盘残留的患者，在临床治疗方法上一般采用清宫术。在手术过程中，为了使患者的痛苦得以减轻，并保证手术过程的质量，提高手术成功率以及降低术后并发症的发生率，需要行B超监护，以保证疗效。

2. 宫腔镜检查胎盘残留

宫腔镜可使宫内情况一目了然，在直视下取出宫内残留物或定位清宫，在最小的损伤下得到满意效果，同时可发现流产患者是否合并宫内病变及子宫畸形。顾伟群使用宫腔镜诊治产后胎盘残留50例，结果50例患者均经宫腔镜清除或切除宫内胎盘组织残留物。平均手术时间40分钟，平均出血量为56 ml。32例患者经活检钳取净胎盘残留组织，另18例行宫腔镜下电切术一次性切除。所有患者无一例发生严重手术并发症。结论宫腔镜不仅可以初步诊断产后胎盘残留，而且能够对其进行进一步治疗，安全有效，治疗彻底，是诊治产后胎盘残留的一种有效方法。

名家经验

(1) 国医大师夏桂成教授认为产后恶露不绝，气虚血弱是主要病机，治疗当补气或益血养阴，尽早控制恶露，严防血崩。夏师认为本病虽然有气虚失摄或阴虚血热之虚证类型，但恶露经久不绝极易引起湿热，常有不同程度的瘀浊内阻，属虚中兼实，因此，清利、清化在所必用，不可拘泥于“产后宜温宜补”之说。除此之外，治疗本病需要帮助患者树立治疗信心，避免进食膏粱厚味及大补之食物，要保持外阴清洁卫生，禁止性生活和盆浴。

(2) 岭南妇科在中医妇科流派中有着举足轻重的地位，其在治疗恶露不绝方面，除了中药辨证施治外，还提倡特色疗法，采用针灸、耳针及艾灸等方法，每日1～2次，以恶露停止为度。此外，还采用拔罐、走罐、留罐法，以第1腰椎至骶尾部脊柱中线、两侧膀胱经内侧循行线操作。或推拿八髎穴、隐白穴，疗效甚佳。

(3) 刘云鹏教授认为气虚不能摄血，瘀血停留胞中，热邪迫血妄行，均可导致冲任不固，血不循经而发产后恶露不尽。一般而言，足月分娩为“瓜熟蒂落”，损伤较轻，瘀不甚重，以虚为多，其恶露不尽，为缩宫乏力，致败血浊液排下不尽，留而为瘀，多见于单纯子宫复旧不良。瘀者、热者，恶露尽后，均应行妇科检查或超声检查，不能仅以血止为愈。若宫内残物未尽，虽然恶露停止，仍需治疗。若有炎症，癥瘕未消，血止后宜用刘老经验方柴枳败酱汤增损，继续活血化瘀、疏肝清热，直至痊愈。

古籍精选

《诸病源候论》：“有产儿下，若胞衣不落者，世谓之息胞。”

《胎产心法》：“产后恶露不止……由于产时伤及经血，虚损不足，不能收摄，或恶血不尽，则好血难安，相并而下，日久不止。”

《医学心悟・妇人门》：“产后恶露不绝，大抵因产时劳伤经脉所致也……先去其瘀而后补其新，则血归经矣。”

《医宗金鉴·妇科心法要诀》:“产后恶露乃裹儿污血,产时当随胎而下。若日久不断,时时淋漓者,或因冲任虚损,血不收摄,或因瘀行不尽,停留腹内,随化随行者。”

《女科经纶·产后证》:“新产恶露,属养胎余血,杂浊浆水。”

二、产后身痛

学习目标

掌握产后身痛的定义、病因病机、诊断要点、辨证论治。

示教医案

洪某,女,37岁,已婚。

主　　诉:产后4月,腰背酸痛加重2月。

现 病 史:产后4月,哺乳期,近2月来劳累后感腰背酸痛,双膝僵直。后背不适,双腿无力。舌红,苔腻,脉细弦。

诊　　断:产后身痛。

证　　属:肾虚血亏,脉络失和。

治　　法:补肾养血,和络祛风。

方　　药:鸡血藤15克　赤白芍(各)10克　怀山药10克　续断10克
杜仲12克　骨碎补10克　桑寄生10克　独活10克
石楠叶10克　怀牛膝10克　威灵仙10克　黄芪15 g

7剂,水煎服

二　　诊:药后腰背痛明显好转,停药后复发,乳汁少,背痛,膝脚疼,行走不利,舌红,苔腻,脉细弦。

方　　药:上方去石楠叶加红花5克

14剂,水煎服

三　　诊:后背痛好转,不耐劳累,腰疼,余无不适。

方　　药:鸡血藤15克　赤白芍(各)10克　怀山药10克　续断10克
杜仲12克　骨碎补10克　桑寄生10克　制狗脊10克
熟地黄10克　怀牛膝10克　威灵仙10克　砂仁(后下)5克
制苍术10克

14剂,水煎服

病案分析

患者产后腰背酸重,双膝僵直无力,产时耗伤气血过甚,产后则易于百脉空虚,腠理不固,此时外邪易于入侵,经脉凝滞,不通则痛。治以补肾养血,和络祛风,以独活寄生汤加养荣之品加减。以续断、杜仲、骨碎补、桑寄生、独活等补肾强筋,以鸡血藤、赤芍等活血通络,石楠叶、威灵仙则祛风除湿和络，黄芪、白芍能补气养血，荣养充盈，故能奏效明显。

产后身痛，除了和内科学中的痹证一样有外界风寒湿入侵的因素外，不同者产后大多肾虚，常兼有心肝气郁，故治疗上不可误投风药与活血药，《沈氏女科辑要笺正》曰："遍身疼痛，痛在经络，皆无定处……此症多血虚，宜滋养。或有风寒湿三气杂而至之痹，则养血为主，稍参宣络，不可误投风药。"所以临床上大多采用养荣壮肾汤、独活寄生汤，其中以杜仲、寄生、骨碎补、牛膝、狗脊加独活、石楠叶等品为常用。如痛剧者尚需加入全蝎、蜈蚣之品。此外，此类患者生产前后心理变化较大，治疗上同时加以补肾、解郁、安神之品，并进行心理疏导，舒畅情怀，方可获事半功倍之效。

问题讨论

1. 产后身痛的定义是什么?

妇女在产褥期间，肢体关节酸楚疼痛，麻木重着者，称为产后身痛，又称产后关节痛、产后遍身疼痛、产后痹症或产后痛风。

2. 产后身痛的病因病机是什么?

本病的主要病因病机是产后血虚，经脉失养，或产后血虚，风寒湿之邪乘虚而入稽留关节、经络所致。产后身痛的发生，与产褥期的生理密切相关，与血虚、风寒、血瘀、肾虚息息相关。

3. 产后身痛如何鉴别?

(1) 与痹证相鉴别：本病外感风寒型与痹证的发病机制相近，临床表现也相类似，两者病位都在肢体关节。但本病只发生在产褥期，与产褥生理有关，痹证则任何时候均可发病，迁延至产褥期后，则不属本病，当属痹证论治。

(2) 与痿证相鉴别：两者症状均表现在肢体关节。产后身痛以肢体、关节疼痛、重着、屈伸不利为特点，有时亦兼麻木不仁或肿胀，但无瘫痿的表现，痿证则以肢体痿弱不用、肌肉瘦削为特点，肢体关节一般不痛。

4. 产后身痛如何辨证论治?

(1) 血虚证：产褥期间遍身疼痛，关节酸楚，肢体麻木，面色萎黄，头晕心悸，气短乏力。舌淡红，苔薄白，脉细弱。

治法：补血益气，活血通络。

方药：黄芪桂枝五物汤(黄芪、桂枝、芍药、生姜、大枣)加秦艽、当归、鸡血藤。

(2) 风寒湿证：产褥期中，遍身疼痛，或肢体关节屈伸不利，或痛处游走不定，或疼痛剧烈，宛如针刺，或肢体关节肿胀、麻木、重着、恶风怕冷。舌质淡红，苔白或白腻，脉细弦或浮紧。

治法：养血祛风，散寒除湿。

方药：独活寄生汤(独活、桑寄生、秦艽、防风、细辛、白芍、川芎、地黄、杜仲、牛膝、茯苓、桂枝、当归、人参、甘草)。

(3) 血瘀证：产后遍身疼痛，或四肢关节刺痛，屈伸不利，或伴小腹疼痛拒按，恶露色黯红，下而不畅。舌质紫黯，脉弦涩。

治法：养血活血，通络止痛。

方药：身痛逐瘀汤（秦艽、川芎、桃仁、红花、甘草、羌活、没药、当归、五灵脂、香附、牛膝、地龙）

（4）肾虚证：产后腰背疼痛，或足跟痛，腿脚无力。舌淡红，苔薄白，脉沉细。

治法：补肾通络，温经止痛。

方药：养荣壮肾汤（桑寄生、续断、杜仲、独活、当归、防风、肉桂、生姜、川芎）加秦艽、熟地黄。

5. 产后身痛应如何预防及调养？

本病以预防为主，注意产褥期护理，要慎起居，避风寒，注意保暖，保持室内通风、干燥，避免居住在寒冷潮湿的环境，不能让风直接吹产妇，注意足部保暖，加强营养，增强体质，适当活动，保持心情舒畅。

知识拓展

1. 产后身痛外治法

对于产后痹的患者，口服中药的同时坚持采用外治法治疗能够显著地提高疗效。尤其是对于部分不宜口服中药的患者，外治法起着不可替代的作用。如哺乳期的患者，外治法相较于内治法更具优势。对于病变部位单一、病情尚轻的患者，可采用中药泡洗、中药热敷、中药热灸等简便易行的外治法；对于病变部位较多、症状明显、病情较重者，可进行中药熏蒸、蜡药疗、中药溻渍等较为复杂的外治法治疗。中药熏蒸疗法通过药物离子的药力和局部热力双重作用，改善局部的微循环，促进炎症的吸收，恢复关节功能活动，以达到治疗目的。产后多虚，产后痹患者汗出较多，应尽量减少发汗药物的使用。外治法的药物选择、使用频次以及每次治疗的时间都应根据哺乳期患者的体质来决定。

2. 产后身痛的食疗

产后身痛患者饮食上宜多吃易消化且又富含高营养的汤类食物，如红糖、生姜、大枣煮水代茶饮；或用杜仲、黄芪、当归、桑寄生等煲汤食用；或食用猪蹄汤、鲫鱼汤等。多吃高蛋白食物，如瘦肉、鸡蛋等。多吃补血类食物，如肝、黑木耳、莲子等，或生地黄、粳米熬粥以养阴生津等。也要适当吃些蔬菜，保持大便通畅。禁食寒凉、辛辣食物。产后痹患者虽然多虚，但不能盲目进补，一定要注意适度原则。

名家经验

（1）国医大师路志正教授常使用当归四逆汤温经通脉、宣痹散寒，用于治疗血虚寒凝、筋脉失养所致的脉络不通诸证，如雷诺病、气血双亏之虚痹、产后痹等效果比较理想。路老认为，产后痹虽可归为痹证，但产后痹气血亏虚在先，既有妊娠期间濡养胞胎气血的消耗，亦有产时气血大量损耗，腠理空疏，肌肉、关节、筋脉、经脉、肌肤、脏腑失养，不荣则痛，加之产后或外感风寒湿热之邪，饮食起居不慎，致痰浊瘀血内生，阻滞经脉，内外之邪互结，不通则痛。

（2）上海市名中医胡国华教授认为产后身痛与产后风湿病临床症状相似，但不完全等同于一病。西医临床多采用止痛药或激素药治疗，疗效不确切且停药后易复发，而中药益气温阳、养血通络治疗产后身痛有独到的优势。胡老以黄芪建中汤为基础方，益气健脾、气血双补以固本。重视气血失和、肝肾亏虚之本，同时根据轻重缓急而兼顾祛除风湿邪而通络止痛。

（3）胡荫奇教授指出，产后痹的发生是由于妇人妊娠期间或产后或引产气血不足，或产后百节开张，气血流散，致使肌肤、筋脉、关节、脏腑等失去濡养，同时由于气血不足，营卫失和，风寒湿等外邪更易乘虚入侵，内外相引而发病。病久邪气入里，或与痰瘀等体内病理产物相合，留阻于筋脉关节，或损及脏腑阴阳而生变证。正如《医宗金鉴》所言："产后中风唯大补"。胡荫奇尤其强调，产后痹要抓住气血不足是此类疾病发生的根本，根据妇人"产后多虚、多瘀"的特点灵活辨证，临床治疗上宜在补气养血扶正的基础上加以祛邪除痹。

古籍精选

《经效产宝·产后中风方论》："产伤动血气，风邪乘之。"

《校注妇人良方·产后遍身疼痛方论》："血瘀者宜补而散之，血虚者宜补而养之。"

《诸病源候论·产后中风候》："产则伤动血气，劳损腑脏，其后未平复，起早劳动，气虚而风寒外邪乘虚伤之，致发病者，故曰中风。"

《妇人良方》："夫产后中风、筋脉挛急者是气血不足，动伤脏腑，虚损未复，为风邪冷气初客于皮肤经络，则令人顽痹不仁，羸乏少气，风气入于筋脉，夹寒则挛急也。"

《备急千金药方》："妇人产讫，五脏虚羸。"

《医宗金鉴》："产后中风唯大补。"

三、产后汗出

学习目标

掌握产后汗出的病因病机、诊断要点、辨证论治。

示教医案

黄某，女，32岁，已婚，小学教师，1984年10月12日初诊。

主　　诉：产后汗出一周。

现 病 史：产后一周，睡中汗出淋漓，通身如浴，醒后渐收。面颊潮红，头晕目眩，唇口干燥，渴不引饮，腰膝酸软，午后烦热，大便干结，舌红，苔少，脉细数无力。

中医诊断：产后汗出。

中医辨证：阴虚内热。

治　　法：滋阴养血，益气生津。

方　　药：太子参15克　麦门冬10克　五味子5克　地骨皮9克
生地黄15克　熟地黄15克　玄参15克　杭白芍9克
当归身9克　百合12克　浮小麦20克　甘草6克

3剂，水煎服

二诊（10月16日）：上方服后，夜汗基本消失。但胃纳不振，夜难入寐，舌红，苔少，脉象略数。药虽中肯，阴血未复，仍守上方加减如下：

方　　药：太子参 15 克　麦门冬 10 克　五味子 5 克　地骨皮 9 克
　　　　　生地黄 15 克　玄参 15 克　杭白芍 9 克　百合 12 克
　　　　　浮小麦 20 克　甘草 6 克　怀山药 15 克　生谷芽 20 克

6 剂，水煎服

后来追访，疗效巩固。

（本医案摘自班秀文《妇科奇难病论治》）

病案分析

新产之妇，由于阴血耗损过多，营卫不和，阳气外浮，在分娩 1～2 日之内，出汗较多，属于正常现象，但上述案例患者，已产后 1 周，仍汗出不绝，且以睡中汗出为主，通身如浴，醒后渐收，当属产后盗汗。《内经》云："阴平阳秘，精神乃治。""阴在内，阳之守也；阳在外，阴之使也。"阴在内主血，是心所主，职司濡养，外荣肌肤皮毛；阳在外而主气，职司温煦而行开阖。人的气血和调，阴平阳秘，则安然无病。如有所偏盛，阴虚则阳凑之而液泄汗出，阳虚则阴乘之，卫外不固而汗出。新产之妇，产时出血伤阴，阴虚生内热，热扰于内，卫阳外浮，故寐而汗出。虚热上浮，故见面颊潮红，头晕目眩；虚热内扰，故见午后烦热；津液亏耗，故见唇口干燥，渴不引饮，大便干结；肾藏精而主五液，产时耗伤加之产后伤津，故见腰膝酸软。苔少舌红，脉细数无力均为阴虚内热之证，脉已见无力之象，说明气血已亏。方用生脉散和两地汤加减，生脉散由人参、五味子和麦门冬组成，有益气生津、敛阴止汗之功效。《古今名医方论》引柯韵伯："麦冬甘寒，清权衡治节之司；人参甘温，补后天营卫之本；五味酸温，收先天天癸之原。三气通而三才立，水升火降，而合既济之理矣。"现代药理学研究发现其有镇静及提高心脏对缺氧的耐受力，扩张冠脉和增强心肌收缩力的功效。两地汤出自《傅青主女科》，由生地黄、地骨皮、玄参、白芍、麦冬、阿胶组成。有滋阴清热之功效，傅山言其"纯是补水之味，水盛而火自平"。另予当归补血养血，百合清心安神，小麦敛汗。二诊时，夜汗基本消失，但胃纳不振，夜难入寐，药虽中肯，阴血未复，仍守上方，去熟地黄之滋腻和辛温走窜动火之当归，加怀山药、生谷芽以健脾导滞。

问题讨论

1. 产后汗出应如何鉴别诊断？

（1）产后中暑：产时正值炎热酷暑之季，感染暑邪，以骤发高热，汗出，神昏甚则躁扰抽搐为特征。而产后汗出无明显季节性，无发热及神志改变。

（2）产后发热：以高热汗多，汗出热退为特征，起病急，病程短。而产后汗证为汗出过多而无发热，病程较长。

2. 产后汗出的变证有哪些？

（1）痉病：产后气血亏虚，加之汗出，腠理俱开，百脉空虚，如遇风感寒，风邪入络，易致痉病。《金匮要略》中云："新产血虚，多汗出，喜中风，故令病痉"。《傅青主女科》又云："阳加于阴则汗，因而遇风，变为瘛疭者有之，尤难治"。

（2）脱证：若产后汗出不止，日久不瘥者，可气随津脱而成脱证。《傅青主女科》中云：

“如汗出而手拭不及者，不治”。

3. 产后汗出如何辨证论治？

产后汗出的主要病机为因产耗气伤阴，气虚不固，阴液外泄，阴虚内热则迫汗外出。

（1）气虚证：产后汗出过多，不能自止，动则加剧；时有恶风身冷，面色㿠白，气短懒言，倦怠乏力；舌质淡，苔薄白，脉细弱。

治法：益气固表，和营止汗。

方药：黄芪汤（黄芪、白术、防风、熟地黄、煅牡蛎、茯苓、麦冬、甘草、大枣）。

（2）阴虚证：产后睡中汗出，甚则湿透衣衫，醒后即止；面色潮红，头晕耳鸣，口燥咽干，渴不思饮，或五心烦热，腰膝酸软；舌质红，少苔，脉细数。

治法：益气生津，滋阴敛汗。

方药：生脉散（人参、麦冬、五味子）加煅牡蛎、浮小麦、山萸肉、糯稻根

4. 产后汗出与五脏的关系是怎样的？

心主血，汗为心之液，血汗同源，治汗要治血，治血要治心；肾藏精而主五液，治汗不忘肾。心肾并治，则阴血来复，阳气宁谧，水火相济，血足神宁，其汗亦自止。因此，本病应注重心肾。

知识拓展

1. 产后汗出的针灸治疗

《千金翼方·卷二十六》载：“产后汗出不止，针太冲，急补之。”目前，临床多以中极、三阴交、大椎、合谷为主穴，气虚自汗者加肺俞、太渊，阴虚盗汗者加肾俞、太溪。

2. 具有止汗作用的中药

浮小麦：味甘，性凉，归心经，有除虚热、止汗之功。《本经逢原》言：“浮麦，能敛盗汗，取其散皮腠之热也”。

糯稻根：味甘，性平，归心、肝经，有养阴、止汗、健胃之功。

麻黄根：味甘、涩，性平，归心、肺经，有固表止汗之功。《本草纲目》言：“麻黄发汗之气，驶不能御，而根节止汗，效如影响。物理之妙，不可测度如此”。

黄芪：味甘，性微温，归肺、脾经，有补气升阳，固表止汗，利水消肿，生津养血，行滞通痹，托毒排脓，敛疮生肌之功。

酸枣仁：味甘、酸，性平，归肝、胆、心经，有养心补肝，宁心安神，敛汗，生津之功。《本草纲目》言：“酸枣仁，宁心志，益肝胆，补中，敛虚汗”。

五味子：味酸、甘，性温，归肺、心、肾经，有收敛固涩，益气生津，补肾宁心之功。《本草经疏》言：“五味子主益气者，肺主诸气，酸能收，正入肺补肺，故益气也。其主咳逆上气者，气虚则上壅而不归元，酸以收之，摄气归元，则咳逆上气自除矣。劳伤羸瘦，补不足，强阴，益男子精”。

名家经验

（1）国医大师班秀文教授认为，新产之妇，由于气血耗散过多，自汗、盗汗并见者，实由于产后百脉空虚，卫阳不固，故汗自出；血属阴，产后出血过多，血虚则阴虚，阴虚生内热，热扰于内，卫阳外浮，故寐则汗出。治疗上属新产气虚，卫阳不固者，宜温养气血以止汗，方用

人参养荣汤加熟附子治之。属阴虚生内热，迫液外出者，宜滋阴养血，方用天王补心丹，滋阴安神，为心肾两调之良方。如自汗、盗汗并见者，宜益气养血，以生脉散配百合地黄汤治之，着眼于气血并治，心肾并治，阴血来复，阳气宁谧，水火相济，血足神宁，其汗自止。

(2) 朱氏妇科认为，产后伤血，血虚则无所依归，阴亏则阳越于外，引起自汗、盗汗。《妇人良方》中云："虚汗不止者，由阴气虚而阳气加之，里虚表实，阳气独发于外，故汗出也。血为阴，产则伤血，是为阴气虚也；气为阳，其气实者，阳加于阴，故令汗出。而阴气虚弱不复者，则汗出不止也。凡产后血气皆虚故多汗。盖人身之气血，相互依存，密切相关。"故而在治疗产后汗出时，宜求其本，若单从止汗着眼，服药后出汗暂时停止，身体依然虚弱，日后仍会复发，无济于事。必须培本，于补气血药中酌加一二味敛汗药。

古籍精选

《诸病源候论・妇人产后病诸候》："夫汗，由阴气虚而阳气加之，……血为阴，产则伤血，是为阴气虚也；……阴气虚弱不复者，则汗出不止。"

《校注妇人良方・卷十九》云："产后汗不止者，皆由阳气顿虚，腠理不密，而津液妄泄也。"

《金匮要略・妇人产后病脉证并治》："新产血虚，多汗出，喜中风，故令病痉；亡血复汗，寒多，故令郁冒；亡津液胃燥，故大便难。"

《灵验良方汇编》："汗本亡阴，阴亡则阳亦随之而亡，故曰：汗多亡阳。汗乃心之液，荣于内为血，发于外为汗。产妇失血之后，神虚不能镇守其液，故泗然而出也。"

《女科百问》："产后血虚，内理不腠密，故多汗。"

《傅青主女科》："若分娩后倦甚，濈濈然汗出，形色又脱，乃亡阳脱汗也。"

四、产后缺乳

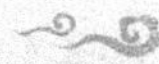

学习目标

掌握产后缺乳的病因病机、诊断要点、辨证论治。

示教医案

江某，女，29 岁，2020 年 5 月 16 日初诊。

主　诉：产后乳汁量少 12 天。

现 病 史：患者于 12 天前顺产后一直乳汁量少，质地清稀，乳房柔软，恶露已尽，形体消瘦，神疲乏力，食少纳差，夜寐不安，大便稀溏，舌体胖大，苔白厚腻，脉沉细濡。患者平素月经规律，无痛经，月经量少。

中医诊断：产后缺乳。

中医辨证：气血虚弱兼脾虚湿盛证。

治　法：益气健脾化湿，佐以通络下乳。

方　　药：党参 20 克　黄芪 20 克　白术 20 克　当归 20 克
茯苓 15 克　陈皮 12 克　麦冬 10 克　木香 10 克
砂仁(后下) 5 克　半夏 6 克　木通 6 克　大枣 10 克
甘草 6 克　王不留行 15 克　路路通 15 克　鸡内金 12 克
茯神 15 克　夜交藤 15 克

7 剂，水煎服

并嘱患者可适量服用猪蹄炖汤，注意休息。

二　　诊：服药 1 周后复诊，患者诉乳汁量较前增多，质地增稠，食纳尚可，夜寐可，大便正常，舌淡红，苔白，脉沉细。

方　　药：党参 20 克　黄芪 20 克　白术 20 克　当归 15 克
茯苓 15 克　陈皮 12 克　麦冬 10 克　木香 10 克
砂仁(后下) 5 克　木通 6 克　大枣 10 克　甘草 6 克
王不留行 10 克　路路通 10 克　鸡内金 10 克

7 剂，水煎服

后电话随访，患者自诉乳汁已充盈，足够喂养所需。

（本医案摘自文献《杜小利从脾胃论治产后缺乳经验》）

病案分析

乳头属肝，乳房为胃经之所属。脾胃为气血生化之源，肝藏血而主疏泄。妇女产后的乳汁是来源于脾胃水谷的精微，通过肝的升发疏泄，则能源源不断地喂养婴孩，如脾胃虚弱，气血不足，或恼怒伤肝，肝气郁结，则乳汁生化无源，便出现乳少，甚或乳汁全无。《景岳全书·妇人规》云："妇人乳汁，乃冲任气血所化，故下则为经，上则为乳。"本案患者平素即月经量少，本就气血不足之体，加之新产后失血且食少纳差，无以化生乳汁，故而缺乳。乳络空虚故乳房柔软无胀感；脾虚失运，则食少纳差；气血化生不足，四肢无以濡养，则神疲乏力；大便稀溏，舌体胖大，苔白厚腻，皆为脾虚湿盛之证。本案的治疗，采用补气血、健脾胃以生乳汁。处方以通乳丹和香砂六君子汤加减化裁，通乳丹出自《傅青主女科》，原方用治气血两虚乳汁不下，认为此方"专补气血以生乳汁，正以乳生于气血也。"方中人参持补气阴两顾之力，黄芪以补气，当归以补血，麦冬甘寒善为气血生阴之助，桔梗载药力上行阳明腑之间，木通苦寒有通利排泄之性，更以猪蹄二个助元气起生生之权。同时现代研究表明通乳丹可增加产妇催乳素及雌二醇等激素水平，从而促进乳汁分泌。香砂六君子汤出自《古今名医方论》，主治脾胃气虚，痰饮内生。本案在上两方基础上加王不留行、路路通加强行乳之功效；鸡内金健脾胃；因一诊时患者夜寐不安，故予茯神、夜交藤宁心安神。服药一周后乳汁较前明显增多且质地增稠，夜寐转安且舌脉湿气已化，故二诊方药去半夏及茯神、夜交藤。全方药证相合，故药已病除。

问题讨论

1. 产后缺乳的鉴别诊断有哪些？

产后缺乳，即产后乳汁甚少或全无，不能满足婴儿的需要，多发生在产后二三天或半个月内，也可发生在整个哺乳期。需与急性乳腺炎相鉴别，后者为乳汁排出受阻，淤滞而致乳房红肿热痛，伴发热继则成脓肿。揉按乳房可有乳汁排出。

2. 产后缺乳的原因有哪些？

中医学认为产后缺乳的原因一为化源不足，二为瘀滞不行。

西医学认为产后缺乳的主要发病机制是由于下丘脑分泌的催乳素抑制因子（prolactin inhibiting factor，PIF）通过垂体门脉系统作用于垂体，抑制了催乳素（prolactin，PRL）的合成和分泌，导致缺乳。乳腺结构或功能不良、哺乳方式不正确、精神因素（抑郁、焦虑、恐惧、紧张、失眠等）、产妇营养及健康状况、新生儿未早期或定时吸吮、滥用避孕药等可直接或间接影响 PIF 分泌，诱发缺乳。

3. 产后缺乳如何辨证论治？

产后缺乳的主要病机一为化源不足，二为瘀滞不行，治疗以调理气血、通络下乳为主。同时保证产妇充分休息，指导产妇正确哺乳。

（1）气血虚弱证：产后乳汁不充甚或全无，不够喂养婴儿，乳汁清稀，乳房柔软无胀感；面色无华，倦怠乏力，食欲不振；舌淡，苔白，脉细弱。

治法：补气养血通乳。

方药：通乳丹（人参、黄芪、当归、麦冬、木通、桔梗、七孔猪蹄）。

（2）肝郁气滞证：产后乳汁甚少或全无，或平时乳汁正常或偏少，伤于情感后，乳汁骤减或点滴全无，乳汁稠，乳房胀硬而痛；或有微热，精神抑郁，胸胁胀痛，食欲减退；舌黯红，苔薄黄，脉弦细或弦数。

治法：疏肝解郁，通络下乳。

方药：下乳涌泉散（当归、白芍、川芎、生地黄、柴胡、青皮、天花粉、漏芦、通草、桔梗、白芷、穿山甲、王不留行、甘草）。

（3）痰浊阻滞证：乳汁甚少或无乳可下，乳房硕大或下垂不胀满，乳汁不稠；形体肥胖，胸闷痰多，纳少便溏，或食多乳少；舌淡胖，苔腻，脉沉细。

治法：健脾化痰，通乳。

方药：苍附导痰丸合漏芦散（茯苓、半夏、陈皮、甘草、苍术、香附、胆南星、枳壳、生姜、神曲、漏芦、蝉蜕、瓜蒌）。

知识拓展

1. 产后缺乳的针灸治疗

主穴：膻中、乳根、少泽。膻中为气会，有通经催乳之功，乳根既可调理阳明气血，又可疏通局部乳络；少泽为通乳的经验效穴。

气血亏虚者加脾俞、胃俞、足三里；肝郁气滞者加太冲、期门。

2. 具有通乳作用的中药

通草：味甘、淡，性微寒，入肺、胃经，有清热利湿、通络下乳之功。《本草纲目》言：“通草，色白而气寒，味淡而体轻，故入太阴肺经，引热下降而利小便；入阳明胃经，通气上达而下乳汁。”

木通：味苦，性寒，入心、小肠、膀胱经，有利尿通淋，清心除烦，通经下乳之功。《食疗本草》言:“煮饮之,通妇人血气。”

丝瓜络:味甘,性平,入胃、肺、肝经,有祛风,通络,活血,下乳之功。《分类草药性》言:“治乳肿疼痛,火煅存性冲酒服。”

王不留行:味苦,性平,入肝、胃经,有活血通经,下乳消肿,利尿通淋之功。《本草纲目》言:“此物性走而不住,虽有王命不能留其行,故名。”

3. 产后缺乳的食疗

(1) 清炖乌骨鸡。乌骨鸡肉 1 000 克,洗净切碎,与葱、姜、盐、酒等拌匀,上铺党参 15 克、黄芪 25 克、枸杞子 15 克,隔水蒸 20 分钟即可。主治产后虚弱,乳汁不足。

(2) 带鱼木瓜汤。鲜带鱼 150～250 克,去净内脏,切段。生木瓜 200～300 克,去皮、核,切成条状,共煮,加盐少许。饮汤食鱼及木瓜,上药合用补气血,增乳汁,用于产后乳汁不足、纳少等症。

(3) 花生香菇猪蹄汤。花生米 50 克,香菇 20 克,猪前蹄 1 只。花生米、香菇洗净,猪蹄去甲、烧毛,共放锅中,加盐少许,共煮,以猪蹄熟为度。吃花生、香菇、蹄肉,饮汤,可分次用。对产后气血不足、乳少有效。

(4) 鲫鱼猪蹄汤。鲫鱼 100 克,去鳃及内脏,猪前蹄 1 只去毛甲,共煮,加少许盐,至蹄烂汤浓即可食鱼、蹄肉,饮汤。对产后气血虚少乳者效佳。为增强通乳效果,可加通草 6～9 克,或加漏芦 6 克。

(5) 芪肝汤。猪肝 500 克,切片洗净,加黄芪 60 克,放水适量同煮。烧沸后加黄酒、盐等调料,用文火煮 30 分钟。适宜气血不足之少乳者。

(6) 猪蹄黄芪当归汤。猪蹄 1 只,去毛甲。黄芪 20 克,当归 10 克,炮山甲 6 克,通草 6 克。猪蹄水煮熟烂后,将猪蹄汤适量黄酒煎余药,水沸 1 小时后取汤服用。1 日 1 剂。本方补气血以增乳,用于产后乳少的治疗。

(7) 花生炖猪爪。猪爪 2 个,洗净,用刀划口。花生 200 克,盐、葱、姜、黄酒适量,加清水用武火烧沸后,再用文火熬至烂熟。对阴虚少乳者有效。

(8) 母鸡炖山药。母鸡 1 只,洗净,将黄芪 30 克、党参 15 克、山药 15 克、红枣 15 克,置入鸡肚,在药上浇黄酒 50 克,隔水蒸熟。1～2 天内吃完。可用于脾胃虚弱少乳者。

(9) 花生粳米粥。生花生米(带红皮)100 克,粳米 200 克,将花生米捣烂后放入淘净的粳米中煮粥,粥分两次(早午或早晚各 1 次)喝完,连服 3 天。

名家经验

(1) 国医大师班秀文教授认为,气血盈亏固然是乳汁生化的物质基础,但肝对乳汁的生化作用尤为重要。肝体阴而用阳,是罢极之本,能化生血气,如七情过极,尤其是恼怒之事,火动于中,更容易损伤肝阴,导致肝阳上亢,形成气血逆乱,则肝的升发疏泄失常,引起乳汁不行。

(2) 朱氏妇科认为,乳汁为血生化,血虚则乳源不充,乳汁不多,此乃一定之理。若单用行乳药疏通,无济于事,必须在调养气血中,稍佐一二味行血通乳之药即效。虚证乳汁缺乏,一般为身体虚弱,乳汁少而乳房不胀。除服药外尚可配合食疗,作为辅助,如用猪蹄煎汤或多饮赤豆汤均可。此外,尚有一简便有效的方法,即为多饮米汤。凡煮饭或烧粥时,煮沸后上层滚浮稠浓成泡沫形状的浓汁即是，将该汁盛起后，温饮代茶，有和胃生津、充养乳汁之功。此法惠而不贵，值得推广。实证乳汁少，乃是身体壮实，由于气郁滞结，乳汁流出少而乳房胀痛者，治宜理气通乳。

(3) 龙江韩氏妇科认为，乳汁充沛与津液关系密切，津液的缺乏和运行障碍是导致产后缺乳的重要原因。妇人产后处于“燥”的生理状态，或因生产不足、损失过多导致津液相对缺乏；或因运行输布障碍，内生瘀、火、痰，导致津液相对缺乏，此两者也常常夹杂出现。基于此韩氏在治疗该病时提出“五法”并用，即：“清补皆施”“上下同调”“引药入络”“药食同疗”“节流止耗”。

古籍精选

《诸病源候论·产后乳无汁候》：“妇人手太阳少阴之脉，下为月水，上为乳汁。妊娠之人，月事不通，初以养胎，既产则血水俱下，津液暴竭，经血不足者，故无乳汁也。”

《妇人大全良方》：“凡妇人乳汁或行或不行者，皆有气血虚弱，经络不调所致也……若累经产而无乳者，亡津液故也。须服滋溢之药以动之。”

《妇科补解·产后乳汁不行或乳少方论》曰：“产后乳汁不行，有火郁。”

《赤水玄珠全集》：“若元气虚弱，则乳汁短少。”

《格致余论》：“乳子之母，不知调养，怒忿所逆，郁闷所遏……以致厥阴之气不行，故窍不能通，而汁不得出。”

《本草纲目》：“乳为阴血所化，生于脾胃，摄于冲任。”

《儒门事亲》：“妇人有本生无乳者不治。”

《傅青主女科》：“少壮之妇，于生产之后……两乳胀满疼痛，乳汁不通。人以为阳明之火也，谁知是肝气之郁结乎……乳汁之化，原属阳明。然阳明属土……必得肝木之气以相通，始能化成乳汁……盖乳汁之化，全在气不在血……羞愤成郁，土木相结，又安能化乳而成汁也。”

《景岳全书·妇人规》：“妇人乳汁，乃冲任气血所化，故下则为经，上则为乳。若产后乳迟乳少者，由气血之不足，而犹或无乳者，其为冲任之虚弱无疑也。”

第五章

妇科杂病类

一、癥　瘕

学习目标

掌握癥瘕的定义、病因病机、辨证论治。

示教医案

患者，女，38岁，2010年11月6日初诊。

主　　诉：体检发现子宫肌瘤11个月，腹痛加重1周。

现 病 史：患者初潮14岁，月经周期21～23天，初诊时末次月经2010年10月13日；已婚，G2P1，刮宫术流产1次，大产为顺产，带下正常。患者两年来自觉下腹胀痛，于活动、受凉、月经前后及经期加重，剧烈疼痛时可伴头晕、乏力、恶心。不伴尿频、尿急。于2009年底体检B超检查提示：盆腔内可见1.2 cm×0.8 cm×0.4 cm肌瘤，右侧卵巢囊肿，范围约1.7 cm×1.2 cm。B超检查后定期复查发现肌瘤逐渐增大。既往体健，无过敏史。

刻下：腹部胀痛，腰膝酸痛，恶寒肢冷，行经腹痛，经色暗，月经量少，夹有血块，胸闷不舒，胁肋胀满，善太息，面色晦暗，食少纳呆，夜寐不宁，二便尚可。曾服乌鸡白凤丸、夏枯草胶囊等中成药，效果不佳。舌质暗，脉弦涩。

实验室检查：2010年2月B超检查示：子宫后位，子宫体大小：57 mm×53 mm×35 mm，肌层回声均质，宫腔居中，内膜厚9 mm，回声不均，宫腔中下段可见一非均质回声，范围约2.0 cm×0.6 cm×0.5 cm，彩色多普勒超声（CDFI）于前壁肌层间可见条状血流信号。左侧卵巢长径：3.8 cm，内见两个囊腔，其一直径约2.6 cm，内见密集细点状回声，其二直径约1.3 cm，透声好。右侧卵巢长径：3.4 cm，内见1囊腔，直径约2.3 cm，内见密集细点状回声及非均质回声，范围1.7 cm×1.2 cm。性激素检查正常。

中医诊断：癥瘕。

西医诊断：子宫肌瘤，卵巢囊肿。

中医辨证：瘀血阻胞，积久成癥。

治　　法：行气活血，化瘀消癥。

方　　药：桂枝10克　茯苓15克　赤芍10克　香附10克
郁金15克　三棱10克　枳壳12克　青皮10克
川楝子15克　小茴香15克　莪术10克　桃仁10克
瞿麦10克　牡丹皮10克　丹参10克　川牛膝15克
泽兰12克　川芎6克　炙甘草10克　延胡索10克
夏枯草10克　菟丝子15克　续断10克

14剂，水煎服

医　　嘱：畅情志，忌生冷，免劳累，多休息。

连服7剂后，小腹刺痛减，乳房胀痛减轻，服药14剂后面色好转，小腹刺痛，乳房胀痛消除，无明显不适，复查B超，肌瘤未见增大增多，去川楝子、延胡索、夏枯草，加生黄芪，以防活血化瘀耗气伤血。上方加减服用4个月后，月经期、量正常，复查B超，盆腔内肌瘤0.9 cm×0.6 cm×0.3 cm，右侧卵巢非均质回声范围1.0 cm×0.6 cm，嘱改为每晚1剂。

病案分析

癥瘕是指妇人下腹结块，伴有或胀、或痛、或满、或异常出血，是妇科疾病中的一种常见杂病。气病得瘕、得聚，见于疾病初始；血病得癥、得积，是瘕、聚日久，疾病发展的结果。癥属血病，瘕属气病，但临床常同时并现，故称为癥瘕。古所谓"七癥八瘕"，相当于西医学的子宫肌瘤、子宫内膜异位症、卵巢囊肿及盆腔炎性包块等。

对于癥瘕的治疗，在《素问・至真要大论》提出"坚者削之，客者除之……结者散之，留者攻之"的治疗大法，是后世治疗癥瘕的法则。张仲景在《金匮要略・妇人妊娠病脉证并治》曰："妇人宿有癥病，经断未及三月，而得漏下不止，胎动在脐上者，此为癥痼害……所以血不止者，其癥不去故也，当下其癥，桂枝茯苓丸主之。"然癥瘕亦需辨证论治。本案患者长期情志不畅，气血瘀结，滞于胞宫冲任，积结日久，遂结为肿块。经脉气血循行受阻，气机紊乱，则胀满疼痛。经期阴血下行，气血不能循经，则经血量少有块，色暗，精神抑郁，胸闷不舒，胁肋胀满，善太息，及舌质暗，脉弦涩，皆为气滞血瘀，聚久成癥之征。方中桂枝温通经脉，茯苓渗利下行而益心脾之气，癥瘕多瘀久而化热，故配伍牡丹皮、赤芍、丹参、泽兰凉血化瘀；气行则血行，故加香附、郁金行气活血；川楝子擅行气止痛；菟丝子、续断益肾温补；夏枯草、软坚散结，可提高消除癥瘕的疗效。诸药合用共奏行气活血，化瘀消癥之效。

问题讨论

1. 癥瘕是如何定义的？

妇女下腹有结块，或胀，或满，或痛者，称为"癥瘕"。癥，坚硬成块，固定不移，推揉不散，痛有定处，病属血分；瘕，痞满无形，时聚时散，推揉转动，痛无定处，病属气分。

2. 癥瘕的病因病机是什么？

多因脏腑不和，气机阻滞，瘀血内停，气聚为瘕，血结为癥，以气滞、血瘀、痰湿及毒热为多见。

（1）气滞：七情所伤，肝气郁结，气血运行受阻，滞于冲任胞宫，结块积于小腹，成为气滞癥瘕。

(2) 血瘀：经期产后，胞脉空虚，余血未尽之际，房事不节，或外邪侵袭，凝滞气血，或暴怒伤肝，气逆血留，或忧思伤脾，气虚而血滞，使瘀血留滞，瘀血内停，渐积成癥。

(3) 痰湿：素体脾虚，或饮食不节，损伤脾胃，健运失职，湿浊内停，聚而为痰，痰湿下注冲任，阻滞胞络，痰血搏结，渐积成瘕。

(4) 毒热：经期产后，胞脉空虚，余血未尽之际，外阴不洁，或房事不禁，感染湿热邪毒，入里化热，与血搏结，瘀阻冲任，结于胞脉，而成癥瘕。

3. 癥瘕如何辨证论治？

辨证要点是按包块的性质、大小、部位、病程的长短、兼症和月经情况辨其在气在血，属痰湿还是热毒。治疗大法以活血化瘀、软坚散结为主，佐以行气化痰，兼调寒热。但又必须根据患者体质强弱，病之久暂，酌用攻补，或先攻后补，或先补后攻，或攻补兼施等法，随证施治，并需遵循“衰其大半而止”的原则，不可一味地猛攻峻伐，以免损伤元气。诊断明确的内生殖系统肿瘤，可予中西医结合治疗。

(1) 气滞型。

主要证候：小腹有包块，积块不坚，推之可移，时聚时散，或上或下，时感疼痛，痛无定处，小腹胀满，胸闷不舒，精神抑郁，月经不调，舌红，苔薄，脉沉弦。

证候分析：瘕乃气聚而成，故小腹有包块，积块不坚，推之可移，时聚时散，或上或下，气滞则痛，气散则止，故时痛时止，痛无定处；肝失条达，气机不畅，故小腹胀满，胸闷不舒，精神抑郁；气滞冲任失司，则月经不调。舌红，苔薄，脉沉弦，为气滞之征。

治疗法则：疏肝解郁，行气散结。

方药举例：香棱丸(《济生方》)。

木香、丁香、三棱、莪术、枳壳、青皮、川楝子、小茴香。

上药共研细末，面糊为丸，如梧桐子大，朱砂为衣。

方中木香、丁香、小茴香温经理气；青皮疏肝解郁，消积行滞；川楝子、枳壳除下焦之郁结，行气止痛；三棱、莪术行气破血，消癥散结；朱砂护心宁神。

(2) 血瘀型。

主要证候：小腹有包块，积块坚硬，固定不移，疼痛拒按，肌肤少泽，口干不欲饮，月经延后或淋漓不断，面色晦暗，舌紫黯，苔厚而干，脉沉涩有力。

证候分析：瘀血积结，气血不畅，故小腹有包块，积块坚硬，固定不移，疼痛拒按；瘀阻脉络，肌肤失养，则肌肤少泽，且面色晦暗；瘀血内阻，津液不能上承，则口干不欲饮；瘀阻冲任，甚则血不归经，故经期错后，或淋漓不止。舌紫黯，苔厚而干，脉沉涩有力，为血瘀之征。

治疗法则：活血化瘀，散结消癥。

方药举例：桂枝茯苓丸(《金匮要略》)。

桂枝、茯苓、丹皮、桃仁、赤芍各等分研细末，炼蜜为丸。

方中用桂枝温通血脉，芍药行血中之滞以开郁结，茯苓淡渗以利行血，与桂枝同用能入阴通阳，丹皮、桃仁破瘀散结消癥。

若积块坚牢者，酌加鳖甲、穿山甲以软坚散结，化瘀消癥；疼痛剧烈者，酌加延胡索、莪术、姜黄以行气活血止痛；小腹冷痛者，酌加小茴香、炮姜以温经散寒；月经过多，崩漏不止者，酌加三七粉、炒蒲黄、血余炭等化瘀止血。

若血瘀甚者，兼肌肤甲错，两目黯黑，用大黄䗪虫丸（《金匮要略》）。本方重在取其虫类搜剔脉络，祛瘀消癥。

（3）痰湿型。

主要证候：小腹有包块，按之不坚，或时作痛，带下量多，色白质黏稠，胸脘痞闷，时欲呕恶，经行愆期，甚或闭而不行，舌淡胖，苔白腻，脉弦滑。

证候分析：痰湿下注冲任，阻滞胞络，积而成癥，则小腹有包块，按之不坚，时或作痛；痰饮内结，则胸脘痞闷；痰阻中焦，则恶心泛呕；痰湿阻于冲任经脉，则月经愆期，甚或经闭不行；湿痰下注，则带下量多，色白黏稠。舌淡胖，苔白腻，脉弦滑，为湿痰内阻之征。

治疗法则：除湿化痰，散结消癥。

方药举例：散聚汤（《妇科秘诀大全》）。

半夏、橘皮、茯苓、当归、杏仁、桂心、槟榔、甘草。

方中杏仁、陈皮、槟榔行上、中、下三焦之气滞而化痰结；半夏、茯苓除湿化痰，降逆止呕；桂心、当归温经活血而消瘕；甘草调和诸药。全方共奏除湿化痰，消结散瘕之效。

若脾胃虚弱，纳差神疲者，酌加党参、白术健脾益气。

若兼血滞者，用三棱煎（《妇人大全良方》）。

三棱、莪术、青橘皮、半夏、麦芽。

上药用醋六升煮干，焙干为末，醋糊丸如梧桐子大。每服三四十丸，淡醋汤下。痰积多，姜汤下。

方中三棱、莪术理气活血消癥，青橘皮、半夏、麦芽行气燥湿化痰。

（4）毒热型。

主要证候：小腹有包块拒按，下腹及腰骶疼痛，带下量多，色黄或五色杂下，可伴经期提前或延长，经血量多，经前腹痛加重，烦躁易怒，发热口渴，便秘溲黄，舌红，苔黄腻，脉弦滑数。

证候分析：湿热积聚，蓄久成毒，阻滞冲任，气滞血瘀，结而成癥瘕，故小腹有包块拒按，下腹及腰骶疼痛；湿热蕴结，损伤任带二脉，任脉不固，带脉失约，湿浊下注，故带下量多，色黄臭秽；热扰冲任，迫血妄行，又瘀血内阻，血不归经，故经期提前或延长，经血量多；瘀血内停，气机不畅，经前血海盛满，故经前腹痛加重，烦躁易怒；毒热壅盛，营卫不和，故发热口渴；热邪伤津，故便秘溲黄。舌红，苔黄腻，脉弦滑数，为湿热毒邪内蕴之征。

治疗法则：解毒除湿，破瘀消癥。

方药举例：银花蕺菜饮（《中医妇科治疗学》）。

赤芍、牡丹皮、丹参、三棱、莪术、皂角刺、银花、蕺菜、土茯苓、炒荆芥、甘草。

方中金银花、土茯苓、蕺菜、炒荆芥清热解毒，利湿排脓；赤芍、牡丹皮、丹参清热凉血，活血化瘀；三棱、莪术、皂角刺行气破瘀，消瘕散结。

若小腹包块疼痛，兼带下量多，色黄稠如脓，或五色带杂下，臭秽难闻，疑为恶性肿瘤者，酌加半枝莲、穿心莲、白花蛇舌草、七叶一枝花以清热解毒消癥。

知识拓展

1. 子宫肌瘤的分型

子宫肌瘤因其生长的部位、大小及数目不同,使子宫的大小及形态不同。传统的分类按照子宫肌瘤生长部位,分为宫体肌瘤及宫颈肌瘤,宫体肌瘤约占总数的90%,宫颈肌瘤约占10%。根据肌瘤在子宫肌壁的不同部位,分为3类:肌壁间肌瘤、浆膜下肌瘤及黏膜下肌瘤。

子宫肌瘤的分型可采用国际妇产科联盟(The International Federation of Gynecology and Obstetrics, FIGO)子宫肌瘤9型分类方法。FIGO子宫肌瘤分型法(采用9型分类法):0型:完全位于宫腔内的黏膜下肌瘤;1型:肌瘤大部分位于宫腔内,肌瘤位于肌壁间的部分≤50%;2型:肌壁间突向黏膜下的肌瘤,肌瘤位于肌壁间的部分>50%;3型:肌瘤完全位于肌壁间,但其位置紧贴黏膜;4型:肌瘤完全位于肌壁间,既不靠近突向浆膜层又不突向黏膜层;5型:肌瘤突向浆膜,但位于肌壁间部分≥50%;6型:肌瘤突向浆膜,但位于肌壁间部分<50%;7型:有蒂的浆膜下肌瘤;8型:其他类型(特殊部位如宫颈、阔韧带肌瘤)。

2. 子宫肌瘤的临床症状

多无明显症状,仅在体检时偶然发现。症状与肌瘤部位、有无变性相关,而与肌瘤大小、数目关系不大。常见症状有:

(1) 经量增多及经期延长:是子宫肌瘤最常见的症状。多见于大的肌壁间肌瘤及黏膜下肌瘤,肌瘤使宫腔增大,子宫内膜面积增加并影响子宫收缩。此外,肌瘤可能使附近的静脉受挤压,导致子宫内膜静脉丛充血与扩张,从而引起经量增多,经期延长。黏膜下肌瘤伴有坏死感染时,可有不规则阴道流血或血样脓性排液。长期经量增多可继发贫血,出现乏力、心悸等症状。

(2) 下腹包块:肌瘤较小时在腹部摸不到肿块,当肌瘤逐渐增大使子宫超过3个月妊娠大小时可从腹部触及。巨大的黏膜下肌瘤可脱出于阴道外,患者可因外阴脱出肿物就医。

(3) 白带增多:肌壁间肌瘤使宫腔面积增大,内膜腺体分泌增多,并伴有盆腔充血导致白带增多;子宫黏膜下肌瘤一旦感染,可有大量脓性白带。若有溃烂、坏死、出血时,可有血性或脓血性、有恶臭的阴道溢液。

(4) 压迫症状:子宫前壁下段肌瘤可压迫膀胱引起尿频、尿急;宫颈肌瘤可引起排尿困难、尿潴留;子宫后壁肌瘤(峡部或后壁)可引起下腹坠胀不适,便秘等症状。阔韧带肌瘤或宫颈巨型肌瘤向侧方发展,嵌入盆腔内压迫输尿管使上泌尿路受阻,形成输尿管扩张甚至发生肾盂积水。

(5) 其他:包括下腹坠胀、腰酸背痛,经期加重。肌瘤红色样变时有急性下腹痛,伴呕吐、发热及肿瘤局部压痛;浆膜下肌瘤蒂扭转可有急性腹痛;子宫黏膜下肌瘤由宫腔向外排出时也可引起腹痛。黏膜下和引起宫腔变形的肌壁间肌瘤可引起不孕或流产。

3. 子宫肌瘤的治疗

1)西医治疗

(1) 治疗应根据患者年龄、生育要求、症状、肌瘤的大小等全面考虑。对于肌瘤小于10

周妊娠子宫大小、无症状者，尤其是近绝经期妇女，每3～6个月复查1次。

(2) 药物治疗：增大子宫似妊娠子宫2个月大小以内，症状不明显或较轻，近绝经年龄及全身情况不能适应手术者。临床常用GnRH－a，连用3～6个月，可减少经量或闭经，纠正贫血，缩小肌瘤，但停药后又逐渐增大至原来大小。不良反应为低雌激素症状；米非司酮，每日1.25～25 mg从月经第1～3日开始服用，连服3个月，但不宜长期使用，长期服用增加子宫内膜增生风险。

(3) 手术治疗：用于肌瘤大于10周妊娠子宫大小或症状明显致继发性贫血者，手术方式有肌瘤摘除术和子宫切除术，术前应排除子宫恶性病变。

(4) 介入治疗或超声聚焦治疗：减少肌瘤血供和控制肌瘤生长。

2)中医治疗

(1) 气滞血瘀证：精神抑郁，经前乳房胀痛，胸胁胀闷，或心烦易怒，腹有癥瘕，小腹胀痛或有刺痛，舌苔薄，舌边有瘀点或瘀斑，脉涩。

治法：活血化瘀，软坚散结。

方药：膈下逐瘀汤。

(2) 寒湿凝滞证：月经后期，量少色暗有块，或量多色暗，经期延长，下腹冷痛喜温，四末不温，带多色白清稀，大便不坚，舌质淡紫，苔薄白而润，脉沉紧。

治法：温经散寒，活血消癥。

方药：少腹逐瘀汤。

(3) 痰湿瘀阻证：月经后期，经少不畅，或量多有块，色紫黑，或夹有黏稠白带，下腹胀满，脘痞多痰，体形肥胖，舌质胖紫，苔白腻，脉沉滑。

治法：化痰理气，活血消癥。

方药：开郁二陈汤(半夏、陈皮、茯苓、青皮、香附、川芎、莪术、木香、槟榔、甘草、苍术、丹参、水蛭)。

(4) 湿热夹瘀证：经行量多有块，有血块，经期延长，下腹疼痛，腰骶酸痛下坠，时有发热，带下量多，色黄，秽臭，舌红，苔黄腻，脉滑数。

治法：清热利湿，活血消癥。

方药：清宫消癥汤(七叶一枝花、蛇舌草、皂角刺、夏枯草、败酱草、石见穿、紫草、莪术、三棱、桃仁、赤芍、丹参)。

(5) 阴虚内热证：经行量不多，偶尔崩下，经色黯红，头晕心悸，腰酸，口干咽燥，大便干结，舌红，苔薄，脉细数。

治法：养阴清热，凉血止血。

方药：清海丸(熟地黄、山茱萸、山药、牡丹皮、五味子、麦冬、白术、白芍、龙骨、桑叶、地骨皮、玄参、沙参、石斛)

名家经验

(1) 王云铭教授认为癥瘕的发病特点多为正气不足、素体虚弱，或经产感邪，或脏腑功能失调，迫及冲任，冲任气血失调，阻滞而发，病势缠绵。认为子宫肌瘤及卵巢囊肿的病理机制多为血瘀夹痰。瘀与痰在本病之中虽有先后侧重，但病程较长，日久则互相胶结，相互为病，互为因果。治疗当健脾化湿、温通血脉、活血化瘀、软坚散结，并在桂枝茯苓丸的基础上自拟化癥消瘕汤。其基本组成：茯苓 24 克，制鳖甲 20 克，桃仁 15 克，赤芍、桂枝、昆布、炮穿山甲、海藻、牡丹皮各 9 克，当归、三棱、莪术各 12g。本方以大量辛温行血药物入血分以活血化瘀，佐以海藻、鳖甲、炮穿山甲、昆布以软坚散结化痰，使瘀去而痰化，实收到痰瘀同治之效。

(2) 肖承悰教授认为，子宫肌瘤的发生与气虚运血无力，瘀血内阻；气虚无以运化水湿，水湿内停，聚而成痰有着密切的关系。而瘀血、痰湿又可阻碍气机、损伤正气，使瘀血、痰湿更甚，终致痰瘀互结，形成癥瘕。针对子宫肌瘤气虚血瘀，痰瘀互结的病机特点，并结合女子特有的月经的生理特点，指出“分期论治、补消结合”的治疗原则。即分为经期和非经期治疗，且在不同时期“补”与“消”各有侧重，从而使标本兼治。非经期着重于消，寓补于消之中，寓消于补之上。治以活血化瘀、软坚消癥，兼以益气。自拟肌瘤内消制剂，药物组成以鬼箭羽、急性子、制鳖甲、生牡蛎等软坚散结、化瘀药物为主，其中鬼箭羽、急性子活血化瘀、软坚消癥且不峻猛；鳖甲、牡蛎入肾经，既能软坚散结，又有化痰之功；酌加黄芪补气行滞，桑寄生等补肝肾养血；牛膝活血散瘀止痛、补肾强腰，并能导诸药下行胞宫，作用于病处。全方共奏散结消痰、活血化瘀、补益气血之效，既消又补，以消为主，消而不峻，补而不滞，最终达到祛邪不伤正，消散癥积的目的。

(3) 傅友丰教授认为子宫肌瘤在人体为有形之物盘结于子宫，大小不等，其直接病位在胞宫，血瘀胞宫胞脉是其病变实质，无瘀不成癥。临证必须重视活血化瘀，治疗用调周结合化瘀消癥法。在子宫肌瘤整个治疗过程中，需攻邪及扶正并存。治疗分经期与非经期论治。经期，傅老强调此时是血海由充盈变空虚，冲任气血处于急剧变化的时期，血室正开，外邪易于乘虚入侵，此时继续消癥不仅有动血之虞，而且易伤伐正气。因此，治疗上经期以活血理气、化瘀调经为主，活血化瘀药常用：炒当归、川牛膝、益母草、五灵脂、蒲黄、桂枝等灵活化裁。经期用药常喜用贯众炭，因其凉血止血，可治疗子宫肌瘤伴有月经量多者，既能活血化瘀，又能达到减少出血的目的。非经期，治疗时强调活血化瘀、软坚散结，以攻为主，寓补于攻。临床经验基本方：鬼箭羽 15 克，木馒头 15 克，海藻 10 克，昆布 10 克，生贯众 10 克，皂角刺 10 g。常加用川芎、当归、生山楂、三棱、莪术、石打穿等活血甚至破血化瘀药，喜用夏枯草散结清热。癥瘕除了“瘀”的一面，又有“虚”的一面，久用活血化瘀药有伤正之弊，故佐以中药来扶助正气，达到祛其邪而顾其根本之功。常加入党参、黄芪补益气血，茯苓、炙甘草健脾益气。

古籍精选

《金匮要略・疟病脉证并治》：“病疟……当如何？师曰：此结为癥瘕，名曰疟母。急治之下，宜鳖甲煎丸。”

《金匮要略・妇人妊娠病脉证并治》：“妇人宿有癥病，经断未及三月，而得漏下不止，胎动在脐上者，此为癥痼害……所以血不止者，其癥不去故也，当下其癥，桂枝茯苓丸主之。”

《诸病源候论》：“癥瘕者，皆由寒温不调，饮食不化，与脏气相搏结所生也。其病不动者，直名为癥。若病虽有结瘕，而可推移者，名为瘕。瘕者，假也，谓虚假可动也……癥者，由寒温失节，致脏腑之气虚弱，而食饮不消，聚结在内，渐染生长。块盘牢不移动者，是癥也，言其形状，可征验也；瘕病者，由寒温不适，饮食不消，与脏气相搏，积在腹内，结块瘕痛，随气移动是也。”

《积聚诸病》：“积聚痼结者……牢痼盘结者也。若久即成癥。”

《三因极一病证方论》：“癥瘕积聚，随气血以分门……夫癥者，坚也，坚则难破；瘕者，假也，假物成形……妇人癥瘕，并属血病，龙蛇鱼鳖等，事皆出偶然。但饮食间，误中之，留聚脏腑，假血而成。”

《妇人大全良方》云：“妇人腹中瘀血者，由月经闭积，或产后余血未尽，或风寒凝瘀，久而不消，则为积聚癥瘕也。”

《灵枢・水胀》曰：“肠覃者，寒气客于肠外，与卫气相搏，气不得荣，因有所系；癖而内著，恶气乃起，息肉乃生，其始生也，大如鸡卵，稍以益大，至其成如怀子之状，久者离岁，按之则坚，推之则移……”

《医学入门》：“善治癥瘕者，调其气而破其血，消其食而豁其痰，衰其大半而止。”

二、盆腔炎性疾病

学习目标

掌握盆腔炎性疾病的定义、病因病机、诊断要点、鉴别诊断、辨证论治。

示教医案

王某，女，36岁。初诊日期：2016年3月21日。

主　　诉：下腹部刺痛不适反复发作半年余。

现 病 史：2015年8月初人工流产术后始出现下腹部隐痛，腰部酸困不适，劳累后症状加重，未予重视，半年来下腹部刺痛时作，带下量多、色白、质稀薄，经前1天及经期第1～2天下腹部发凉、喜暖、疼痛较平素更甚，涉及腰骶部，大便稀溏，伴有肛门下坠感。曾间断服用抗生素（具体不详）及去痛片、布洛芬等药物，症状无明显改善。平素月经规律，月经周期28～30天，经期5～7天，量可，色黯红，夹有血块，LMP：2016年3月2日。

刻下：患者下腹部刺痛不适，时感乏力，四肢倦怠，烦躁，食纳可，夜寐尚安，二便调，舌质黯红、苔薄白，脉沉细小弦。

婚 育 史：已婚已育，1-0-1-1，2010年4月足月顺产一健康男婴，2015年8月因稽留流产行人工流产术。

妇科检查：外阴：已婚式；阴道：畅；宫颈：轻度糜烂；宫体：后位，常大，活动欠佳，压痛（+）；左侧附件区可触及条索样增粗并伴有压痛，右侧附件区压痛。

辅助检查：2016年2月妇科腹部B超提示：子宫附件未见明显异常、子宫直肠陷窝积液（直径约4 cm）。

西医诊断：盆腔炎性疾病后遗症。

中医诊断：盆腔炎性疾病。

中医辨证：肾虚血瘀。

治　　法：温肾益气，化瘀止痛。

方　　药：鹿角片10克　补骨脂10克　熟地黄10克　三棱10克
莪术10克　红藤20克　川楝子10克　延胡索10克
党参10克　炙黄芪15克　醋柴胡6克　青皮10克
川牛膝10克

日1剂，水煎服

二　　诊：服药2周后，LMP：2016年4月1日，正值经期，量中，色黯红，有血块，下腹部刺痛明显好转，乏力减轻，腰部酸困不适，大便质稀不成形，小便调，纳食可，夜寐欠安，舌黯红，苔薄白，脉沉细滑。中医辨证同前，行经期宜活血化瘀，守前方加泽兰10克、益母草15克、杜仲10克、续断10克、酸枣仁20克、五味子6克、砂仁3克、炒白术15克。

日1剂，水煎服

随后以温阳化瘀汤为主方（鹿角片、补骨脂、熟地黄、三棱、莪术、延胡索、红藤、川楝子、党参、炙黄芪、青皮、川牛膝）增减化裁，并嘱其日常生活中注意适寒温、慎起居、调饮食、畅情志。患者连续服药2个月，复查B超提示子宫附件未见异常、无盆腔积液，妇科检查子宫及双侧附件区未触及明显疼痛。予以停药观察2个月，电话随访患者症状未再复发。

病案分析

中医古籍中并无“盆腔炎性疾病后遗症”之名，根据其临床特点，散见于带下病、妇人腹痛、热入血室、经病疼痛、不孕症等范畴。历代医家多认为盆腔炎性疾病后遗症以湿热者居多，治疗则以清热利湿为大法，亦有认为湿热已不是盆腔炎性疾病后遗症的主要病因，总结出虚、瘀为其主要病理因素。西医之所以用抗生素治疗无效，是因盆腔炎性疾病后遗症阶段致病菌多已不复存在，只是遗留下局部的炎症后遗症，如充血、水肿、粘连、增生等病理改变，故而抗生素治疗无效。本病总属本虚标实，补正祛邪现已被诸多医家重视。该患者因人工流产术后损伤胞宫，外邪伤及下焦，肾居下焦，日久伤及肾中阳气，肾中阳气不足则无以化生有形之物，而形成类似于癥瘕性的血瘀，故临床表现为典型的“虚”“瘀”病理特点，用温阳化瘀汤治疗取得显著的疗效。具体药物为鹿角片、补骨脂、熟地黄、三棱、莪术、延胡索、红藤、川楝子、党参、炙黄芪、青皮、川牛膝。方中鹿角片甘温补阳，甘咸滋肾，禀纯阳之性，具生发之气，能壮肾阳，生精补髓；补骨脂善壮肾阳，暖水脏，为壮火益土之要药；古人云：“熟地黄‘大补五脏真阴’‘大补真水’”。此处用熟地黄妙在与鹿角片、补骨脂同用，一方面防止鹿角片、补骨脂温热伤阴，另一方面体现“善补阳者，必于阴中求阳，则阳得阴助而生化无穷”。三者同用，使阴生阳长，水火相济，阳生阴长，而阴平阳秘，共为君药。三棱从血药则治血，从气药则治气，能治一切凝结停滞有形之坚积，莪术专攻气中之血，去积聚癖块；延胡索为化气第一品药，能行血中气滞，气中血滞，专治一身上下诸痛，用之中的，妙不可言；川楝子行气止痛；红藤攻血、治血块、活血散瘀，健腰膝。五者同用，理气行滞，化瘀止痛，共为臣药。脾胃为生气之源，肺为生气之主，方中党参、炙黄芪归肺脾经，两者同用，妙在补脾胃之气，后天之气充足，则先天之肾气化生有源，先天之气充足，使机体“正气存内，邪不可干”，且气行则血行，防止瘀血停滞于冲任胞脉，共为佐药。青皮辛散温通力强，能破气散结，消坚积，川牛膝性善下行，长于活血通经，且其活血祛瘀作用中又有疏利降泄的特点，方中用之既助参芪行气，又助三棱、莪术破癥瘕积聚，共为使药。综观全方，温热既不伤阴，化瘀亦有止痛，补气妙在理气，标本兼顾，共奏温阳益气、化瘀止痛之效。

盆腔炎性疾病后遗症病程长，病情反复发作，加之女性特有的"女子以肝为先天"特点，导致肾虚累及肝郁。临床上观察到患者因病缠绵难愈，心理负担加重，常表现为抑郁、烦躁、失眠、焦虑，以致肝气郁结，则加炒白芍、醋柴胡、香附、佛手片疏肝理气；化火扰心者加丹皮、焦栀子、莲子心、黄连清心降火；夜寐欠佳者加酸枣仁、五味子、夜交藤养心安神。腰痛明显、四肢畏寒者加杜仲、续断、菟丝子、淫羊藿温阳补肾、壮腰膝；带下量多、色黄者，加败酱草清热利湿；脾肾为先后天之本，肾阳虚弱，不能上温脾阳，出现大便稀溏者加砂仁、炒白术、炒扁豆健脾止泻；触及附件区增厚压痛，输卵管造影显示通而不畅者，加用穿山甲、路路通、炙鳖甲通经活络。在临床上亦观察到盆腔炎性疾病后遗症的患者，平素多伴有大便偏稀，且经期加重的症状，意识到肾阳虚弱日久，不能上温脾阳，造成脾肾阳气同时受损，治疗中肾肝脾同调，可取得事半功倍的效果。

问题讨论

1. 急性盆腔炎的诊断标准是什么？

盆腔炎性疾病(pelvic inflammatory disease, PID)诊断最低标准：性活跃女性及有性传播感染风险者，排除其他病因且满足以下任一条件者可诊断：①子宫压痛；②附件压痛；③宫颈举痛。如合并下生殖道感染，诊断 PID 可能性增加。

PID 诊断附加标准：①口腔温度≥38.3℃；②宫颈或阴道脓性分泌物；③阴道分泌物显微镜检白细胞计数增多；④红细胞沉降率升高；⑤C 反应蛋白升高；⑥宫颈淋病奈瑟菌或沙眼衣原体感染。

PID 诊断的特异性标准：①子宫内膜活检提示子宫内膜炎；②影像学如超声、CT 或 MRI 检查提示输卵管管壁增厚、管腔积液或输卵管卵巢包块等；③腹腔镜探查见输卵管充血水肿，伞端或浆膜层脓性渗出物等。

2. 盆腔炎性疾病的鉴别诊断有哪些？

(1) 子宫内膜异位症：病程较长，一般腹痛见于经期，呈渐进性疼痛加剧，性交痛明显；妇科检查宫体后壁、宫骶韧带可扪及触痛性结节，一侧或双侧卵巢囊性包块；CA－125 可有异常升高；腹腔镜检查可予确诊。

(2) 盆腔瘀血综合征：可见长期下腹疼痛、腰骶痛；妇科检查无异常；通过盆腔静脉造影术、腹腔镜检查可予确诊。

(3) 盆腔肿瘤：均可有腹痛，但盆腔肿瘤多为持续性钝痛。常伴腹胀、腹部肿块、腹水等，晚期可出现消瘦、严重贫血等恶病质征象。三合诊检查可在一侧或双侧附件区触及实性或半实性、表面不规则、不活动的包块，盆底可触及散在、质硬的结节，常有腹水。B 超检查、肿瘤标志物测定、CT 或 MRI 等检查有助于鉴别。

(4) 卵巢囊肿：慢性盆腔炎形成输卵管积水或输卵管卵巢囊肿者，需与卵巢囊肿者鉴别。前者有盆腔炎病史，肿块呈腊肠型，囊壁较薄，周围有粘连，活动受限。卵巢囊肿多为圆形或椭圆形，周围无粘连，活动自如，常无明显自觉不适，偶于妇科体检中发现。B超检查可资鉴别。

(5) 结核性盆腔炎：结核性盆腔炎也是慢性疾病，多有其他脏器的结核史，腹痛常为持续性，偶有闭经史，常有子宫内膜结核，腹胀，偶有腹部包块，X线检查下腹部可见钙化灶，包块位置较慢性盆腔炎高。结核菌素试验、腹腔镜检查活检可明确诊断。

(6) 异位妊娠：临床表现为停经史、腹痛、阴道流血，输卵管妊娠流产、破裂出现腹腔内出血，可见晕厥。查血、尿绒毛膜促性腺激素为阳性。伴有腹腔内出血时，后穹窿穿刺可抽出不凝血。

(7) 阑尾炎：均可见腹痛，盆腔炎痛在下腹部两侧，病位较低，常伴有月经异常；阑尾炎多局限于右下腹部，有麦氏点压痛、反跳痛。

(8) 间质性膀胱炎：亦可有慢性盆腔疼痛。可伴有尿频、尿急、性交困难。临床检查发现阴道分泌物培养结果阴性，宫颈触痛阳性，膀胱压痛阳性；膀胱镜检查可明确诊断。

(9) 肠易激综合征：亦可有腹痛，腹痛弥散，无固定痛点，以左下腹多见，为阵发性或连续性痉挛性疼痛，焦虑、紧张、进食后及月经前疼痛加重，多伴有慢性便秘，偶有腹泻。妇科三合诊时常可发现乙状结肠部位有压痛，而无其他肠道炎性疾病的体征。通过乙状结肠镜、钡灌肠协助排除肠道器质性疾病，随后可行药物试验性诊断。

3. 如何辨证论治？

1) 辨证

急性期治疗应本着“急则治标，缓则治本”的原则，高热阶段属实属热，治以清热解毒为主；热减或热退，则以消瘕散结化湿为法；若邪盛正衰，正不胜邪，出现阳衰阴竭之证，则以急救为先，宜行中西医结合治疗。

(1) 热毒壅盛。

证候：高热恶寒，甚或寒战，下腹疼痛拒按，口干口苦，精神不振，恶心纳少，大便秘结，小便黄赤，带下量多，色黄如脓，秽臭，月经量多，或淋漓不净；舌红，苔黄糙或黄腻，脉滑数。

治法：清热解毒，化瘀排脓。

方药：五味消毒饮合大黄牡丹皮汤加减(《医宗金鉴》《金匮要略》)。

金银花、野菊花、蒲公英、紫花地丁、紫背天葵子、大黄、芒硝、桃仁、牡丹皮、冬瓜仁。

若热毒传入营分，出现神昏谵语，高热汗出，口渴欲饮，烦躁不宁，舌红绛，苔黄燥，脉弦细而数等气营同病之证者，治宜清营解毒，凉血养阴。方用清营汤加减。神昏谵语者，可以本方送服安宫牛黄丸或紫雪丹以芳香开窍。

(2) 湿热瘀结。

证候：下腹部疼痛拒按或胀满，热势起伏，寒热往来，带下量多，黄稠臭秽，经量增多，经期延长，淋漓不止，大便溏或燥结，小便短赤；舌红有斑点，苔黄厚，脉弦滑。

治法：清热利湿，活血止痛。

方药：仙方活命饮加减(《校注妇人良方》)。

白芷、贝母、防风、赤芍、当归尾、甘草、皂角刺、穿山甲、天花粉、乳香、没药、金银花、陈皮。

盆腔炎性疾病后遗症辨证：

(1) 湿热瘀阻(滞)证。

湿证核心症状:①体倦乏力;②身重而痛;③胸闷纳呆;④口干不欲饮。

热证核心症状:①月经经期延长,月经量多,色红;②带下黄,质黏稠,有臭气;③小便黄赤,大便干结;④低热起伏。

瘀证核心症状:①下腹疼痛呈刺痛,或痛有定处、拒按;②月经色暗,夹有血块,块下痛减;③面色黧黑,或肌肤甲错,或口唇色暗。

舌脉:舌红,苔黄腻,脉滑数。

以上湿、热、瘀证主症各符合1项及以上,结合舌脉,即可辨证为本证。

(2) 气滞血瘀证。

气滞证核心症状:①经期情志抑郁,乳房胀痛;②胸胁胀满,情志不畅,烦躁易怒。

血瘀证核心症状:①下腹疼痛可呈刺痛,或痛有定处、拒按;②月经色暗,夹有血块,块下痛减;③面色黧黑,或肌肤甲错,或口唇色暗。

舌脉:舌质紫黯,有瘀斑,苔薄白,脉涩。

以上气滞、血瘀证主症各符合1项及以上,结合舌脉,即可辨证为本证。

(3) 气虚血瘀证。

气虚证核心症状:①面色淡白或少华;②精神萎靡;③少气懒言,或食少纳呆;④经期延长,或月经量多,经色淡,质稀。

血瘀证核心症状:①下腹疼痛呈刺痛,或痛有定处、拒按;②月经色暗,夹有血块,块下痛减;③面色黧黑,或肌肤甲错,或口唇色暗。

舌脉:舌淡暗,或有瘀点瘀斑,苔白,脉弦涩无力。

以上气虚、血瘀证主症各符合1项及以上,结合舌脉,即可辨证为本证。

(4) 寒湿瘀阻证。

寒证核心症状:①小腹冷痛,喜热恶寒,得温痛减;②形寒肢冷;③月经量少或错后。

湿证核心症状:①小腹坠胀疼痛,经期或劳累后加重;②带下淋漓,质清稀;③小便清长,大便稀溏。

瘀证核心症状:①下腹疼痛呈刺痛,或痛有定处、拒按;②月经色暗,夹有血块,块下痛减;③面色黧黑,或肌肤甲错,或口唇色暗。

舌脉:舌淡暗,苔白腻,脉沉迟。

以上寒、湿、瘀证主症各符合1项及以上,结合舌脉,即可辨证为本证。

(5) 肾虚血瘀证。

肾虚证核心症状:①腹痛喜温喜按,或遇劳累则加重;②头晕耳鸣;③腰膝酸痛;④月经紊乱或绝经。

血瘀证核心症状:①下腹疼痛呈刺痛,或痛有定处、拒按;②月经色暗,夹有血块,块下痛减;③面色黧黑,或肌肤甲错,或口唇色暗。

舌脉:舌黯淡,苔白,脉沉涩。

以上肾虚、血瘀证主症各符合1项及以上,结合舌脉,即可辨证为本证。

(6) 痰湿瘀滞证。

痰湿证核心症状:①腹痛绵绵;②乏力倦怠,或嗜睡;③纳差食少;④月经延后或月经停闭；⑤带下量多。

血瘀证核心症状：①下腹疼痛呈刺痛，或痛有定处、拒按；②月经色暗，或夹有血块，块下痛减；③面色黧黑，或肌肤甲错，或口唇色暗。

舌脉核心症状：舌淡暗，苔薄腻，脉滑。

以上痰湿、血瘀主症符合1项，结合舌脉，即可辨证为本证。

在疾病发生发展过程中，可能出现以上未提及的证型，也可在一次发病的过程中出现几种证型的变化，需要结合临床患者的症状体征进行辨证及选方加减用药。

2）治疗

治疗原则为活血化瘀，理气止痛，临床应用需根据患者辨证情况随证加减用药。各证型可以选用符合辨证论治原则的自拟方。

（1）湿热瘀阻证。

治法：清热除湿，化瘀止痛。

方药：银甲丸（《王渭川妇科经验选》）。

金银花、连翘、升麻、红藤、蒲公英、生鳖甲、紫花地丁、生蒲黄、椿根皮、大青叶、茵陈。

（2）气滞血瘀证。

治法：疏肝解郁，化瘀止痛。

方药：膈下逐瘀汤（《医林改错》）。

当归、川芎、桃仁、赤芍、牡丹皮、红花、乌药、延胡索、五灵脂、甘草、香附、枳壳。

（3）寒湿瘀阻证。

治法：散寒除湿，化瘀止痛。

方药：少腹逐瘀汤（《医林改错》）。

小茴香、干姜、延胡索、当归、川芎、肉桂、赤芍、生蒲黄、五灵脂。

（4）气虚血瘀证。

治法：益气健脾，化瘀散结。

方药：理冲汤（《医学衷中参西录》）。

生黄芪、党参、白术、生山药、三棱、莪术、生鸡内金、蒲黄、五灵脂。

（5）肾虚血瘀证。

治法：温肾益气，化瘀止痛。

方药：温胞饮合失笑散（《傅青主女科》《太平惠民和剂局方》）。

巴戟天、补骨脂、菟丝子、肉桂、附子、杜仲、白术、山药、芡实、人参、蒲黄、五灵脂。

（6）痰湿瘀滞证。

治法：行气化痰，化瘀止痛。

方药：苍附导痰丸加减（《叶氏女科》）。

半夏、陈皮、甘草、苍术、香附、胆南星、枳壳、生姜、神曲、当归、川芎。

知识拓展

1. 病名沿革

中医古籍中无PID之病名，其散在于带下病、妇人腹痛、癥瘕等病证中。1988年，罗元恺等主编的第五版中医妇科教材《中医妇科学》将本病列入“盆腔疼痛证”，1997 年，马宝璋等主编的第六版中医妇科教材《中医妇科学》将本病归入“妇人腹痛”部分，2002 年，张玉珍主编的《中医妇科学》中采用“慢性盆腔炎”病名，2012 年罗颂平等主编的《中医妇科学》中首次采用“盆腔炎性疾病后遗症”之病名。现采用中西医统一的病名——“盆腔炎性疾病后遗症”。

2. 中成药治疗

1）内服药物

（1）湿热瘀阻证：可选用妇乐颗粒、花红胶囊、金刚藤片、金鸡胶囊等。

（2）气滞血瘀证：可选用血府逐瘀胶囊、大黄䗪虫丸、妇科千金胶囊（片）等。

（3）血瘀证：可选用桂枝茯苓胶囊等。

（4）肾虚血瘀证：可选用女金胶囊等。

（5）痰湿阻滞兼气滞证：可选用散结镇痛胶囊等。

（6）气虚血瘀证及痰湿凝滞证：可选用丹黄祛瘀胶囊等。

2）外用栓剂

湿热瘀滞证：可选用野菊花栓、康妇消炎栓等（直肠给药）。

3. 中医适宜技术

1）针灸治疗

每日或隔日 1 次。

湿热瘀阻证可选取子宫、水道、归来、中极及阴陵泉穴等。

寒湿瘀阻证可选取神阙、气海、关元、足三里及三阴交穴等。

气滞血瘀证可选取气海、血海、中极、内关及三阴交穴等。

气虚血瘀证可选取合谷、足三里、八髎及神阙穴等。

肾虚血瘀证可选取肾俞、三阴交、中极、带脉及次髎穴等。

适应证：盆腔炎性疾病后遗症。

禁忌证：局部皮肤溃烂及醉酒、过饥、过饱时不宜针灸。

注意事项：

（1）避免空腹或过度紧张时进行针刺治疗。出现晕针时，应立即停止针刺，将针全部起出。扶患者平卧，头部放低，松解衣带，注意保暖。轻者仰卧片刻，给予温茶或糖水，即可恢复。重者可刺人中、内关、足三里，灸百会、关元、气海。若病情危急则应配合其他抢救措施。

（2）艾灸时温度以患者能够耐受为宜，防止烫伤，若出现皮肤红肿、水疱，立即停止治疗，及时处理。

2）中药灌肠

推荐根据辨证制订治疗和用药原则。

操作方法：将药物浓煎备用，每次取药液 50～100 ml，温度 38～40℃ 保留灌肠。每晚 1 次，每个月经周期连续治疗 14 天，经期停用。

适应证：盆腔炎性疾病后遗症。

禁忌证：严重心脏病，重度高血压动脉瘤，严重贫血，精神障碍，严重痔疮，肝硬化，肠道手术术后半年内，有肠道疾病者如溃疡性结肠炎、肠道肿瘤、大便失禁患者禁用。早期妊娠、经期禁用。

注意事项。

（1）灌肠时用屏风遮挡，注意保暖，必要时关好门窗。

（2）插管动作要轻柔，药液宜缓慢灌入，每次灌肠药量不超过 200 ml。

（3）灌注过程观察患者的反应及询问便意，如果便意强烈应立即停止灌注并嘱患者深呼吸，必要时置便盆于床上排便。

（4）灌肠前嘱患者排空二便。

3）中药外敷

（1）中药封包外敷：通过高浓度药物直接作用于皮肤、毛窍，直达病所，促进炎症病理产物的吸收和消散。根据辨证选药。

操作方法：将中药装入布袋，蒸透后温热熨敷小腹，每次 20～30 分钟，每日一次。每个月经周期连续治疗 14 天，经期停用。

（2）中药穴位敷贴：辨证选用中药，研末或制成丸剂，贴敷穴位，选穴可参考针灸治疗部分。

适应证：盆腔炎性疾病后遗症患者。

禁忌证：用药局部皮肤破溃、经期、早期妊娠禁用。

（3）注意事项：①外伤后患处有伤口、皮肤急性传染病等忌用中药外敷。②湿敷液应现配现用，注意药液温度，防止烫伤。③治疗过程中观察局部皮肤反应，如出现水疱、痒痛或破溃等症状时，立即停止治疗，及时处理。④注意保护患者隐私并保暖。

4）中药离子导入

辨证选用中药浓煎后通过中药离子导入仪导入，使药物通过局部皮肤直接渗透和吸收。根据辨证选药。

操作方法：中药水煎煮，浓缩至 60～100 ml，取汁后用离子导入仪经皮给药治疗，每日一次，每次治疗 30 分钟，经期停用。

适应证：盆腔炎性疾病后遗症患者，有小腹酸胀疼痛或腰背酸痛症状者。

禁忌证：严重高血压及意识不清、皮肤破溃者忌用。

注意事项。

（1）治疗前应检查患者皮肤有无知觉障碍或破损等情况，如毛发过多，宜剃去或用温水浸湿；如有知觉丧失或损伤严重，则不宜在此部位治疗。

（2）调整电流量时宜缓慢，要逐渐增加或减少，以免产生刺激作用。

（3）治疗前需告诉患者在通电期间会产生的各种感觉，如轻度的针刺感和蚁走感是正常现象，如有烧灼感甚至疼痛，则需调整电流强度。

（4）高热、恶病质、心力衰竭、湿疹、妊娠、有出血倾向者，带有心脏起搏器者，对直流电不能耐受者禁用本法。

5）其他治疗

根据病情及辨证论治选择应用中药药渣外敷、中药研粉调敷、中药热熨、督灸、中药熏蒸治疗、盆腔炎治疗仪、微波治疗仪、光子治疗仪等。

注意事项：有相应治疗的操作规范（包括适应证、禁忌证、注意事项等），使用时遵循相应治疗的操作规范，并由专人负责操作治疗。

名家经验

（1）罗元恺教授认为：盆腔炎在急性或亚急性阶段，主要表现为湿热、湿毒或热毒证，如发热恶寒，带下黄稠，小腹灼痛，或阴道下血，淋漓不止，舌红苔黄，脉滑数。此期则须清热解毒、利湿止带。自拟盆炎清热汤，以蒲公英、败酱草、金银花清热解毒，茵陈、黄柏、栀子、车前子清利湿热，牡丹皮、桃仁、丹参、延胡索等活血化瘀。带下量多者予茵陈败酱汤，以茵陈、败酱草、忍冬藤、黑栀子等清利湿热，冬瓜仁、薏苡仁、茯苓等利湿止带。热甚加青蒿、连翘、紫花地丁；腑实便秘则加大黄以泻下热结。湿热为患，热可伤津，湿碍气机，处理不当，容易损伤气阴，故清热毋过苦寒，以免损伤正气；利湿勿太峻猛，以防耗竭阴津。在慢性炎症阶段，由于湿热胶结，阻碍气机，热灼血络，血脉凝涩，瘀阻胞中，往往缠绵难愈。罗氏根据不同证型，辨证用药。如瘀血内阻者，胞中结块，或胞络阻滞，可见少腹疼痛、拒按，经色黯红、有血块，或带下量多、色黄或白、质稠，舌黯红，脉弦。对症状不明显，可用膈下逐瘀汤加减，或桂枝茯苓丸加味。膈下逐瘀汤以疏肝理气、活血止痛见长。偏热者，可去当归，加丹参；肝气郁结，乳房胀痛者，加郁金、青皮；胞络不通，加路路通、穿破石、王不留行；大便不畅者，枳壳改枳实，或加槟榔。桂枝茯苓丸以活血散结为主，可加牡蛎、海藻以咸寒软坚；莪术、橘核以行气活血散结；土鳖虫、九香虫以活血止痛。如迁延日久，气虚而兼寒湿者，乃邪去正伤之证，可见小腹冷痛，带下清稀，面色苍白，神疲体倦，畏寒肢冷，短气懒言，口淡纳呆，大便溏薄，舌淡苔白腻，脉沉细。治宜温经散寒，益气健脾。可用《金匮要略》温经汤加减。小腹冷痛较甚，去牡丹皮、阿胶，加艾叶、补骨脂；带下量多清稀，去牡丹皮、麦冬，加白芷、白术、茯苓；纳呆者，加佛手、藿香。此外，还可配合中药外敷、药物灌肠等方法，使药物直达病所，以提高疗效。

（2）夏桂成教授创立补肾调周的独特治法。夏氏认为固护正气、增强患者自身的康复机能是慢性盆腔炎的主要治则。依据各个阶段阴阳消长转化的特点制订相应的治疗措施：经后期以阴长为主，治以补肾养阴为主，维持阴长至重；排卵期则重阴转阳，开始月经周期中的第一次转化，转化的结果为排卵，治宜补肾调气血促排卵；经前期则以阳长为主，治以补肾助阳为主，维持阳长至重；行经期则为月经周期中的第二次转化，重阳转阴，月经来潮，此阶段以疏肝理气调经为主。此法适应人体自身规律，增强了患者体质，促进患者康复。具体方药应用经验：夏氏常用的基本方为盆腔炎常用方，药用炒当归 10 克、赤芍 10 克、白芍 10 克、红藤 15 克、败酱草 15 克、木香 6 克、延胡索 10 克、续断 10 克、桑寄生 10 克、薏苡仁 10 克、山楂 10 克、五灵脂 10 克等。方中炒当归、赤白芍、续断、桑寄生养血补肾，以辅助正气；红藤、败酱草清热除湿；木香、延胡索、山楂、五灵脂调气和血。全方共奏养血补肾、化瘀和络、清热除湿之功。依据患者所处的月经周期中不同阶段，经后期加山药 10 克、山萸肉 10 克；阴虚甚湿轻者入熟地黄 10 克；排卵期加菟丝子 10 克、紫石英（先煎）10 克、淫羊藿 10 克；经期可入苍术 10 克、香附 10 克、泽兰叶 10 克、益母草 15 克、茯苓 10 克。加减：阳虚甚者加巴戟天 10 克、肉桂（后下）3 克；阴虚者加楮实子 10 克、生牡蛎（先煎）15 克、女贞子 10 克；盆腔有包块者入石打穿 15 克、地鳖虫 6 克、三棱 10 克、生鸡内金 10 克；输卵管不通或积水者入天仙藤 15 克、丝瓜络 15 克；脾虚便溏者去当归 10 克，加炒白术 10 克、砂仁（后下）3 克、六神曲

10克；心肝气火偏旺、睡眠欠佳者加钩藤15克、牡丹皮10克、合欢皮10克、炙远志10克；痛经甚者加全蝎5克、蜈蚣5克、炙乳香3克、炙没药3克等通络止痛之品。

(3) 尤昭玲教授认为，慢性盆腔炎之主要病机为本虚标实，本虚者，为正气不足，肝肾亏损；标实者，乃瘀、热、寒湿之邪蓄积胞中，气血运行不畅，胞络受阻，不通则痛，一般以瘀为主因，寒、湿、热次之，但肝郁更是个不可忽视的致病因素。

巧用药对施治。①太子参、黄芪、白术：应用于盆腔炎之正气较虚，或兼见带下量多，质稀，伴神疲乏力，气短懒言等脾虚、气虚之证候者。②白芷、皂角刺：临床相伍用于慢性盆腔炎之附件炎，盆腔积液者效果甚佳。③地龙、路路通：用于治疗并发输卵管不通之慢性盆腔炎。④红藤、败酱草：临床常用于附件炎见有腰酸疼痛、带下、湿热瘀阻者。⑤水蛭、䗪虫：临床常用于盆腔炎之附件包块以及子宫内膜异位症之包块、痛经等。⑥乌药、延胡索、川楝子：用于治疗盆腔炎气滞血瘀引起的腹痛，疗效甚佳。⑦赤小豆、薏苡仁：用于治疗湿热内蕴引起的慢性盆腔炎而见带下色黄、舌苔黄腻、脉濡数之诸证者。

古籍精选

《金匮要略·妇人杂病脉证并治》："妇人中风，七八日续来寒热，发作有时，经水适断，此为热入血室，其血必结，故使如疟状，发作有时。"

《金匮要略·妇人杂病脉证并治》："妇人六十二种风，及腹中血气刺痛，红蓝花酒主之。"

《金匮要略·妇人产后病脉证治》："妇人年五十所，病下利，数十日不止，暮即发热，少腹里急，腹满，手掌烦热，唇口干燥，何也？师曰：此病属带下。何以故？曾经半产，瘀血在少腹不去。何以知之？其证唇口干燥，故知之。当以温经汤主之。"

《诸病源候论》："小腹痛者，此由胞络之间，宿有风冷，搏于血气，停结小腹。"

《妇人大全良方》："夫妇人小腹疼痛者，此由胞络之间素有风寒，搏于气血，停于小腹，因风虚发动，与血相击，故痛也。"

《三因极一病证方论》："多因经脉失于将理，产褥不善调护，内伤七情，外感六淫，阴阳劳逸，饮食生冷，遂致营卫不输，新陈干忤，随经败浊，淋露淋滞，为癥为瘕。"

《景岳全书》："瘀血留滞作癥，唯妇人有之，其证则或由经期，或由产后，凡内伤生冷，或外受风寒，或恚怒伤肝，气逆而血留……总由血动之时，余血未净，而一有所逆，则留滞日积，而渐以成癥矣。"

《证治要诀类方·卷二》："经事来而腹痛者，经事不来而腹亦痛者，皆血之不调故也，欲调其血，先调其气，四物汤加吴茱萸半钱、香附子一钱。和气饮加吴茱萸半钱亦可用。痛甚者，玄胡索汤。"

三、子宫内膜异位症、子宫腺肌病

学习目标

掌握子宫内膜异位症、子宫腺肌病的定义、病因病机、诊断要点及辨证论治。

示教医案

王某，女，38 岁。初诊日期：2020 年 4 月 6 日。

主　　诉：经行腹痛 5 年余。

现 病 史：患者初潮 14 岁，既往月经周期 28～30 天，经期 5～6 天，经量适中，色红，偶有轻微痛经。5 年前起，无明显诱因下出现经行腹痛，较剧，绞痛感，疼痛视觉模拟评分（visual analogue score，VAS）5～6 分，伴随肛门坠胀感，不喜热敷，不喜按。月经周期、经期无改变，经量增多，色偏黯，夹血块。末次月经：2020 年 3 月 12 日，量多，痛经。口苦口干，烦躁，大便干结，带下色黄，纳可，寐安。患者喜甜食，形体偏胖，舌黯红苔黄腻，舌下静脉瘀曲，脉滑数。

婚 育 史：已婚已育，1－0－1－1。2012 年剖宫产 1 女，2014 年人工流产 1 次。

妇科检查：外阴：阴性；阴道：畅；宫颈：光；宫体：前位，增大；附件：右侧附件触及 3 cm 大小包块，活动差，有压痛，左侧附件未触及异常。

辅助检查：阴超：子宫前位（65 mm×60 mm×59 mm），子宫内膜 10 mm，子宫后壁增厚呈栅栏样回声，可见血流信号，右侧卵巢可见 30 mm×20 mm×18 mm 包块，内呈密集点状回声，可见血流信号。CA－125：76 IU/L。

西医诊断：①子宫内膜异位症；②子宫腺肌病。

中医诊断：痛经。

中医辨证：热灼血瘀证。

治　　法：清热凉血，化瘀止痛。

方　　药：红藤 15 克　败酱草 15 克　薏苡仁 15 克　三棱 6 克
莪术 6 克　桃仁 9 克　牡丹皮 9 克　延胡索 20 克
生蒲黄 15 克　香附 9 克　血竭 3 克　车前草 15 克
赤芍 9 克　生牡蛎 15 克　焦楂曲 12 克

7 剂，水煎服

二　　诊：服药一周，期间月经来潮，末次月经 4 月 11 日，量偏多，色偏黯，血块减少，疼痛明显缓解，VAS 评分 3 分，有肛门坠胀感，口苦缓解，大便仍干，乏力，舌脉同前。辅助检查：血常规检查提示血红蛋白：97 g/L，余正常。中医辨证同前，正值经后，治以益气养血，活血消癥。

方　　药：生地黄 12 克　牡丹皮 9 克　赤芍 9 克　黄芪 15 克
当归 12 克　红藤 15 克　败酱草 15 克　薏苡仁 15 克
茯苓 15 克　石菖蒲 9 克　黄芩 9 克　砂仁（后下）3 克
全瓜蒌 15 克　制大黄 6 克　桃仁 9 克　生牡蛎 30 克
鬼箭羽 15 克　石见穿 12 克　夏枯草 30 克

14 剂，水煎服

另：化瘀散结灌肠液×2 盒（保留灌肠）。

三　　诊：服药两周后，患者诉大便好转，自觉有精神，无口苦口干，舌红苔薄黄，脉滑数。中医辨证同前。处于经前期，治以清热凉血，化瘀止痛。

方　药：红藤 15 克　牡丹皮 9 克　桃仁 9 克　焦楂曲 12 克
赤芍 9 克　延胡索 20 克　生蒲黄 15 克　藕节炭 30 克
川楝子 12 克　乳香 6 克　没药 6 克　香附 9 克
血竭 3 克　仙鹤草 15 克　茜草 15 克　海螵蛸 15 克
牡蛎 15 克

14 剂，水煎服

服药后，末次月经 5 月 12 日，量中等，色红，血块明显减少，疼痛减轻，VAS 评分 2 分，肛门坠胀缓解。诸证安。患者后坚持上法中药加减服药及化瘀散结灌肠液灌肠，经行腹痛缓解，3 月后复查阴超，未见病灶增大。后长期在月经前至门诊运用中药治疗，症状控制可。

病案分析

中医古代文献中无子宫内膜异位症、子宫腺肌症的病名记载，根据其临床表现，将其归于痛经、癥瘕、月经过多、不孕等范畴中。子宫内膜异位症、子宫腺肌病目前发病机制仍不完全清晰，中医认为，瘀血是本病发生的主要病机，《景岳全书》中有述："瘀血留滞作癥，唯妇人有之，其证则或由经期，或由产后，凡内伤生冷，或外受风寒，或恚怒伤肝，气逆而血留，或忧思伤脾，气虚而血滞，或积劳积弱，气弱而不行，总由血动之时，余血未净，而一有所逆，则留滞日积，而渐以成癥矣。"瘀血阻滞于冲任胞宫，不通则痛，日久瘀结成块，形成癥瘕。本患者有剖宫产及人工流产病史，宫腔操作手术，导致血溢脉外，血不归经，瘀血形成，日久成癥，出现子宫增大，卵巢肿块。瘀久化热，热迫血行，出现月经过多，加之患者痰湿之体，湿、热、瘀互结，出现口苦口干、烦躁、大便干结、带下色黄等症。一诊时患者正值经前，根据辨证，以上海市名中医戴德英教授的经验方——红藤方为主方，方用红藤、败酱草、薏苡仁清热化湿，活血通络；延胡索、香附、血竭、蒲黄行气活血止痛，三棱、莪术、桃仁、赤芍、牡丹皮加强活血化瘀之力，使瘀去则痛减。还用牡蛎软坚散结，车前草及焦楂曲化湿和胃。经前 7 剂药后，患者行经疼痛大减。二诊时，因值经后，减行气止痛之力，加生地黄、当归、赤芍、黄芪益气养血，鬼箭羽、牡蛎、石见穿、夏枯草软坚散结，全瓜蒌、制大黄、桃仁清热通便，使腑气通则热自去。同时，患者疼痛时肛门坠胀明显，用中成药化瘀散结灌肠液保留灌肠。三诊时患者再值经前，根据患者症状，在一诊用药基础上，用藕节炭、仙鹤草、茜草、海螵蛸加重凉血止血之力，在缓解疼痛的同时，使经量减少。子宫内膜异位症、子宫腺肌病是中西医妇科治疗的难点，需要长期管理及治疗，后该患者定期门诊随访就诊，症状控制可，包块未见增大。

问题讨论

1. 什么是子宫内膜异位症、子宫腺肌病？

子宫内膜异位症是指具有生长功能的子宫内膜（腺体和间质）出现在子宫腔被覆内膜及宫体肌层以外的部位。而具有生长功能的腺体和间质出现在子宫肌层时，则为子宫腺肌病。两者可同时出现。

2. 如何诊断子宫内膜异位症、子宫腺肌病?

(1) 常见的临床症状:盆腔疼痛包括经行腹痛、性交痛、小便痛、肛门坠胀痛等,不孕,盆腔包块,子宫腺肌病多出现月经量多。

(2) 妇科检查:阴道后穹窿、子宫峡部或子宫骶骨韧带等处可有触痛性结节;附件区触及囊肿或伴粘连、紧张感;子宫腺肌病患者,妇科检查可发现子宫增大,质硬或伴有不规则凸起。

(3) 实验室检查:CA-125 可升高。

(4) 影像学检查:子宫内膜异位症的超声检查提示附件区包块,内见密集点状回声,活动较差;子宫腺肌病超声检查提示子宫不均匀增大,子宫肌层增厚呈栅栏样回声,或有边界欠清的低回声区(局限性腺肌瘤)。MRI 检查也可辅助诊断。

(5) 经手术后,病理学诊断为确诊的"金标准"。

3. 子宫内膜异位症及子宫腺肌病的病因有哪些?

子宫内膜异位症及子宫腺肌病的发病机制目前尚未阐明,两者不完全一致。子宫内膜异位症的主要发病学说有种植学说、体腔上皮化生学说、诱导学说、免疫炎症学说、干细胞分化、遗传学说等;子宫腺肌病的发病学说有子宫内膜基底部内陷及组织损伤修复学说、苗勒管遗迹化生及成体干细胞分化学说、炎症刺激学说、上皮-间质转化学说、遗传学说等。中医认为,血瘀是贯穿子宫内膜异位症及子宫腺肌病发生发展过程中的中心环节,也是最基本的病理基础。瘀血阻滞,气血运行不畅,不通则痛,引发疼痛;瘀滞日久,则成癥瘕;瘀血内停,阻滞冲任胞宫,不能摄精成孕,故婚久不孕;血瘀阻滞,血不归经,则月经过多。

4. 子宫内膜异位症、子宫腺肌病如何辨证论治?

子宫内膜异位症、子宫腺肌病均以活血化瘀为治疗大法。瘀血虽为有形之邪,但导致瘀血形成的原因不同,且子宫内膜异位症及腺肌病病程较长,久病多虚,临证以虚实错杂多见。临证根据疼痛的时间、性质、月经的情况、其他伴随症状及舌脉辨别寒热虚实。

(1) 气滞血瘀证:经前、经期下腹胀痛、拒按,经行不畅,色暗,有血块,块下痛减,胞中积块,固定不移,胸闷乳胀,或不孕。舌紫黯或有瘀点、瘀斑,舌下静脉瘀曲,脉弦或涩。

治法:行气活血,祛瘀散结。

方药:膈下逐瘀汤(桃仁、牡丹皮、赤芍、乌药、延胡索、甘草、当归、川芎、五灵脂、红花、枳壳、香附)。

(2) 寒凝血瘀证:经前、经期下腹冷痛、拒按,得温痛减,怕冷,月经量少或推后,色暗,有血块,胞中有块,固定不移,或不孕。舌紫黯苔薄白,脉沉弦或紧。

治法:温经散寒,祛瘀止痛。

方药:少腹逐瘀汤(小茴香、延胡索、没药、川芎、当归、炮姜、赤芍、蒲黄、五灵脂、肉桂)。

(3) 热灼血瘀证:经前或经期小腹疼痛,有灼热感,拒按,月经先期,量多,色红,质稠,有血块,心烦口渴,小便色黄,大便干结,舌红有瘀点,苔黄,脉弦数。

治法:清热凉血,活血祛瘀。

方药:清热调血汤(黄连、牡丹皮、生地黄、当归、白芍、川芎、红花、桃仁、莪术、香附、延胡索)。

(4) 气虚血瘀证:经期或经后腹痛,喜按喜温,经量或多或少,色淡质薄,神疲乏力,大便溏,胞中结块,舌淡暗,边有齿印,苔薄白,脉细无力或涩。

治法：益气活血，祛瘀止痛。

方药：理冲汤（黄芪、山药、天花粉、知母、三棱、莪术、鸡内金、党参、白术）。

（5）肾虚血瘀证：经期或经后腹痛，痛引腰骶，月经先后不定，量或多或少，色淡暗，质稀，不孕或屡孕屡堕，头晕耳鸣，腰膝酸软，性欲减退，胞中结块。舌淡暗或有瘀点，苔薄白，脉沉细而涩。

治法：补肾益气，活血祛瘀。

方药：归肾丸和桃红四物汤（山药、山茱萸、熟地黄、茯苓、枸杞、杜仲、菟丝子、桃仁、红花、当归、川芎、赤芍）。

知识拓展

1. 子宫内膜异位症中西医结合诊治总流程图

见图5－1。

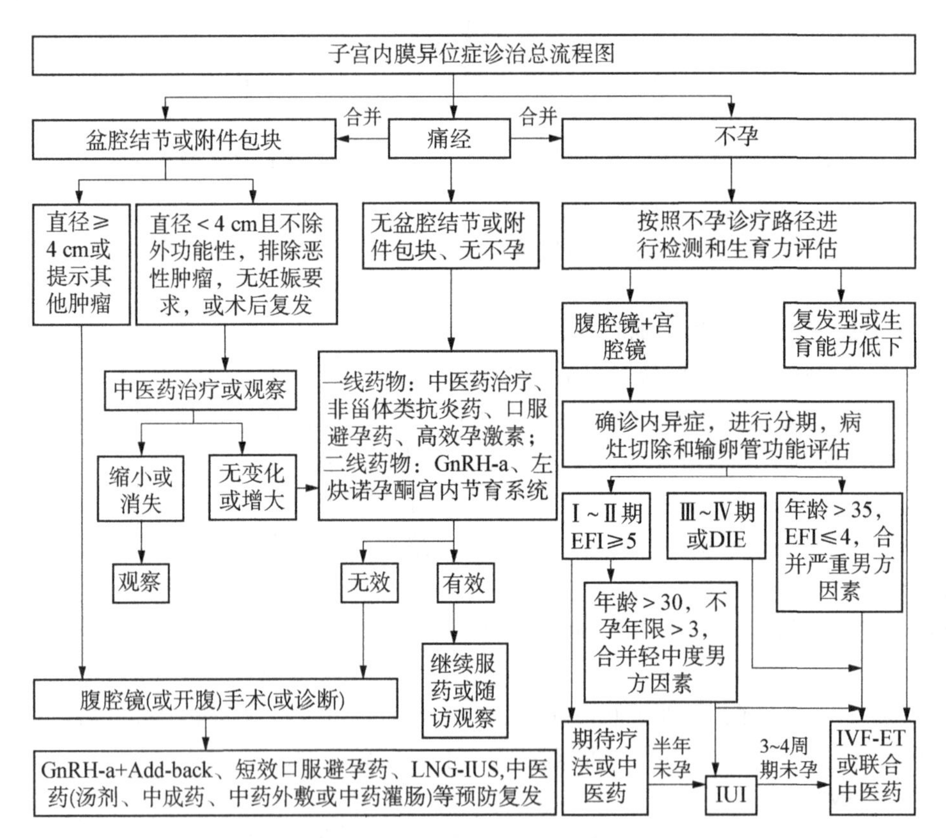

图5－1 子宫内膜异位症中西医结合诊治总流程图

注：Add-back：反向添加；EFI：子宫内膜异位症生育指数；DIE：深部浸润型子宫内膜异位症

2. 子宫腺肌病中西医结合诊治总流程图

见图5－2。

3. 子宫腺肌病合并不孕诊治流程图

见图5－3。

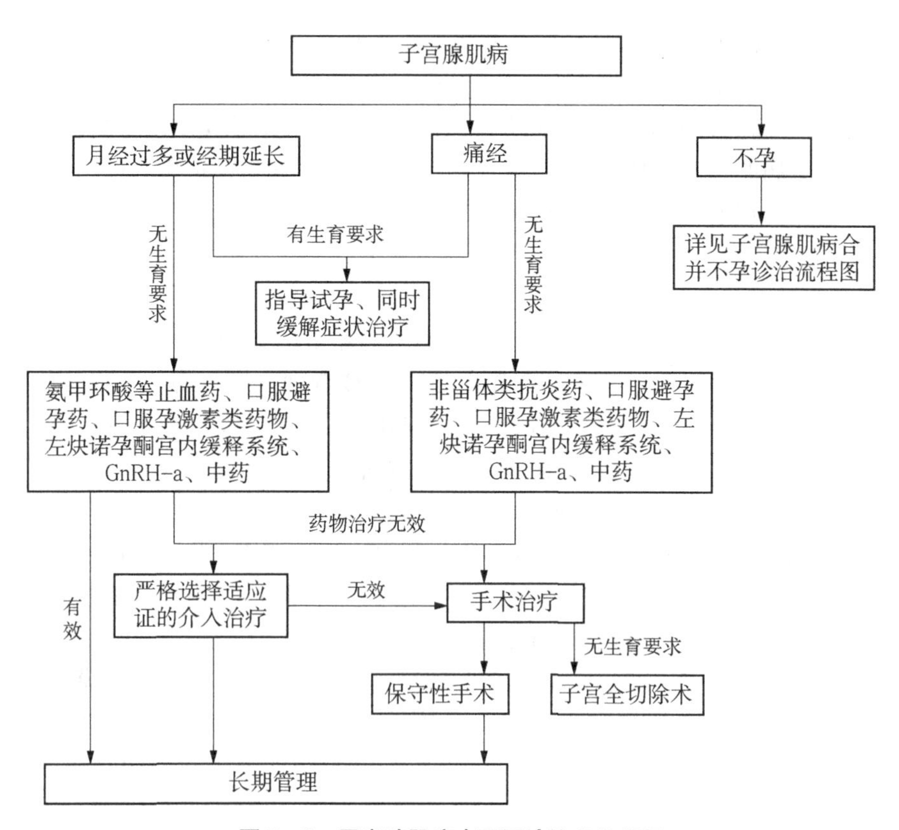

图 5-2 子宫腺肌病中西医诊治总流程图

注:GnRH-a 表示促性腺激素释放激素激动剂

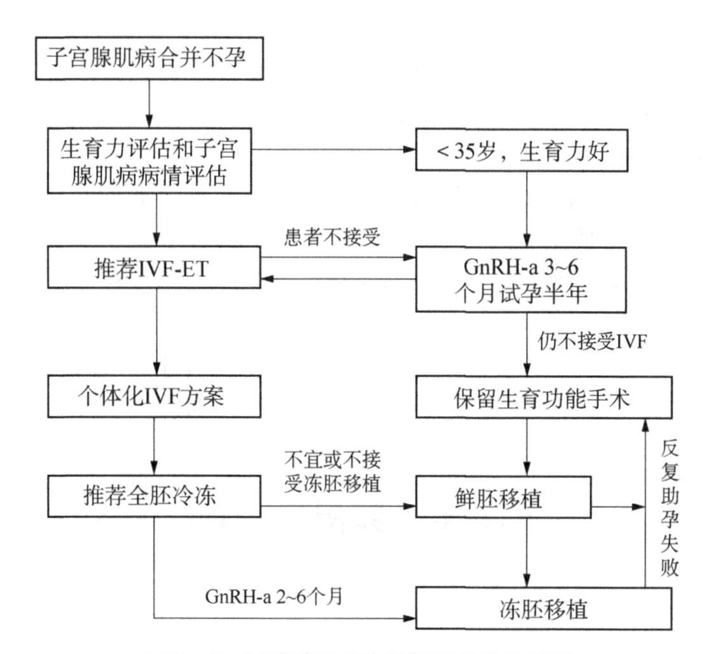

图 5-3 子宫腺肌病合并不孕诊治流程图

注:IVF-ET 表示体外受精-胚胎移植;GnRH-a 表示促性腺激素释放激素激动剂

4. 子宫内膜异位症、子宫腺肌病的长期管理含义及目标是什么？

子宫内膜异位症、子宫腺肌病作为一种“慢病”，其“良性癌”的理念已深入人心。需要依靠药物-社会-心理综合管理来指导患者身体康复和社会功能恢复，并预防复发。子宫内膜异位症、子宫腺肌病的长期管理目标即“减轻和消除疼痛，促进和保护生育能力，降低和减少复发，警惕和早期发现恶变，提高患者的生命质量”。

名家经验

（1）上海市名中医蔡小荪教授认为，子宫内膜异位症、子宫腺肌病归属于中医学“血瘕”范畴，认为其病因主要是经期产后房事不节、人工流产或者剖宫产损伤冲任以及外感湿热邪毒蕴积胞宫，导致体内“离经之血”瘀阻胞宫不能排出，使新血无以归经，遂成血瘀。具体而言，血瘀可由肝郁、寒凝、热结、湿热蕴阻等多种原因所致。蔡教授针对不同的临床主症，创立针对痛经较重的内异Ⅰ方，方含当归、川芎、白芍、熟地黄、香附、没药、延胡索、生蒲黄、五灵脂、血竭等；针对月经过多的内异Ⅱ方，方含当归、生地黄、赤芍、香附、蒲黄、花蕊石、大黄炭、三七粉等；用于子宫内膜异位症非经期化瘀散结的内异Ⅲ方，方由桂枝茯苓丸加味，含桂枝、茯苓、牡丹皮、桃仁、赤芍、皂角刺、石见穿、鬼箭羽等。

（2）上海市名中医戴德英教授经过多年的临床观察和总结，发现子宫内膜异位症、子宫腺肌病的病程较长，瘀血停蓄日久，阻滞气机化热，导致“瘀热互结”之证。因此戴教授将本病的发病机制归纳为“瘀”和“热”，针对此病机，戴教授参照仲景治疗肠痈之薏苡附子败酱散，去附子并加清热活血之红藤、桃仁等，创立了清热活血、化瘀消癥的红藤方。方中含红藤、蒲黄、生牡蛎、桃仁、牡丹皮等中药。

古籍精选

《血证论》：“然既是离经之血，虽清血鲜血，亦是瘀血。”

《妇人大全良方》：“若经道不通，绕脐寒疝痛彻，其脉沉紧。此由寒气客于血室，血凝不行，结积血为气所冲，新血与故血相搏，所以发痛。”

《女科证治准绳》：“为血瘕之聚，令人腰痛不可以俯仰，横骨下有积气，牢如石，小腹里急苦痛，背膂疼，深达腰腹下挛，阴里若生风冷，子门擗，月水不时，乍来乍不来，此病令人无子。”

《医宗金鉴·妇科心法要诀》谓：“妇人产后经行之时，脏气虚，或被风冷相干，或饮食生冷，以致内与血相搏结，遂成血瘕。”

《三因极一病证方论·妇人女子众病论证治法》云：“经脉失于将理，产褥不善调护，内伤七情，外感六淫，阴阳劳逸，饮食生冷，遂致荣卫不输，新陈干忤，随经败浊，淋露凝滞，为癥为瘕。”

四、多囊卵巢综合征

学习目标

掌握多囊卵巢综合征的定义、病因病机、诊断要点及辨证论治。

示教医案

陈某，女，22岁。初诊日期：2019年8月4日。

主　　诉：月经稀发3年余。

现 病 史：患者初潮14岁，既往月经尚准，近3年余月经周期不定，常延期而至，2～3月一至，甚者长达半年之久，经期5天，量中色红，无血块，无痛经。末次月经2019年5月1日，色量同前。患者近年来体重渐增，现身高158 cm，体重71kg，平时喜食甜食。患者曾在外地医院用炔雌醇环丙孕酮片治疗3个月，治疗时月经按期而至，量少，停药2月后月经仍推后而行，现求中医治疗。刻下患者形体肥胖，带下量多，质黏腻，时有胸闷，神疲倦怠，胃纳欠馨，夜寐安，大便溏，小便正常。舌质淡胖，苔薄腻，脉细滑。

婚 育 史：未婚未育，无性生活史。

查　　体：四肢毛发浓密，妇科检查：外阴：阴毛浓密；肛检示子宫略小。

辅助检查：阴超：子宫前位（34 mm×30 mm×38 mm），子宫内膜7 mm，双侧卵巢内见大于12个直径小于10 mm卵泡。性激素：睾酮升高。胰岛素释放：存在胰岛素抵抗。

西医诊断：多囊卵巢综合征。

中医诊断：闭经。

中医辨证：脾虚痰湿证。

治　　法：化痰除湿，通络调经。

方　　药：苍附导痰丸合四物汤化裁。

太子参12克	茯苓12克	制半夏9克	苍术9克
白术9克	陈皮9克	香附9克	胆南星9克
枳壳9克	六神曲9克	当归12克	赤芍9克
川芎12克	鸡血藤12克	川牛膝12克	石菖蒲9克
远志9克	车前子15(包煎)克		

14剂，水煎服

另：二甲双胍缓释片，0.5克，每天一次，口服。

嘱调整饮食，加强锻炼。

二　　诊：服药2周，期间月经来潮，末次月经，8月12日，量少。药后自觉疲劳缓解，带下减少，胃纳可，余症同前，舌脉同前。辅助检查：月经第二天查性激素：FSH：6.43 IU/L，LH：15.1 IU/L，T：1.77 ng/ml，E_2：55 pmol/ml。舌质淡胖，苔薄白，脉细滑，中医辨证同前。现正值经后，治以健脾化痰，补肾调冲。

方　　药：

太子参12克	茯苓12克	苍术9克	白术9克
白扁豆9克	山药12克	陈皮9克	砂仁(后)3克
菟丝子15克	杜仲12克	桑寄生12克	当归12克
熟地黄12克	川芎9克	赤芍12克	车前子(包煎)15克
石菖蒲9克	远志6克		

14剂，水煎服

另：二甲双胍缓释片，0.5克，每天一次，口服。

针灸治疗，每周2次：取关元、天枢、中极、子宫、足三里、三阴交、丰隆。留针20分钟，平补平泻。

三　　诊：服药2周后就诊，患者诉大便成形，自觉精神好转，带下正常，胸闷少发，腰酸，纳可寐安。现正值经前，治以健脾补肾，活血调经。

方　　药：熟地黄12克　当归12克　川芎9克　赤芍12克
枳壳9克　香附9克　菟丝子15克　巴戟天12克
续断12克　淫羊藿12克　仙茅9克　杜仲12克
生黄芪12克　苍术9克　白术9克　山药15克
焦楂曲12克　川牛膝12克

14剂，水煎服

另：二甲双胍缓释片，0.5克，每天一次，口服。

针灸治疗，每周2次：取关元、天枢、中极、子宫、足三里、三阴交、丰隆。留针20分钟，平补平泻。

服药后，月经延后5天而至，末次月经，9月17日，量中，无血块，无痛经，诸症安。患者后坚持上法中药加减服药及针灸治疗，并逐渐减重，月经周期30～40天一行，半年后复查性激素：FSH：6.14 IU/L，LH：8.72 IU/L，T：1.46 ng/mL，E_2：50 pmol/mL。后长期在月经前至门诊中药治疗，月经准时而至。

病案分析

根据多囊卵巢综合征临床表现的多样性，归属于月经后期、闭经、崩漏、不孕等疾病的范畴。其病因病机复杂，多属本虚标实，虚实夹杂之证。大多数医家认为，本病以肾虚为本，痰瘀互结为标。其肥胖型多囊卵巢综合征多属脾肾亏虚、痰湿阻滞证。肥胖型多囊卵巢综合征在古籍中有类似的描述，如朱丹溪在《丹溪心法》中指出："若是肥盛妇人，禀受甚厚，恣于酒食之人，经血不调，不能成胎，谓之躯脂满溢，闭塞子宫，宜行湿燥痰，用……导痰汤之类。"肾为先天之本，藏精主生殖，肾阳不足，气化无力，水液代谢失常，聚湿成痰；脾胃为后天之本，气血生化之源，脾主运化，脾虚运化失司则水液代谢障碍，生湿生痰，痰湿阻滞冲任胞宫，则出现月经后期、闭经等症。本患者平素饮食不节，脾胃损伤，加上较少运动，脾气亏虚，痰湿凝聚，痰湿脂膜阻滞于冲任，气血运行受阻，血海不能按时满盈，则出现月经后期，甚至闭经。脾主肌肉，合四肢，脾虚痰湿内困，出现四肢倦怠，疲乏无力。痰湿不化，下注冲任则带下量多；痰湿溢于肌肤，则肥胖。一诊时用苍附导痰丸合四物汤化痰除湿、通络调经，苍附导痰丸出自《叶氏女科证治》，"形盛多痰气虚，至数月而经始行者，宜服苍附六君汤，兼服苍附导痰丸"，方中太子参、茯苓、白术、陈皮、六神曲健脾益气，半夏、苍术、胆南星重在化痰，四物汤加鸡血藤、川牛膝养血活血，香附、枳壳行气通络，菖蒲、远志开窍，调节月经中枢，车前子可引邪从下而出，配合饮食锻炼及西药二甲双胍控制胰岛素抵抗，药后月经即至。二诊时正值经后，肾精亏虚，考虑此病肾虚为本的基本病机，此时在前方的基础上，加菟丝子、山药、桑寄生、杜仲补肾填精，并结合针灸治疗，针灸取穴主要取脾胃经之穴位，方义为健脾化痰，调理冲任。在三诊时，正值经前期，阳长阴消，此时加入巴戟天、续断、淫羊藿、仙茅、川牛膝，温补肾阳，活血通络，月经如期而至。多囊卵巢综合征因其多态性，涉及多系统的代谢紊乱，病情较为复杂，病程较长，并有流产、子宫内膜病变、糖尿病等远期风险，需要中西医携手，长期治疗，预防远期并发症。

问题讨论

1. 什么是多囊卵巢综合征？

多囊卵巢综合征是青春期及育龄期女性最常见的内分泌紊乱性疾病之一，临床表现为月经异常、不孕、高雄激素血症或体征，卵巢呈多囊样表现，同时可伴有肥胖、胰岛素抵抗、血脂异常等代谢紊乱，成为2型糖尿病、心脑血管疾病及子宫内膜癌的高危因素，严重影响患者的生活质量。

2. 如何诊断多囊卵巢综合征？

根据《2011年多囊卵巢综合征中国诊断标准》，月经稀发或闭经或不规则子宫出血是诊断的必要条件。另需再符合以下两项中的1项：①高雄激素临床表现或高雄激素血症；②超声表现为多囊样改变。同时，必须逐一排除其他可能引起高雄激素的疾病和排卵异常的疾病后才能确定诊断，其中包括：库欣综合征、非典型先天性肾上腺皮质增生、卵巢或肾上腺分泌雄激素的肿瘤、功能性下丘脑性闭经、甲状腺疾病、高催乳素血症和早发性卵巢功能不全等。

3. 多囊卵巢综合征的病因有哪些？

多囊卵巢综合征的病因不明，可能由于遗传基因和环境因素等多因素综合影响，使内分泌代谢功能紊乱，出现雄激素及雌酮过多，LH/FSH比值增大、胰岛素过多等内分泌特征。其可能的机制有下丘脑-垂体-卵巢轴调节功能紊乱、胰岛素抵抗及高胰岛素血症及肾上腺功能异常等。中医学则认为主要是肾-天癸-冲任-胞宫轴功能失调，肾、肝、脾三脏功能失常，其中肾虚为本。肾虚天癸迟至，脾虚痰湿内生，肝郁气机阻滞，虚、痰、热、瘀互结，虚实夹杂，冲任不能相资，胞宫藏泻失司以致月经停闭。

4. 多囊卵巢综合征如何辨证论治？

多囊卵巢综合征临床以虚实夹杂为多见。辨证需根据患者的临床症状、体征及舌脉，治疗分青春期和育龄期两个阶段，青春期重在调经，育龄期以助孕为要。

（1）肾虚证：月经后期、闭经，量少，或崩漏不止，经期延长，月经色淡质稀，面色无华，头晕耳鸣，腰膝酸软，倦怠乏力，夜尿增多，婚久不孕。舌质淡苔薄，脉沉细。

治法：补肾调经。

方药：右归丸（熟地黄、山药、山萸肉、枸杞子、菟丝子、当归、杜仲、鹿角胶、肉桂、制附子）。

（2）痰湿证：月经后期，量少，甚则经闭。形体丰满肥胖，多毛，头晕胸闷，喉间多痰，四肢倦怠，疲乏无力，带下量多，婚久不孕。舌胖质淡，苔厚腻，脉沉细。

治法：化痰除湿，通络调经。

方药：苍附导痰丸（茯苓、半夏、陈皮、甘草、苍术、香附、胆南星、枳壳、生姜、神曲）。

（3）气滞血瘀证：月经后期，量少，经行有块，甚则经闭，婚久不孕，精神抑郁，心烦易怒，小腹胀满拒按，或胸胁满痛，乳房胀痛，舌体黯红有瘀点、瘀斑，脉沉弦涩。

治法：行气活血，祛瘀通经。

方药：膈下逐瘀汤(桃仁、牡丹皮、赤芍、乌药、延胡索、甘草、当归、川芎、五灵脂、红花、枳壳、香附)。

(4) 肝经郁火证：月经稀发，量少，甚至经闭，或月经紊乱，体型壮实，毛发浓密，面部痤疮，经前乳房胀痛，大便秘结，小便黄少，带下量多质稠，外阴瘙痒，舌红苔黄，脉弦或弦滑。

治法：疏肝清热，祛湿调经。

方药：丹栀逍遥散(牡丹皮、栀子、当归、白芍、柴胡、茯苓、白术、甘草、生姜、薄荷)。

知识拓展

1. 中西医诊疗多囊卵巢综合征流程图

见图5-4。

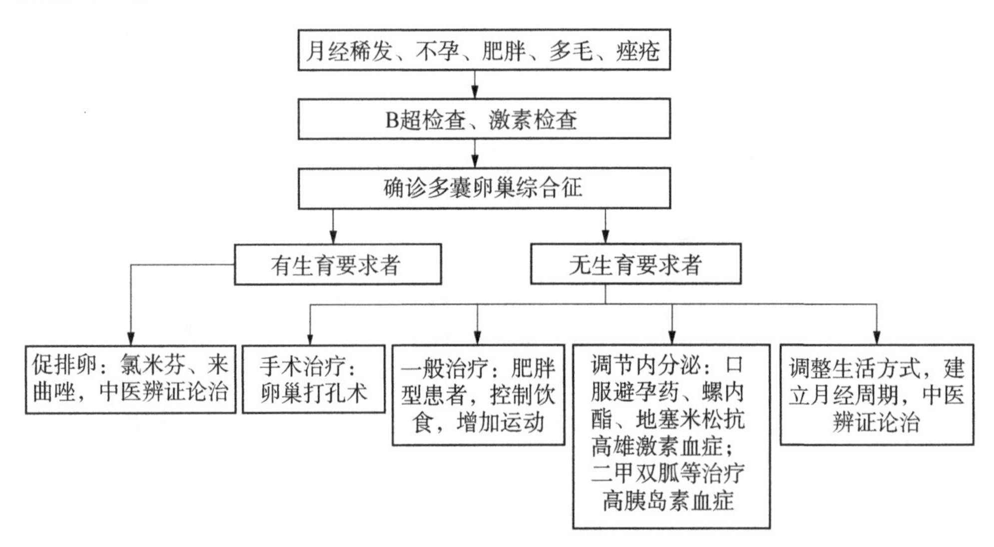

图5-4 中西医诊疗多囊卵巢综合征流程图

2. 肥胖与多囊卵巢综合征的关系及干预方法

肥胖者多囊卵巢综合征的发病率明显高于正常体重者。肥胖可减少性激素结合球蛋白，并增加游离睾酮、硫酸脱氢表雄酮、总睾酮和胰岛素的分泌。此外，肥胖导致细胞因子和炎症因子的异常，并且肥胖型多囊卵巢综合征患者中肿瘤坏死因子-α、超敏C反应蛋白和瘦素等显著增加，这些因子加重了胰岛素抵抗并影响卵巢体积和卵泡发育。改变生活方式是目前肥胖型多囊卵巢综合征的一线治疗方法。对于超重或肥胖女性，可通过适度减轻初始体重(减轻5%～10%)来改善多囊卵巢综合征相关症状。生活方式干预(饮食、锻炼和行为管理)对患者的健康、新陈代谢、排卵障碍和心理均有益处。

3. 针灸治疗多囊卵巢综合征

针灸在多囊卵巢综合征治疗中起着重要作用，针刺、电针、火针、温针灸等均有确切疗效，在纠正糖脂代谢异常方面亦具优势，可调整多囊卵巢综合征内分泌紊乱，调整性激素水平，从而改善卵巢功能，增加受孕机会。研究显示，针灸治疗多囊卵巢综合征最多的5个腧穴分别为：三阴交、关元、子宫、气海和中极，并在此基础上进行辨证选穴。

名家经验

（1）刘雁峰教授认为多囊卵巢综合征的病机主要责之于肾虚肝郁，治疗应以补肾疏肝为大法，同时重视调畅情志，并根据患者所处的生理阶段不同而采用不同的治疗方法：对青春期患者标本兼治，在调整月经周期的同时治疗痤疮、多毛等症状，治法以补肾为本，兼以清泻肝热及燥湿健脾。常用桑寄生、续断补益肝肾、强壮筋骨，紫石英、骨碎补补肾活血，温肾化气，促进水液代谢，改善卵巢多囊样改变，丹参、郁金行气解郁，活血化瘀，凉血清心。香附归肝、脾、三焦经，可疏肝解郁，理气宽中，鸡血藤活血补血，舒筋活络，两药均可调经止痛。茯苓、炒白术健脾燥湿，宁心安神。对于育龄期妇女则以调经促排为目的，注重真机期的把握，治以补肾疏肝，调周助孕。常用羌活、丹参、郁金活血通络；浙贝母、鸡内金健脾胃，化瘀滞；鳖甲软坚散结，改善卵巢包膜增厚状态，促进卵泡排出，并指导患者同房。

（2）谈勇教授治疗多囊卵巢综合征，结合现代医学女性生殖内分泌理论，将月经周期简化为经后期和经前期，提出滋阴补阳序贯法，即经后期滋补肾阴，常用滋阴方加减，药物组成：熟地黄、山茱萸、山药、女贞子、旱莲草、当归、菟丝子、紫河车、炙龟板等。经前期补肾助阳，常用方药为巴戟天、桑寄生、淫羊藿、山药、续断、菟丝子、紫石英、杜仲等，并根据患者就诊目的的不同中西药物并用，快速解决患者痛苦。还将多囊卵巢综合征分为青春期和育龄期两个阶段。青春期的患者以重建月经周期为主，伴有高雄激素血症，用炔雌醇环丙孕酮片治疗；伴有高胰岛素血症和(或)胰岛素抵抗者，可用二甲双胍治疗。育龄期患者，如有生育要求，在调整周期的基础上以种子为要；除了伴有高雄激素血症或伴有高胰岛素血症和(或)胰岛素抵抗者用炔雌醇环丙孕酮片、二甲双胍治疗外，如有排卵障碍者，可配合枸橼酸氯米芬、来曲唑、促性腺激素等以促进卵泡的发育及卵子的排出，待排卵后配合孕激素等西药进行黄体支持治疗，以提高妊娠概率。

（3）戴德英教授认为，多囊卵巢综合征的病因病机是先天禀赋不足、情志所伤、饮食不节、劳逸失度，导致肾-天癸-冲任-胞宫轴的调节失衡，痰瘀内结，阻滞冲任胞宫，引起闭经、不孕等证；病机主要责之于肾虚，兼有痰湿、瘀血、肝郁，临证注重审证求因，以经方为本，辨证加减，以“肾藏精、主生殖”立论，治疗以补肾滋阴，化痰活血为主要原则，扶正祛邪，标本同治，在《叶天士女科诊治秘方》苍附导痰丸的基础上灵活化裁，总结出治疗多囊卵巢综合征的自拟方“地知柏方”辨证施治，方含生地黄、知母、黄柏、川牛膝、茯苓、陈皮、枳实、胆南星、香附、苍术、当归、桃仁、路路通、甘草，临床每获良效。

古籍精选

《万氏妇人科》：“惟彼肥硕者，膏脂充满，元室之户不开；挟痰者痰涎壅滞，血海之波不流，故有过期而经始行，或数月经一行，及为浊，为带，为经闭，为无子之病。”

《寓意草》：“窠囊之痰，如蜂子之穴于房中，如莲实之嵌于蓬内，生长则易，剥落则难。”

《医学正传》：“经水全赖肾水施化，肾水既乏，则经水日以干涸。”

《傅青主女科》：“经水出诸肾。”

《女科切要》：“凡妇人女子，月事过期而来，其说有三：有血虚者，有血寒者，有湿滞者。”

《妇人大全良方》：“冲为血海，任主胞胎，肾气全盛，二脉流通，经血渐盈，应时而下。”

五、不 孕 症

学习目标

掌握不孕症的分类、病因病机、诊断要点、辨证论治。

示教医案一

陶某,女,38岁。初诊日期:2016年12月25日。

主　　诉:未避孕5年未孕。

现 病 史:患者初潮13岁,周期20～22天,经期4～5天,经量较少,经色淡,偶有痛经。LMP:2016年12月11日,量色同前。备孕5年始终未孕,男方已经检查,精子活力未见异常,小腹胀,腰膝酸软,夜寐梦多,口干,带下量少,纳可,二便调,舌质淡,苔薄,脉细软。

婚 育 史:已婚未育,0-0-4-0　10年前曾有多次流产史。

妇科检查:无明显异常。

辅助检查:阴超检查:子宫、卵巢大小正常,子宫内膜8 mm;血清生殖激素测定:FSH 13.04 IU/L, LH 1.94 IU/L, AMH 0.16 ng/mL。

西医诊断:①继发性不孕;②卵巢储备功能减退。

中医诊断:断绪。

中医辨证:脾肾两虚,气血不足。

治　　法:健脾补肾,补气养血。

方　　药:党参15克　炒白术9克　白芍15克　生地黄12克
玄参9克　浙贝母15克　连翘9克　蒲公英15克
牡丹皮9克　菟丝子12克　巴戟天12克　炙甘草6克
淡芩9克　白鲜皮12克　天麦冬(各)9克　竹茹15克

日1剂,水煎服

二　　诊:2017年1月8日:服药2周后,月经复潮,末次月经:12月11日,量少,6天净,经色红,血块少,质稀薄,自诉服药后排便较干,口干夜寐不安,多梦易醒,舌淡苔白,脉细滑,中医辨证同前,加以滋阴养血,养心安神。

方　　药:党参15克　炒白术9克　白芍15克　山药15克
天麦冬(各)12克　牡丹皮9克　菟丝子15克　巴戟天15克
蒲公英15克　制黄精12克　乌药6克　炙甘草6克
炙远志15克　酸枣仁15克

日1剂,水煎服

三　　诊:2017年3月17日:服药后,症状有明显改善,因回老家有事,未能及时复诊,目前完事后继续就医求子,末次月经3月5日,本次行经经量较前增多,颜色鲜红。患者回老家期间行子宫输卵管造影术(hysterosalpingography, HSG),提示双侧输卵管通畅,诉目前带下量增多，腰酸，夜寐较前好转，乳房稍胀，伴乏力。舌脉同前，中医辨证同前。目前处于月经中期，治以温肾健脾，宜暖宫种子。

方　药：党参 15 克　炒白术 9 克　生黄芪 30 克　山药 15 克
牡丹皮 9 克　菟丝子 15 克　巴戟天 15 克　白芷 9 克
炙远志 15 克　酸枣仁 15 克　竹茹 12 克　炙甘草 6 克
蒲公英 15 克　山茱萸 12 克

日 1 剂，水煎服

另配暖宫贴 15 次，分别贴关元、命门、肝俞、肾俞、脾俞。

四　诊：2017 年 4 月 6 日：患者本次月经先期 5 天而至，经量尚可，预先给予激素测定，提示：FSH 6.66 IU/L，LH 2.08 IU/L，AMH 0.56 ng/mL，E_2 54 IU/L。自觉仍有神疲乏力，大便溏薄，易汗出，时有腰酸，舌淡苔薄白，脉细软。

中医辨证：脾肾两虚，精血不足。

治　法：健脾补肾，补养精血。

方　药：党参 15 克　炒白术 9 克　白芍 15 克　生黄芪 30 克
菟丝子 15 克　巴戟天 15 克　山药 15 克　制黄精 15 克
天麦冬(各)9 克　炙远志 15 克　酸枣仁 15 克　炙甘草 6 克
山茱萸 9 克　蒲公英 15 克

日 1 剂，水煎服

经后继以穴位敷贴治疗，培补脏腑元气，疏通调节脏腑气机。

十　诊：2017 年 7 月 10 日：患者月经周期近两月均为 26 天一行，经量渐多，腰酸改善明显，近期复查：FSH 5.76 IU/L，LH 5.15 IU/L，AMH 0.68 ng/mL，E_2 200 IU/L，告知卵巢功能减退已经改善，建议其平素可测量基础体温，白带增多后酌情来医院超声监测排卵，同时放松心情，患者表示暂时将减少工作强度，近期准备外出旅游，暂时不服中药，给予辅酶 Q_{10}、金凤丸合逍遥丸随身服用。

十一诊：2017 年 10 月 6 日：患者停经 40 天自测尿妊娠(+)，因夜寐不安，腰部酸胀再次就诊，追问病史末次月经 8 月 26 日，目前又有神疲乏力，夜寐多梦，头晕恶心等症，大便稍溏，无阴道出血及腹痛，舌淡红，边齿痕，脉细滑软。

测试血 β-HCG：23 701 IU/L，E_2：1 337 pg/ml。

西医诊断：先兆流产。

中医诊断：胎动不安。

中医辨证：肾气不足，气血两虚。

治　法：补气养血，补肾固胎。

方　药：党参 15 克　炒白术 9 克　白芍 15 克　陈皮 6 克
菟丝子 15 克　巴戟天 15 克　桑寄生 15 克　杜仲 15 克
天麦冬(各)9 克　旋覆花 9 克　桑叶 9 克　炙甘草 6 克

共 10 剂日 1 剂，水煎服，佐以穴位敷贴

十二诊：2017 年 10 月 20 日：服药后腰酸明显改善，仍有纳欠佳，恶心咽干，寐可梦稍多，大便量少，偶有便溏，舌淡苔薄白，脉细滑。血 β-HCG：153 159 IU/L，P 大于 60 ng/ml，

E_2 1 545 pg/ml。

超声检查示：子宫前位，子宫浆膜下多发肌瘤，大者 38 mm×36 mm×26 mm，见孕囊 57 mm×27 mm×19 mm，见卵黄囊 4.4 mm，胚芽 15.4 mm，见心管搏动。

治　　法：健脾补肾，益气安胎。

方　　药：

党参 12 克	炒白术 9 克	黄连 6 克	炒薏苡仁 15 克
菟丝子 12 克	巴戟天 15 克	山药 15 克	桑寄生 15 克
鸡内金 12 克	淮小麦 30 克	酸枣仁 15 克	炙甘草 6 克
炒豆蔻 6 克	木香 3 克	炙黄芪 12 克	苏叶梗 3 克

共 14 剂，日 1 剂，水煎服

佐以穴位敷贴，至此患者胎已成形，服药渐难，嘱各项摄生安胎之法后，停药观察，静候佳音，年后果然喜得麟儿。

病案分析

卵巢储备功能减退（diminished ovarian reserve, DOR），是指卵巢产生卵子的能力减弱，卵母细胞的数量减少和（或）质量下降，表现为月经初潮后到 40 岁前出现月经稀发、经量减少，渐至生育能力减退以及闭经。DOR 的主要预测指标有年龄、AMH、FSH、AFC 为主。其中，AMH 及 AFC、FSH 是卵巢储备功能相关性较强的独立预测因素，其阈值分别为 AMH 0.5～1.1 ng/ml, AFC 5～7 枚，FSH>10 IU/L。这些指标下降预示着卵巢储备功能不良，对促排卵药的反应下降。中医没有与卵巢储备功能减退对应的病名，根据症状，散见于血枯、闭经、不孕症等范畴。本例患者年龄 38 岁，既往多次流产史，肾气不足，冲任受损，就诊时 FSH 较高，考虑患者年纪较大卵巢储备功能减退，唯一幸运的是输卵管仍通畅，男精尚壮，证型当属脾肾两虚，其中肾虚、肾精亏耗是根本，女子的月经失调，或不能按期排卵，或虽有月经来潮却不能正常排卵，此均属肾虚。《素问・上古天真论》云："女子七岁，肾气盛，齿更发长；二七而天癸至，任脉通，太冲脉盛，月事以时下，故有子；三七肾气平均，故真牙生而长极；四七筋骨坚，发长极，身体盛壮；五七阳明脉衰，面始焦，发始堕；六七三阳脉衰于上，面皆焦，发始白；七七任脉虚，太冲脉衰少，天癸竭，地道不通，故形坏而无子也。"患者 38 岁，已过五七，阳明脉衰，各脏腑功能逐渐下降，加之，既往数次流产堕胎，亏耗肾气，影响到中医肾-天癸-冲任-胞宫轴的功能状态，导致卵巢储备功能减退，卵子质量差，不能受孕成功。肾主一身之气，肾气不足则五脏之气亦不足，脾为后天之本，脾虚则水湿运化不利，可发为痰湿，痰湿困阻经脉，凝聚为痰，困于胞宫，结为癥瘕，气血不足，经脉失养，气机瘀阻，不荣则痛俱现，可见腹部抽痛，结合舌脉辨证脾肾虚损，气血不足为本，气机不畅，经脉瘀阻为标证。全方初以《傅青主女科》温胞饮为主方，从其观点"摄胎受孕，在于肾脏先天之真气"，以补肾为根本大法，兼加天麦冬补阴药，意在阴中求阳，阳中求阴，阴阳双补，"则阳得阴助生化无穷"。巴戟天、菟丝子温肾助阳补肾气，党参、白术健脾益气祛痰，同时意在气中补阳，气盛得以推动全身气血运行，阳气得煦，同时兼加黄芩、竹茹、浙贝母滋阴清热，防温阳太过，耗伤肾阴，固护阴气，最后加用蒲公英、白鲜皮清热解毒，收湿敛疮。全方水火既济，脾肾双补，兼加清热，冲任得固，痰湿得祛，气机调摄，精气得运。二诊服中药后大便稍干，夜寐不安。考虑由阴血不足，心神不宁所致，给予黄精、麦冬滋阴敛精，养心安神，年后复诊因工作劳累，脾虚湿困，运化失常，出现大便溏薄，不易成形，继续予党参、黄芪、白术益气健脾运化水湿，辅以山药、山茱萸、巴戟天加强补肾固摄之力，嘱患者开始备孕后，全方改平补阴阳、滋养气血药物，辅以疏肝行气、解郁除烦安神之品以缓解其紧张焦虑，直至仅以金凤丸等丸药缓图之。结果可见，依仗前期的阴阳双补，肾-天癸-冲任-胞宫轴经脉充盈，女经得调，男精已壮，脉络本通，真机得遇。至2017年10月珠胎暗结，全方改寿胎丸合苏叶黄连汤化裁。菟丝子、巴戟天补肾助阳益气，正所谓阳气盛而周身得养，胎元得固，天麦冬滋阴防温阳太过，结合妇女以血为根，补阴结合补血，加以白芍柔肝养血，桑寄生补肝肾安胎。待超声检查显示孕囊及胎心后遵循《景岳全书·妇人规》“凡胎热者，血易动，血动者，胎不安”之旨。今温补之力稍强，恐血热妄行，热扰冲任，胎元不固，予黄连清方中之余热，远志、酸枣仁安神定志，全方奏平补阴阳、气血之效，恐阴血下聚，胃气上冲发为呕吐，稍加行气及消食之苏梗、鸡内金，意在行气安胎，即使稍有活血之力，也遵循“有故无殒，亦无殒也”。本案例衷中参西，结合现代内分泌理论，从先后两天之本出发，健脾补肾，阴阳双补，辅以清热化痰，共奏调经助孕之功。

示教医案二

程某，女，33岁，已婚。初诊日期：2016年7月13日。

主　　诉：未避孕1年余未孕。

现 病 史：患者初潮12岁，周期28～32天，经期5～7天，经量正常，偶有痛经。2014年7月，因孕12周胎停，在当地行清宫术。术后避孕数月，近一年余试孕未果。手术后月经周期规则，但清宫术后经量明显减少。LMP：2016.6.17×5天，量偏少，色淡红，轻度痛经，血块少。PMP：2016.5.16×5天，量偏少，色淡红。输卵管及配偶精液未查。平素易发腰酸，下腹坠胀，面色少华，夜寐欠佳，易醒，胃纳尚可，二便调。舌淡红，苔薄白，脉细涩。

婚 育 史：已婚未育，0－0－1－0　一年前难免流产清宫病史。

妇科检查：外阴(－)，阴道畅，宫颈中度炎症，宫体中后位，活动欠佳，左侧附件区增厚有压痛。

辅助检查：阴超检查：子宫、卵巢大小正常，血清生殖激素测定：未见明显异常，衣原体、支原体及淋病奈瑟球菌检测：人型支原体(＋)。

西医诊断：①继发性不孕；②盆腔炎。

中医诊断：断绪。

中医辨证：肾虚血瘀，经脉瘀阻。

治　　法：补肾养血，活血通络。

方　　药：

熟地黄12克	白芍15克	当归12克	川芎6克
菟丝子12克	巴戟天12克	皂角刺12克	路路通12克
生茜草15克	炙远志15克	酸枣仁15克	炙甘草6克
蒲公英15克	乌药6克	生黄芪15	

共14剂，日1剂，水煎服

二　　诊：2017年1月4日。患者经上方加减调养半年后，自觉月经较以往增多，下腹坠胀痛好转，但仍未怀孕，末次月经12月26日，给予检查阴道分泌物后行输卵管碘油造影，并嘱男方进行精液分析。

二　　诊：2017年1月11日。患者行造影术后无明显不适，阴道无出血，下腹近日隐隐作痛，子宫输卵管造影（hysteron salpingography，HSG）提示双侧输卵管通而极不畅，伴左侧伞端粘连可能。男方精液检查提示：精子量基本正常，精子活力检测 $a+b=40\%$。就诊时少腹酸胀，胃痛嘈杂，恶心，食少。夜寐可，二便调。舌红苔白微黄，脉濡细。治拟补肾益气，健脾化湿，活血通络。建议患者下次月经净后行选择性输卵管通液术（selective salpingography，SSG）或者宫腹腔镜手术。

方　　药：党参15克　炒白术15克　白芍15克　生黄芪15克
菟丝子12克　巴戟天15克　生石膏15克　皂角刺15克
路路通15克　怀山药15克　蒲公英15克　九香虫9克
炙甘草6克　炙远志15克　酸枣仁15克

共14剂，日1剂，水煎服

穴位敷贴：给予中药穴位敷贴及红外线理疗仪下腹照射30分钟，每周3次。

中药灌肠治疗：医院自制化瘀散结灌肠液灌肠，隔日一次。

四　　诊：2017年3月7日患者。月经干净后已经行SSG治疗，术后结论：左侧输卵管通畅，右侧输卵管基本通畅。目前，两侧少腹胀痛，大便秘结。舌红苔黄微腻，脉濡细。治拟清热活血，养血通络。

方　　药：生黄芪18克　白芍15克　当归15克　生地黄12克
女贞子12克　丹参15克　连翘15克　肉苁蓉15克
红藤15克　败酱草15克　制大黄15克　炙甘草6克
乌药6克　蒲公英15克　竹茹15克

共14剂，日1剂，水煎服

穴位敷贴：给予中药穴位敷贴双侧归来及关元穴红外线理疗仪下腹照射30分钟，每周2次。

五诊：2017年4月3日。LMP：2017.3.28至今，量中，色红，轻度痛经，夹血块。小腹酸胀好转，时有腰酸、乏力，胃纳可，二便调。舌稍红，苔薄，脉细。治拟补肾健脾通络。

方　　药：党参15克　炒白术9克　白芍15克　茯苓15克
生地黄12克　玄参9克　浙贝母15克　菟丝子15克
巴戟天15克　炙远志15克　酸枣仁15克　炙甘草6克
乌药6克　皂角刺15克　路路通15克　鸡内金15克

共14剂，日1剂，水煎服

穴位敷贴：给予中药穴位敷贴双侧归来及关元穴红外线理疗仪下腹照射30分钟，每周2次。

中药灌肠治疗：医院自制化瘀散结灌肠液灌肠，隔日一次。

上述方法酌情加减建议患者尝试备孕2月后再来复诊。

六　诊：2017年7月14日。LMP：2017.5.25，量中，色红，无痛经，血块少。2017年7月1日血β-HCG 447.8 IU/L，P 14.38 ng/ml；2017年7月14日血β-HCG 12949 IU/L。患者头晕，嗜睡，小腹酸胀，偶有恶心呕吐，胃纳尚可，大便溏薄，小便调。舌红苔薄，脉细滑，治拟补肾健脾，养血安胎。

方　药：生黄芪 18 克　白芍 15 克　陈皮 6 克　怀山药 15 克
菟丝子 15 克　巴戟天 15 克　桑寄生 15 克　鸡内金 15 克
炙远志 15 克　酸枣仁 15 克　蒲公英 15 克　炙甘草 6 克
共 14 剂，日 1 剂，水煎服

兼予地屈孕酮片早晚 20 mg 口服。上方加减口服至 14 周后停药。B 超检查提示：宫内胎儿存活。2018 年顺产，哺乳正常，待产后百日，6 月再次门诊携女婴报喜。

病案分析

本例患者曾有堕胎清宫史，其后继发性不孕 1 年余。堕胎者，或因先天禀赋不足，肾气虚弱，胎元不实，或因久病大病，气血乏源，无以养胎，或因热病、跌仆等损伤冲任、胎元而致堕胎。患者平素时有腰酸，面色少华，清宫后又见经量减少，知其精亏血少。肾主生殖，肾精不足则胎元不实；脾主运化，脾失健运则气血不足以养胎，故见堕胎。腰为肾之府，肾虚则腰酸；血亏无以养容则面色少华；精亏血少，冲任无血可下，故见经血量少而色淡。舌淡苔薄，脉细涩，皆为精亏血少之象。患者清宫术后继发不孕，恐因外力损伤胞宫胞络，致瘀血内阻，两精不得相遇而不孕。病属本虚标实，治疗时宜标本兼治，既补肾健脾以益精血，又理气化瘀以通络助孕。故首诊以四物汤、菟丝子、巴戟天补肾养血，皂角刺、路路通、生茜草活血通络，加黄芪一味补气以生血。全方治在血分，补中有通。上方调治半年后，患者经血渐增，可知精血已复。然行造影术后，患者下腹酸胀，或伴胃痛嘈杂，或伴大便秘结，为水湿入内，郁而化热，或阻中焦，或结肠道之象。舌红，苔白微黄，脉细濡，皆为水湿内存，初见热象之征。此时若投以大量芳香化湿之品，恐伤新复之阴血。且患者腹酸胀而喜按，脉细而濡，可知其本仍虚，故治宜扶正为主，兼治湿热。此时加大党参、黄芪等补气药的用量，其意有二：一者补气以行水。气赖水行，气旺载水，则水湿可化；两者补气以载精。患者胞脉虽通，两精相合却有赖气血健旺，载精以行。邪在中焦，则以生石膏、怀山药、九香虫理气健脾，清热止痛；邪在胃肠，则以红藤、败酱草、大黄清热解毒，利湿通便。经上诊治，患者水湿已化，病邪十去其七，仍时有腰酸、乏力，舌稍红而脉细，疑化湿之品耗液伤津，此时宜中病即止，故在继续健脾补肾的基础上，佐以玄参、生地黄益气生津。经治后，患者精足血充气旺，胞络通畅，故而有子。考虑患者曾有孕 12 周时堕胎史，故予保胎至孕 14 周，母儿健康后停药。

问题讨论

1. 不孕症的诊疗思路是什么？

见图 5－5。

中医药治疗不孕症特色鲜明，尤其注意病证结合，审证求因。临证首先明确病因，分析病位，辨其虚实，身心兼顾，内外兼治。肾虚、肝郁是不孕症的主要病机；寒、热、湿、瘀、痰是常见病因；证候多为虚实夹杂；病位在冲任胞宫。治疗原则以补肾、调经种子为主，兼调气血。充分发挥中医调经助孕和调畅情志的优势，结合西医辨病的特长，指导排卵期受孕，孕后可积极对症善后安胎。

中药周期疗法促排卵有较好的疗效，其基本原则是：经后期以滋肾养血调冲为主，兼顾肾气，以促使卵泡发育；排卵前期在滋养精血的基础上，辅以助阳调气活血之品，以促进排

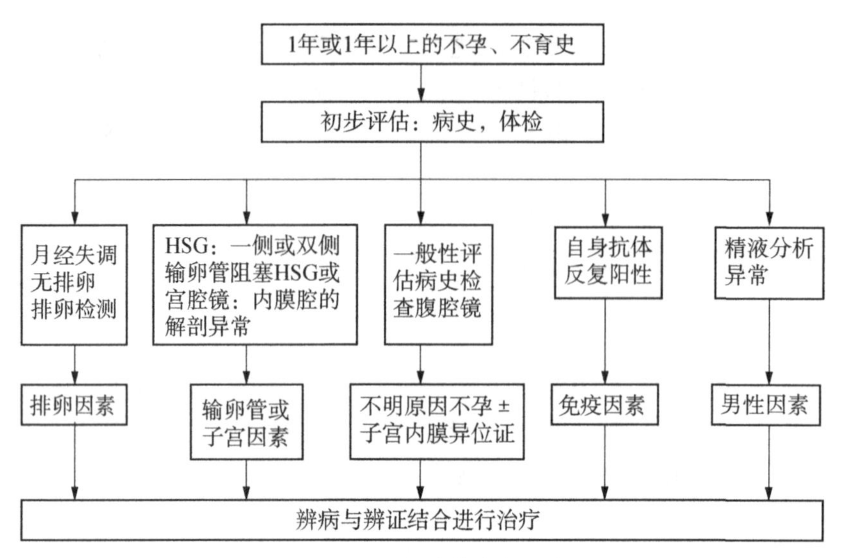

图5－5　不孕症的诊疗思路

卵；排卵后期以温补肾阳为主，以维持正常的黄体功能；行经期宜活血调经，以促使正常行经。中西医结合诱导排卵和治疗输卵管阻塞，可提高受孕率。

中药外治法和心理疗法对不孕可起到辅助治疗作用。另外，对于高龄晚婚者，或求子心切者，或有明确的生殖器器质性病变者，应中西医结合治疗，或联合辅助生殖技术，提高临床疗效。

2. 不孕的原因有哪些？

（1）女性因素（占60%）：①排卵障碍，由于下丘脑-垂体-卵巢轴功能紊乱，卵巢或肾上腺、甲状腺功能异常引起的无排卵；②输卵管阻塞或通而不畅；③子宫畸形、子宫黏膜下肌瘤、子宫内膜炎、内膜结核、内膜息肉、宫腔粘连等；④宫颈炎症及宫颈免疫学功能异常；⑤阴道炎、阴道瘢痕狭窄、横膈等。

（2）男性因素（占25%）：①精液异常；②性功能异常。

（3）夫妇双方因素（占15%）：①缺乏性生活基本知识；②双方盼子心切造成精神紧张；③免疫因素。

中医有关不孕症的文献记载，最早见于《周易》："女子三岁不孕"，而《黄帝内经》则记载了其发病原因为："督脉者……此生病，其女子不孕"。在《山海经》《神农本草经》《脉经》等古代文献中将原发性不孕称为"无子"，《备急千金要方》中称"全不产"；继发性不孕则称为"断绪"。《广嗣纪要》对女性不孕归纳为"五不女"，即螺、纹、鼓、角、脉，除脉（闭经和月经不调）外，均属先天性生理缺陷及生殖脏器畸形，非药物治疗所能奏效。《女科正宗·广嗣总论》曰："男精壮而女经调，有子之道也。"说明受孕的基本条件，是男女双方肾气盛、天癸至、任通冲盛，女子月事以时下，男子精盛而溢泻，两性适时相合，则可摄精成孕。因此，不孕症的主要病因病机是肾气不足，冲任气血失调，导致冲任胞宫阻滞，两精不能相合。

3. 不孕症如何辨证论治？

不孕症原因复杂，应辨证与辨病结合，根据月经、带下及全身证候综合分析，明确病因与病位。治疗原则主要是温养肾气，调理气血，并辅以心理疏导。

1）肾虚证

（1）肾阳虚证。

主要证候：婚久不孕，月经错后，量少色淡，或月经稀发甚至闭经；腰酸腿软，性欲淡漠，带下量多、质稀，大便溏薄，小便清长，面色晦暗黧黑。舌淡苔白，脉沉细或沉迟。

证候分析：肾阳不足，命门火衰，冲任失于温煦，宫寒不能摄精成孕，故不孕；阳虚内寒，不能生血行血，冲任血海空虚，故月经后期，量少色淡，甚至闭经；腰为肾之府，肾虚则腰酸腿软，火衰则性欲淡漠；火不暖土、脾不健运，则大便不实、带下量多；膀胱失于温化则小便清长。面色晦暗黧黑，舌淡苔白，脉沉细或沉迟均为肾阳不足之征。

治法：温肾填精，补益冲任。

方药：毓麟珠（《景岳全书》）。

当归，熟地黄，白芍，川芎，人参，白术，茯苓，炙甘草，菟丝子，杜仲，鹿角霜，川椒。

方中以四物汤养血调经；四君子汤健脾益气生血；菟丝子、杜仲、鹿角霜补肾温阳暖宫，川椒暖宫散寒。全方既温养先天肾气以生精，又培补后天脾胃以生血，使精血旺盛，胞宫冲任得以温养，则胎孕易成。

若兼腰酸如折，小腹不温，为肾阳亏虚，加小茴香、紫石英、淫羊藿以温肾助阳；若兼带下清稀量多，为封藏失司，加金樱子、芡实以收敛止带；若兼大便溏薄，为脾虚湿聚，加炮姜、煨木香、炒白扁豆以健脾化湿；若兼小便频多，为肾虚膀胱失约，加益智仁、桑螵蛸以补肾缩尿。

（2）肾阴虚证。

主要证候：婚久不孕，月经先期量少，色红质稠，或闭经，形体消瘦，腰酸腿软，头晕目眩，心悸失眠，口干烦热，午后低热。舌质红，少苔，脉细数。

证候分析：肾阴不足，阴虚火旺，冲任血海蕴热，故月经先期、不孕；阴虚血亏则月经量少；肾虚则腰酸腿软；精血不足，髓海空虚，则头昏目眩，心悸失眠；阴血不足，虚火内扰，故形体消瘦，口干烦热。舌质红，少苔，脉细数均为肾阴虚之征。

治法：补肾滋阴，养血益精。

方药：养精种玉汤（《傅青主女科》）。

熟地黄，山茱萸，白芍，当归。

方中熟地黄、山茱萸补益精血而滋阴，当归、白芍养血调经。精血充足，冲任得滋，自能受孕。

若形体消瘦，五心烦热，为阴虚内热，加牡丹皮、龟板、白薇、知母以滋阴清热；若月经量少甚至闭经，为精血亏虚，加紫河车、鹿角胶、丹参以补肾填精、养血活血；若心烦失眠，为心肾不交，加酸枣仁、合欢皮、何首乌以养血安神。

2）肝郁证

主要证候：婚久不孕，经行先后不定期，量或多或少，色暗有血块，经前乳房胀痛，经行腹痛，情志抑郁，烦躁易怒。舌黯红苔薄白，脉细弦。

证候分析：肝气郁结，气血不和，冲任不调，故婚久不孕；肝失调达，气血不畅，故经行先后不定期，经行量少，色暗有血块；情志抑郁，肝郁气滞，故经前乳胀、经行腹痛；郁久化火则烦躁易怒。舌黯红苔薄白，脉细弦则为肝郁之征。

治法：疏肝解郁，养血健脾。

方药：开郁种玉汤(《傅青主女科》)。

当归、白芍、牡丹皮、香附、白术、茯苓、天花粉。

方中当归、白芍养血柔肝，牡丹皮凉血活血，香附行气解郁，白术、茯苓健脾，天花粉生津清热。肝气得舒，肝血得养，冲任调畅，则胎孕易成。

若乳房胀痛明显，为肝郁气滞，加橘核、青皮、郁金以理气行滞；若经行不畅，为气滞血瘀，加红花、益母草、山楂、泽兰以活血化瘀；若痛经严重，为瘀阻胞宫，加生蒲黄、五灵脂以祛瘀止痛。

3）痰湿证

主要证候：婚久不孕，形体肥胖，月经稀发或闭经，带下量多，质黏稠，性欲淡漠，头晕心悸，胸闷泛恶。舌胖淡，苔白腻，脉滑。

证候分析：痰之化无不在脾，痰之本无不在肾，脾肾亏虚，水湿不化，聚湿为痰，痰阻冲任胞宫，月经稀发量少或闭经，故不能摄精成孕；痰湿下注则带多质稠，性欲淡漠；痰湿中阻则胸闷泛恶；痰湿上蒙清阳则头晕心悸。舌胖淡，苔白腻，脉滑为痰湿内停之征。

治法：燥湿化痰，理气调经。

方药：苍附导痰丸(方见闭经)。

可加黄芪、党参、菟丝子、巴戟天等健脾益肾以治本，标本兼顾，祛痰化湿，经调则子嗣自来。

若兼腰膝冷痛者，为肾阳不足，加鹿角片、杜仲、独活温肾助阳祛湿；带下量多者，为带脉失约，加乌贼骨、芡实以固涩止带。

4）血瘀证

主要证候：婚久不孕，月经后期，经行不畅，色紫黑有血块，痛经，或经间期出血，或经行淋漓不净，平日或肛门坠胀不适，或小腹隐隐作痛，痛有定处。舌质紫黯，舌边有瘀点，脉细弦。

证候分析：瘀血内阻冲任胞宫，血行不畅，故月经后期，色紫黑有血块，久致不孕；瘀血阻滞，不通则痛，故痛经，或肛门坠胀不适，小腹隐隐作痛，痛有定处；瘀阻胞宫，血不归经，则经间期出血，或经行淋漓不净。舌质紫黯，舌边有瘀点，脉细弦均为血瘀之征。

治法：活血化瘀，调经止痛。

方药：少腹逐瘀汤(方见痛经)。

若月经量多，小腹灼痛，便秘者，为瘀久化热，宜活血化瘀清热，用血府逐瘀汤(方见闭经)加红藤、败酱草、制大黄。

5）其他疗法

(1) 外治法：如中药保留灌肠、中药热敷、穴位注射加中药离子导入、放射介入配合中药灌注等对盆腔粘连、输卵管阻塞所致的不孕症可起到辅助治疗作用。

(2) 心理治疗：针对本病发病原因，除采用药物治疗外，应进行有关的心理治疗，充分了解患者的心理状态，耐心开导，解除心理压力，保持心情舒畅，尽量减少心因性的干扰，临床疗效将事半功倍。

4. 不孕症的分类有哪些？

不孕症根据女方、男方既往有无与配偶的临床妊娠史可分为原发性不孕症和继发性不孕症；根据病因，又可分为女性因素不孕症、男性因素不孕症和原因不明不孕症。

女性因素不孕症病因主要包括排卵障碍和盆腔因素两方面，通过影响卵母细胞的生成、发育、排出、运送、受精或胚胎的早期发育、着床等过程，进而导致不孕。

1）排卵障碍

（1）下丘脑性闭经或月经失调，包括：①进食障碍性闭经；②过度肥胖和消瘦、过度运动；③特发性低促性腺激素性低性激素性闭经；④卡尔曼（Kallmann）综合征、药物因素等。

（2）垂体性闭经或月经失调，包括特发性高催乳素血症垂体腺瘤、希恩（Sheehan）综合征、空蝶鞍综合征等。

（3）卵巢性闭经或月经失调，包括：①早发性卵巢功能不全，由染色体和基因缺陷的遗传因素、自身免疫性疾病、手术和放化疗导致的医源性因素等；②多囊卵巢综合征，表现为稀发排卵或月经稀发、临床和（或）生化高雄激素血症、代谢紊乱等临床特征；③特纳（Turner）综合征，为45，X及嵌合型染色体异常；④先天性性腺发育不全；⑤功能性卵巢肿瘤，异常分泌雄激素和雌激素的内分泌性肿瘤。

（4）其他内分泌疾病，包括先天性肾上腺皮质增生症、库欣（Cushing）综合征、肾上腺皮质功能减退症、甲状腺功能减退等。

2）盆腔因素

（1）先天性生殖系统畸形：包括苗勒管发育不全等。

（2）子宫颈因素：包括子宫颈功能不全、其他子宫颈病变等。

（3）子宫体病变：包括子宫内膜病变、子宫肿瘤、宫腔粘连等。

（4）输卵管及其周围病变：包括输卵管梗阻、输卵管周围粘连、输卵管积水、盆腔粘连等。

（5）子宫内膜异位症。

知识拓展

1. 不孕症诊疗流程图

见图5-6。

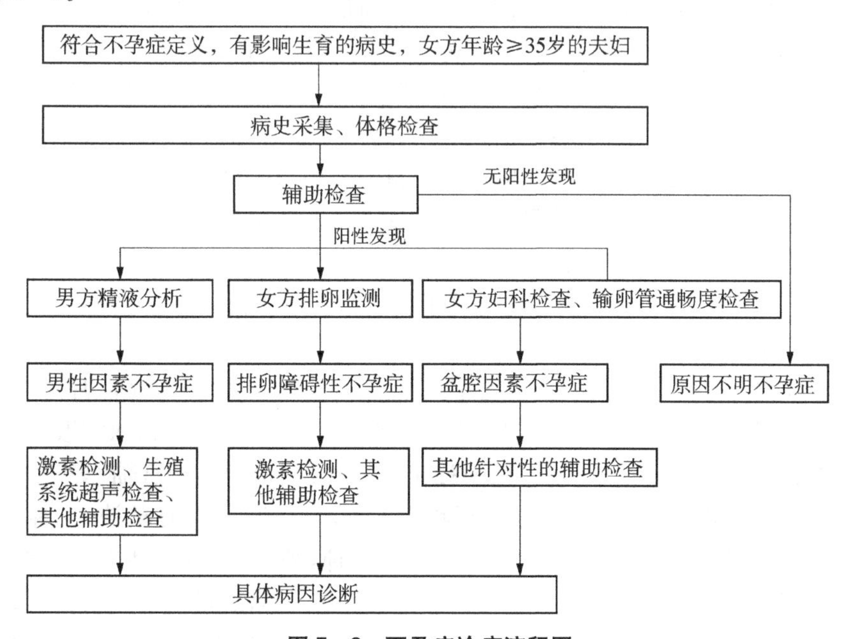

图5-6 不孕症诊疗流程图

2. 中医辨证如何同现代医学相结合

现代中医学普遍认为排卵功能障碍主要是肾虚，这与“肾主生殖”的认识相吻合。多囊卵巢综合征，多认为基本病机是肾虚痰瘀；高催乳素血症，则多与肝有密切关系；未破裂卵巢黄素化综合征是由于素体阳虚、冲任虚损，卵子无力排出；无反应性卵巢综合征，主要是卵巢内缺乏 FSH 受体，采用滋阴降火可提高卵巢反应性。

黄体功能不健是由于经间期重阴转阳阶段，转阳不及，以致阳长不足，达不到高水平的重阳所致。若肾阳不足失去温煦，肝气郁结失去疏泄，则阳气升发不及，不能达到和维持较高的基础水平，以致黄体发育不健。

输卵管炎性不孕，中医认为其发病在于瘀，经期产后，瘀血未净复外感、内伤，致使宿血凝结，或由寒凝、气滞、湿热久恋下焦，导致气血失和，血瘀阻络以致经隧不通，不能摄精成孕。

子宫发育不良，与先天肾气(精)虚弱、后天失养，天癸不充，冲任不足，胞宫失于滋养和温煦有关。近年来研究发现，免疫功能减退表现为肾阳虚，免疫功能异常增强表现为肾阴虚火旺。此外，肝旺也是免疫性不孕发病的因素之一。

药理研究表明，补肾药能调节生殖内分泌功能，使内分泌激素及其受体水平恢复正常，并可调节肾上腺皮质功能，从而调节性腺轴的功能而恢复排卵。活血化瘀药可调节血液循环，改善盆腔内循环状态及卵巢功能不全和子宫内膜状况，从而提高女性的受孕力。补肾滋阴、活血清热解毒及淡渗利湿药有抗变态反应和调节免疫的功能，为治疗免疫性不孕提供了依据。

名家经验

(1) 罗元恺论治不孕不育症的经验，推崇肾主生殖的理论，率先提出“肾-天癸-冲任-子宫轴”的学术观点，并以此指导不孕不育的研究，取得成果。在论治不孕不育症方面，提出不孕不育必须夫妇双方诊治、强调医无定方、结合辨病辨证、种子首重调经、安胎尤重肾脾、指导心理调摄、注意生活因素等学术观点。罗教授临证中把不孕症分为肾虚、肝郁、气滞血瘀、痰湿内阻和气血虚弱 5 个主要证型，提出常用代表方。助孕首重调经，是中医妇科学突出的学术特色。罗教授对调经促排卵、调经助孕有丰富的经验，并拟出补肾调经汤(熟地黄、菟丝子、续断、党参、炙甘草、白术、制何首乌、枸杞子、金樱子、桑寄生、黄精、鹿角霜)以建立月经周期。预计排卵期间，加入温补肾阳之品如淫羊藿、补骨脂、仙茅、巴戟天之类以促其排卵。他明确指出：“妇女不孕，首重调经，经调然后子嗣自来。因为月经不正常，往往是排卵不正常或无排卵的一种反映”。

(2) 夏桂成教授提出，传统中医妇科学认为肾-天癸-冲任-胞宫是女性月经周期及生殖功能的主要调节机制。而夏老在“肾主生殖”经典理论的指导下，结合临床实践，强调心(脑)对女性生殖节律的重要调节作用，创新性地提出了以“心(脑)-肾-子宫轴”等学说为主的中医女性生殖节律调节理论。夏老指出，肾藏精，主骨髓，精能生髓；心藏神，主神明；脑为髓海，为元神之府。心脑为神之所藏，精神互依，精能养神，神能驭精(包括生殖之女精)，是以心脑神明为驾驭排卵之所在。心脑通过骨髓与肾相关联，子宫之排经、受孕、分娩，肾之分泌天癸、精卵，均与心脑神明有关，精神合一，心肾相交，在心(脑)-肾-子宫生殖轴的纵横反馈作用下，女性生殖节律的阴阳消长转化方能得以维持。具体的治则治法中以补肾调周贯穿始终。中医主张“调经种子”，而夏老认为，调经亦是治标之法，唯有调周才是真正意义上的治本。因而，他主张将“补肾调周法”贯穿于不孕症的治疗始末，旨在调整心(脑)-肾-子宫轴，促进卵泡发育，改善黄体功能，从而有利于调经助孕种子。

古籍精选

《诸病源候论·妇人杂病诸候·无子候》：“然妇人挟疾无子，皆由劳伤血气，冷热不调，而受风寒，客于子宫，致使胞内生病，或月经涩闭，或崩血带下，致阴阳之气不和，经血之行乖候，故无子也。”

《备急千金要方·妇人方上·求子》：“凡人无子，当为夫妻俱有五劳七伤，虚羸百病所致，故有绝嗣之殃。夫治之法，男服七子散，女服紫石门冬丸，及坐药荡胞汤，无不有子也。”

《校注妇人良方·求嗣门》：“窃谓妇人之不孕，亦有因六淫七情之邪，有伤冲任，或宿疾淹留，传遗脏腑，或子宫虚冷，或气旺血衰，或血中伏热，又有脾胃虚损，不能营养冲任。审此，更当察其男子之形气虚实何如，有肾虚精弱，不能融育成胎者，有禀赋微弱，气血虚损者，有嗜欲无度，阴精衰惫者，各当求其源而治之。”

《医宗金鉴·妇科心法要诀·嗣育门》：“女子不孕之故，由伤其任冲也。经曰：女子二七而天癸至，任脉通，太冲脉盛，月事以时下，故能有子。若为三因之邪，伤其冲任之脉，则有月经不调、赤白带下、经漏、经崩等病生焉。或因宿血积于胞中，新血不能成孕，或因胞寒、胞热，不能摄精成孕，或因体盛痰多，脂膜壅塞胞中而不孕。皆当细审其因，按证调治，自能有子也。”

第六章

中医妇科特色治法

一、中医妇科周期疗法

中药人工周期疗法(周期疗法)是在中西医结合研究的基础上发展形成的用药方法,其以肾-天癸-冲任-胞宫轴的中医理论为指导,结合现代医学的神经内分泌周期调节理论,根据卵巢周期变化的不同阶段及机体的阴阳消长进行周期性序贯式用药,以此增强患者机体脏腑器官的调节能力,从根本上实现了机体调节水平的提升,临床用于功能失调性子宫出血、闭经、子宫内膜异位症、月经不调、经前期紧张综合征及不孕症的治疗。

(一) 周期疗法的历史沿革

1963 年,江西省妇产科工作者开始将中药人工周期疗法运用于临床,1971 年,江西省莲花县首次进行报道。1980 年,北京医学院张丽珠等报道了西药配合中药人工周期疗法治疗月经不调,疗效优于同期国外治疗水平。程泾于 1984 年出版的著作《月经失调与中医周期疗法》做出了详细的论述。受到中药人工周期疗法的启发,夏桂成等专家在 20 世纪 80 年代、90 年代临床工作中进行了更深入的应用,归纳了各期的生理、病理、诊治特点,并提出了运用奇偶数律探究女性生殖发展规律。进入 21 世纪,中药人工周期疗法的应用范围扩展至其他妇科疑难杂病如多囊卵巢综合征、痤疮等,并取得积极进展。

(二) 周期疗法的理论基础

1. 肾-天癸-冲任-胞宫轴

月经是肾气、天癸、冲任气血共同作用于胞宫,并在其他脏腑、经络的协同作用下使胞宫定期藏泻而产生的生理现象。肾为主导,天癸为促进生长、发育和生殖的阴精和动力,冲任汇集脏腑气血下达于胞宫,胞宫藏泻有期,则月经按时来潮。

(1) 肾:肾主封藏,为藏精之脏,先天生殖之精和后天水谷之精皆藏于肾;肾主骨生髓,肾生髓是肾藏精的一部分。肾为先天之本,元阴元阳之宅。其一,精为构成人体的基本物质,是生殖的基础,分为先天之精和后天之精。《灵枢・决气》:“两精相搏,合而成形,常先身生,是为精。”先天之精男女皆有,又称元阴、元精。《素问・上古天真论》:“肾者主水,受五脏六腑之精而藏之,故五脏盛乃能泻。”后天之精由五脏六腑化生,藏于肾充养先天之精。其二，《傅青主女科》："经水出诸肾。"《素问·上古天真论》："女子七岁，肾气盛，齿更发长；二七而天癸至，任脉通，太冲脉盛，月事以时下，故有子。"女子肾气充盛方能天癸至、冲任二脉通，初潮按时而至。肾在月经产生的过程中起主导作用。

(2) 天癸：天癸是肾中精气充盈到一定程度时产生的具有促进人体生殖器官成熟并维持生殖功能的物质。《类经》："天癸者，言天一生水之阴气耳，气化为水，名曰天癸……其在人身，是为元阴，亦曰元气。第气之初生，真阴甚微，及其既盛，精血乃旺，故女必二七，男必二八而后天癸至。天癸既至，在女子则月事以时下，在男子则精气溢泻，盖必阴气足而精血化耳。"天癸又称为元阴、元气，藏之于肾，天癸至则月经来潮，天癸竭则月经停闭。天癸是月经产生的动力。

(3) 冲任二脉：《灵枢·逆顺肥瘦》："夫冲脉者，五脏六腑之海也。"王冰曰："谓之任脉者，女子得之以妊养也。"冲任二脉聚集脏腑精气血，下注于胞宫使得月经来潮。

(4) 胞宫：胞宫主月经和孕育，定期藏泻。

(5) 其他脏腑经络：肝、心、脾、肺以及督脉带脉在月经来潮的过程中也发挥作用。

2. 卵巢及子宫内膜周期性变化

从青春期开始到绝经前，女性卵巢在形态和功能上发生周期性变化，伴随卵巢周期而出现子宫内膜剥脱及出血，形成月经。卵巢周期经历卵泡的发育成熟、排卵、黄体的形成和退化，子宫内膜亦随之发生显著的周期性变化。现代医学将月经周期分为 3 个时期(以 28 天计算)。

(1) 月经期：月经期是月经周期的第 1 日至第 4 日，由于黄体衰退，孕激素和雌激素撤退进而引发的子宫内膜功能层从基底层崩解脱落，脱落的内膜碎片与血液一起从阴道流出形

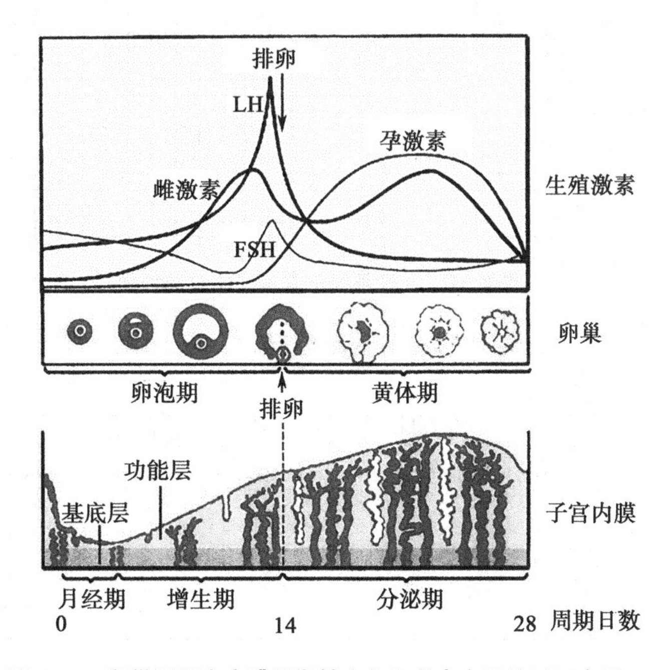

图 6-1　卵巢及子宫内膜周期性变化和激素水平关系示意图

成月经来潮，此时卵巢中又有新的卵泡发育，开始新的周期。

(2) 卵泡期：卵泡期是月经周期的第5日至第14日，是卵泡发育的最后阶段，卵泡体积显著增大，并且向卵巢表面突出。此阶段对应子宫内膜的增殖期，该时期内在雌激素作用下子宫内膜厚度由0.5 mm增长至3～5 mm。

(3) 黄体期：黄体期是月经周期的第15日至第28日，排卵后卵泡会迅速转变为富含血管的黄体。若此时卵子成功受精，则黄体转变为妊娠黄体，妊娠3个月才退化。若此时卵子未受精，则黄体会在排卵后7至8日成熟、9至10日开始退化，逐渐形成白体，黄体的功能局限于14日内。此阶段对应子宫内膜的分泌期，该时期内在黄体分泌的雌、孕激素作用下增殖期的子宫内膜出现分泌期改变，在分泌晚期子宫内膜厚至10 mm。

3. 基础体温曲线图

基础体温(basal body temperature, BBT)指的是完全休息状态下的人体体温。生育年龄女性随月经周期变化，基础体温会有波动。在月经周期中体温在卵泡期较低，排卵期最低，排卵后升高0.3～0.6℃，基础体温反映了女性排卵和卵巢黄体生成的情况。运用中医取相比类的思维方法，将月经周期划分为4期，周期中基础体温变化能够清楚反应阴阳的消长变化。

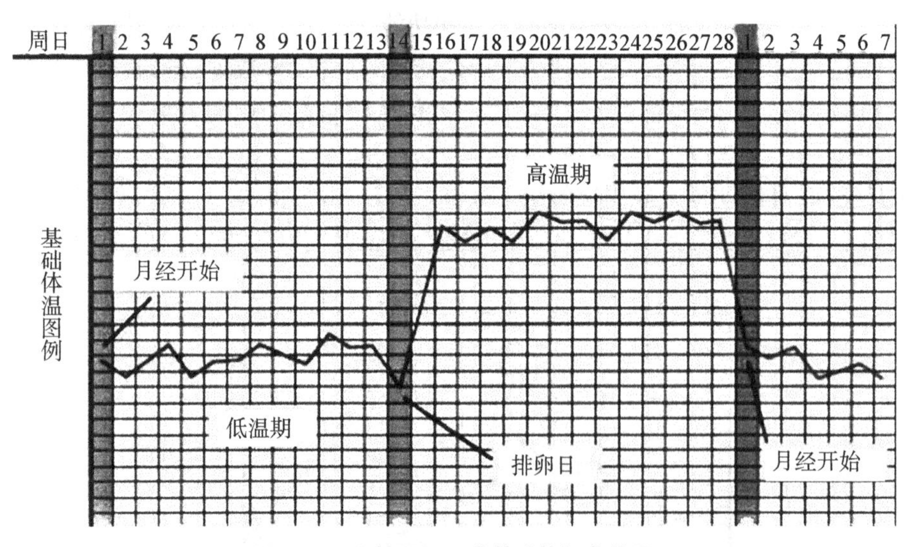

图6-2 女性月经正常基础体温曲线图

(1) 月经期：对应月经来潮的时期。基础体温高温相下降，阴阳转化呈现重阴必阳，推动月经来潮。

(2) 卵泡期：对应经净之后到经间排卵期的一段时间。此阶段卵泡发育趋向成熟，基础体温呈低温相，是阴长阳消的阶段，重点在于阴长运动，表现为雌激素水平的升高，子宫内膜的生长。

(3) 排卵期：对应月经周期中排卵前后的一段时间。此阶段基础体温会下降至最低点然后升高，反映了重阴必阳的转化状态，重阴代表着阴长阳消的不平衡状态达到生理极限，需要通过转化除旧生新。

(4) 黄体期：对应月经周期中的黄体时期，是月经行将结束的前期。基础体温呈高温相,是阳长阴消的阶段,主要表现为孕激素的高水平,子宫内膜呈分泌期改变。

(三)周期疗法划分月经阶段

一个月经周期中,气血阴阳的消长呈现周期性的变化,较天如月相盈亏,较地似潮水涨落,进而表现出胞宫的定期的藏泻,根据此节律性变化将一个月经周期划分为4个阶段:行经期、经后期、经间期和经前期,4个阶段循环往复,形成节律性的变化,维持着女子生理生殖功能。

(1) 行经期:特点是重阳转阴。阳气推动是月经来潮的主要因素,在阳气的推动下,血海状态由满成溢,血室适时门户正开,经血由此下泄,表现为胞宫泻而不藏。

(2) 经后期:特点是阴长阳消,突出表现为阴长运动。经行之后血海空虚,通过发挥肾的封藏作用蓄养阴精,滋长阴血。血室门户已闭,表现为胞宫藏而不泻。

(3) 经间期:特点是重阴转阳,此期又被称为"的候""真机",具有流动的氤氲乐育之气和锦丝样白带,阴精、冲任气血充盛,是排卵受孕的最佳时期,相当西医学中的排卵期。

(4) 经前期:特点是阳长阴消。如果前一阶段阴阳交媾,育结胎元,则胞宫藏而不泻。如果前一阶段未结胞胎,则胞宫行泻,血室门户开,为进入下一阶段做准备。

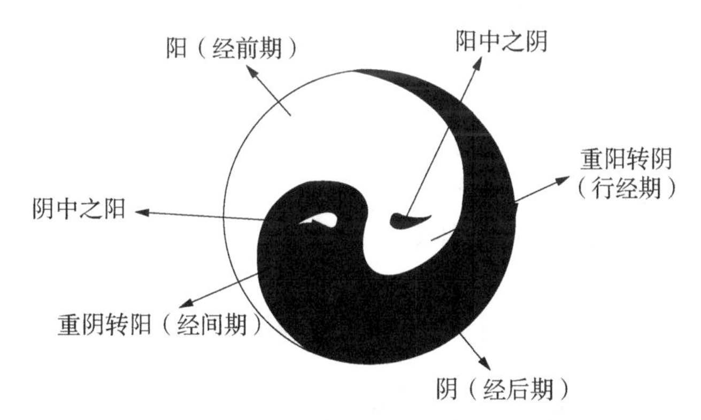

图6-3 天地自然河图 (明·赵㧑谦《六书本义》)

表6-1 人工周期疗法划分月经阶段

月经周期	行经期	经后期	经间期	经前期
阴阳消长	重阳转阴	阴长阳消	重阴转阳	阳长阴消
对应时期	月经期	卵泡期	排卵期	黄体期
基础体温 BBT 描述	体温降低	体温低温相	体温降至最低点后上升	体温高温相
年相	夏季	秋季	冬季	春季

注:对于月经阶段的划分,有医家提出将经前期再划分为经前前半期和经前后半期,此划分依照五行分类法,后者属重阳的维持期,对应五季中的长夏,五行火让位于土,土当令时期,同时表现出心肝气火稍旺的特征。此学说具有一定的参考价值,临证见胸闷烦躁、乳房胀痛、小腹作胀、夜寐较差等一系列病理反应时,可考虑依此辨证用药。

(四)周期疗法辨证论治

中药人工周期疗法可按照月经周期的全程进行系统调治,也可以根据病情病变情况进行半程或某一个阶段的局部治疗,但治疗必须按照月经周期阶段辨证论治,才能获取佳效。

(1) 行经期:行经期的生理特点是重阳必阴,排泄月经。因此治疗常以补肾助阳、活血祛瘀、理气调经为主。顺从胞宫"泻而不藏"的状态,促进阴阳转化,祛除离经血瘀以生新精血,方选五味调经汤加减。若排经失常,呈膜样痛经者,选用逐瘀脱膜汤,方中加补肾助阳之品,意在促进阴阳转化,温肾化水。若排经中黏液较多,内膜呈腺囊型增生或伴有炎性改变,则属于湿浊性瘀阻,当利湿排浊逐瘀调经,方用逐瘀排浊汤。

五味调经汤(丹参、赤芍、五灵脂、艾叶、益母草)(血热型及气虚型月经过多慎用或禁用)。

逐瘀脱膜汤(肉桂、五灵脂、三棱、莪术、炒当归、赤白芍、益母草、广木香、延胡索、续断、蒲黄、三七粉、炒枳壳)。

逐瘀排浊汤(炒当归、赤芍、苍术、茯苓、五灵脂、续断、马鞭草、蒲黄、蚕砂、桑寄生、马齿苋)。

(2) 经后期:经后期根据阴阳消长的状态分为初期、中期和末期。其一,经后初期当滋阴养水,恢复充实阴水的同时推动阴阳消长运动的发展,方用归芍地黄汤。若阴虚较重又见于月经后期、量少、闭经则加强滋补阴水的作用,方用滋阴奠基汤。其二,经后中期当滋阴养血,佐以助阳。阴长运动有所迟缓。该期与初期的区别在于阳长运动开始,"善补阴者,必于阳中求阴,则阴得阳升而泉源不竭",所以加入补肾助阳的药物促进卵泡发育,也体现了阴阳互根之理,选用归芍地黄汤加川芎、菟丝子、肉苁蓉。其三,经后末期当滋阴助阳,阴阳并调。盖阴长运动已至重阴阶段,滋养阴水已不符合生理变化所需,当助阳维持阳的水平,促进下一阶段的重阴转化,方用加减补天五子种玉丹。

归芍地黄汤(炒当归、白芍、山药、山萸肉、熟地黄、牡丹皮、茯苓、泽泻、续断、桑寄生、怀牛膝)。

滋阴奠基汤(丹参、白芍、山药、干地黄、女贞子、牡丹皮、茯苓、炙鳖甲、紫河车、山萸肉、怀牛膝)。

补天五子种玉丹(大生地黄、山萸肉、山药、牡丹皮、茯苓、泽泻、当归、牛膝、杜仲、续断、枸杞子、五味子、女贞子、车前子、覆盆子、紫河车)。

(3) 经间期:经间期治疗主要在于活血通络,促发排卵,使得重阴必阳顺利转化。方用排卵汤或补肾促排卵汤。经间期若出现转化不利,多在于阴阳失衡,可添加补肾的药物促进肾中阴阳的充实,一在于滋养癸水之阴,二在于重阴必阳转化中,重阴下泻让位于阳,阳长需要一定的基础。补肾的同时佐以活血通络可实现卵泡的顺利排出。

排卵汤(当归、丹参、赤芍、泽兰、茺蔚子、香附、红花)。

补肾促排卵汤(炒当归、赤白芍、山药、熟地黄、牡丹皮、茯苓、续断、菟丝子、鹿角、山萸肉、五灵脂、红花)。

(4) 经前期:经前期阳消阴长,阳长较快。治当补肾助阳,以达到下一阶段重阳必阴的水平,此为首要,方用右归丸加减。其次是注重经前期后半段的气血活动,助阳的同时理气,保证月经排泄的顺利,补理兼施,同时缓解经前常出现的气郁甚则气郁化火的症状,方用毓麟珠合越鞠丸加减。

右归丸(熟地黄、山药、山萸肉、枸杞子、菟丝子、鹿角、杜仲、肉桂、制附子)。

毓麟珠（人参、白术、茯苓、炙甘草、熟地黄、芍药、当归、川芎、菟丝子、杜仲、鹿角、川椒）。

越鞠丸（香附、苍术、川芎、栀子、神曲）。

（五）周期疗法的拓展运用

《妇人大全良方》云："因经不调而生他病，当先调经，经调则他病自愈。"女性月经的周期节律与体内激素水平的变化有关。中药人工周期疗法不仅适用于月经病，也可以用来治疗由于激素水平异常导致的痤疮、黄褐斑、多囊卵巢综合征、乳腺增生症等内分泌疾病，此时运用中药人工周期疗法调理冲任月经意在溯本清源、釜底抽薪，远期疗效佳。

（1）痤疮：痤疮属于中医学"肺风粉刺"的范畴，是临床好发于颜面部的毛囊皮脂腺慢性炎症性疾病，其发病与雄激素水平及皮脂分泌增加相关。中医认为痤疮的发生是由于先天禀赋不足，冲任不调，病邪侵入肌肤腠理所致。运用中药人工周期治疗的同时可配合外用熏洗剂和搽剂，治疗效果佳。外用熏洗剂有苦参、大黄、黄连、白花蛇舌草、红花等煎汤外用，先熏后洗，皮损严重者如出现脓包结节可加入皂角刺、蛇床子、浙贝母等。外用搽剂是用轻粉、硫黄、枯矾研末配合大黄煎汤水涂于患处。

（2）黄褐斑：黄褐斑属于中医"面尘""肝斑"的范畴，特征为颜面部出现对称性黄褐色或深褐色斑片，以面颊、鼻背、口周、下颌等处多见，好发于中青年女性。冲任二脉起于胞宫上行至头面部，肝郁脾虚肾精不足皆可影响气血运行，气滞血瘀损伤冲任不能上荣于面，最终导致黄褐斑的生成，治疗时可配合外敷治疗，内外治并举调理冲任。

（3）多囊卵巢综合征（PCOS）：PCOS是育龄期女性常见的内分泌代谢异常综合性疾病，是导致女性月经失调及不孕的主要原因，临床常表现不孕、闭经、黑棘皮征、多毛痤疮等，归属于中医不孕、癥瘕、闭经等范畴。临床治疗应结合西医性腺轴卵泡发育的特点，在月经周期的不同阶段给予对症中药治疗，调整肾-天癸-冲任-胞宫轴的平衡，促使排卵恢复月经。

（4）乳腺增生症：乳腺增生症属于中医学乳癖的范畴，冲任之气血上行为乳，下行为经水，冲任失调则气血瘀滞、痰凝成核阻滞乳络。西医认为乳腺增生症是由于患者体内雌激素长期刺激乳腺组织而无孕激素拮抗。治疗当疏肝补肾，活血通络，调理冲任，使雌、孕激素水平趋于正常，内分泌水平达到平衡。

二、妇科膏方调治

膏方也称为膏剂、膏滋、煎膏，是一种独特的调理调补方式，属于中医传统八大剂型丸、散、膏、丹、酒、露、汤、锭之一，是冬季调治疾病的重要方法。经医师辨证论治合理拟方后，将处方中中药饮片浸泡充分后反复煎煮，去渣浓缩得到汤液，再加入胶类、糖类及细料类等进行收膏，熬制成半流质厚状的制剂。膏方药物浓度高，药性稳定持久，口感好，服用方便，容易储存，一人一方个性定制，适合不同年龄、体质、疾病的人群。

（一）膏方的历史沿革

膏方的运用经历了外用到内服的变迁，以动物脂肪为基质的膏状物多为外用膏剂，滋润充满精华物质的膏状物多为内服膏剂。膏方发源于先秦时期，发展于唐宋金元，成熟于明清时期，至今已经有两千多年的历史。

《诗经》有云："自伯之东，首如飞蓬。岂无膏沐？谁适为容！"西周至春秋时期就已经存在被用于女性美容的膏剂。成书稍晚的《山海经》中记载，在更为久远的时期，古人就已经开始用一种羊脂类膏剂涂抹皮肤防止皲裂，这也被认定为早期膏剂的雏形。《五十二病方》最早记载了用于治病的膏方，如"治伤痉：治黄黔（芩）、甘草相半，即以彘膏财足以煎之。煎之沸，即以布足（捉）之，予（抒）其汁，傅"。此时的膏方为动物脂肪加热提取药物制成，外敷治疗外伤。《黄帝内经》亦载有外用膏方2剂，即《灵枢・痈疽篇》中的豕膏和《灵枢・经筋篇》中的马膏。至《武威汉代医简》记载了最早的内服膏方并用"膏药"命名，其中百病膏药方和千金膏药方外用和内服均可。《金匮要略》阐述了内服膏方"大乌头煎"可治疗寒疝、腹痛，内服"猪膏发煎"可治疗黄疸。陶弘景在《神农本草经集注》中对膏药的制作做出了详尽的说明，其中一些制作方法及要领如煮药慢煎、药物研末入膏等沿用至今。此时期的妇科膏方多用于利胎产、下瘀血，功用单一，制作方法简陋。如《中藏经》中"治妇人血闭方：干漆，生地黄汁，右熬成膏，酒化枣大许，空心服"，又如《深师方》记载丹参膏治疗"妊娠七月，或有伤动见血，及生后余腹痛"。

唐朝在膏方的制作和使用方法上有进一步发展。王焘的《外台秘要》记载"古今诸家煎方六首"，这些煎方的制作方法与现代膏剂已经大致相同。宋朝时，膏方的使用人群和适用范围日益扩大，在民间的运用相当广泛，膏方不仅被用于治病，还用于补虚、养生、康复等，如《太平惠民和剂局方》载有枸杞煎、十全大补膏等。金元时期膏方的制作工艺进一步完善，众多著作中均有膏方的记载。如《东垣试效方》中治疗偏头痛的"清空方"，《世医得效方》中治疗赤眼之"地黄膏"，以及《丹溪心法》治疗消渴之"消渴方"。值得一提的是朱丹溪在《格致余论》中提出了"倒仓法"，这是一种独特的膏方制作方法，用于催吐和导泻。此时期妇科膏方在制备工艺方面不局限用蜜收膏，且逐渐发展为使用阿胶、鳖甲胶、龟板胶等进行收膏。在应用方面从利胎产与下瘀血的功用扩展至调理补虚用。如《陈素庵妇科补解》中大补二天膏滋先天补后天，治疗室女天癸已至，复止不来；三才固本膏以血补血，治疗妊娠胎萎不长。《鸡峰普济方》中柏叶膏调理崩漏下血；养阴膏调理室女气血相搏，经脉不行。

明清时期膏方的制备有了标准化的流程，膏方成为临床治疗疾病的常用剂型，广泛运用于内外妇儿科。膏方的命名更加正规，制作工艺逐渐完善，数量快速增加，上至宫廷下至坊间，冬季以膏方进补也成为一种风尚。膏方在妇科治疗中不仅被用于调理经水，并且扩大至经带胎产的范围。如《重庆堂随笔》记载了薛雪创制"参雪八珍膏"功专调经，世称"女科调理方之首选"。《饲鹤亭集方》载玫瑰膏治疗月事不调，《产乳备要》载地黄膏治妇人血气亏乏，发热虚烦经水不调。《赤水玄珠》载地榆膏治赤白带下。《济阴纲目》记载地黄膏疗妇人少乳。《医便》记载龟鹿二仙膏大补气血治男女虚损不孕。《墨宝斋集验方》载人参鹿角膏益气种子等。

（二）中医妇科膏方的应用

近现代时期，膏方迎来全新的发展阶段，呈现出百花齐放的局面。中医妇科膏方的应用范围涵盖了经带胎产各方面。在临证开方时应注意以下几个原则，其一是遵循妇人“经孕产乳”的生理特点，若体内阴平阳秘的平衡被打破，则会出现“经带胎产”的异常。其二是详细观察妇女体质的阴阳虚实，女子以肝为先天，常见阴血亏耗，故补虚为妇科膏方大法。然虚证常兼夹气血痰瘀，故临证需辨证论治。其三是治法重在肾肝脾与气血冲任，肾为先天，脾胃为后天，肝为藏血之脏，荣养血海，冲任气血充盛则天癸足，致使月经按时来潮，维护女子的各项正常生理功能。

运用膏方治疗疾病多为慢性病需要长期服用，故处方时也应该注意组方的平衡。其一是正邪的平衡，过于攻伐则伤及正气，过于补益则邪气留恋。其二是寒热的平衡，过于寒凉则伤及脾胃，过于温热则引动相火。其三是动静的平衡，升散太过则耗气劫阴，滋腻太过则阻碍运化。同时注重各脏腑的生理特性，肺在上则用药宜轻，脾胃居中焦则用药平调升降，使清阳升而浊气降，肾位下则用药宜重。

治疗月经病注重肾-天癸-冲任-胞宫轴的平衡，同时兼顾对肝脾的调节。带下病多为肝肾亏损，湿热瘀滞延及正虚复感湿热，乃致冲任受损。妇科膏方治复发性流产滑胎者，多从补脾育肾入手，盖兼顾先后天，预培其损，防治结合。产后妇人耗伤阴血，发病多责之在瘀和虚，治当补养气血通络祛瘀。

（三）中医妇科膏方的继承与创新：多层结构膏方

多层结构的膏方是近年来发展出的新模式，主要以三层膏方叠加，类似于“汉堡包”或“三明治”的结构，将十几种药物分类归层进行组合，主要用于调节月经病，可收获一加一大于二的疗效。其中，第一层补养气血。《圣济总录》云：“女子纯阴，以血为本，以气为用，在上为乳饮，在下为月事。”又《妇人大全良方》载：“夫人之生以气血为本，人之病，未有不先伤其气血者。”气血充盛才能具备化生乳汁、月经的物质基础，气血耗伤，冲任血海亏虚致使月事异常。第二层辨证论治，对症下药。需要根据月经的量、色、质、时期结合患者舌脉，胎产及全身症状等进行综合审治，在调经的同时注重恢复保持肾-天癸-冲任-胞宫轴的平衡。第三层健脾益气。脾胃为后天之本，一者调经膏方多以蜜类胶类收膏，两者调经药物多用补肾滋阴之品，盖膏方多滋腻碍运化，加入理气助脾胃的药物能够实现健中有消，行中有补，促进整体膏方更好地被人体吸收。

三、妇科外治法

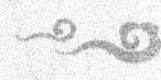

（一）穴位敷贴技术规程

穴位贴敷技术是将药物制成一定剂型，敷贴到人体患处或穴位，通过皮肤腠理、毛孔、穴位，激发经气，达到通经活络、清热解毒、活血化瘀、消肿止痛、行气消痞、扶正强身作用的一种操作方法。

1. 适用范围

1）适用范围

适用于盆腔炎、痛经及保胎。

2）常用药物、穴位与用途

（1）清热方：苦参15克，蚤休6克，乌药9克，皂角刺9克。用于盆腔炎患者，具有清热解毒、行气活血之功效。

（2）温宫方：细辛3克，附子6克，延胡索9克，牛膝9克。用于痛经患者，具有补肾活血之功效。

（3）保胎方：菟丝子9克，桑寄生15克，炒黄芩9克，川续断9克。用于保胎患者，具有固肾安胎之功效。

（4）子宫穴：位于下腹部，当脐中下4寸，中极旁开3寸。

（5）气海穴：位于下腹部，当脐中下1.5寸。

（6）天枢穴：位于腹部，横平脐中，前正中线旁开2寸。

2. 评估

（1）病室环境，温度适宜。

（2）主要症状、既往史、药物及敷料过敏史。

（3）敷药部位的皮肤情况。

3. 告知

（1）出现皮肤微红为正常现象，若出现皮肤瘙痒、丘疹、水疱等，应立即告知护士。

（2）穴位敷贴时间一般为30分钟。

（3）若出现敷料松动或脱落应及时告知护士。

（4）局部贴药后可出现药物颜色、油渍等污染衣物。

4. 物品准备

治疗盘、遵医嘱配制的药物、压舌板、无菌纱布、75%酒精棉球、一次性垫单、镊子、弯盘，必要时备屏风、毛毯。

5. 基本操作方法

（1）核对医嘱，评估患者情况，做好解释工作，注意保暖。

（2）备齐用物，携至床旁。根据敷药部位，协助患者取适宜的体位，充分暴露患处，必要时屏风遮挡患者。

（3）根据敷药面积，取大小合适的无菌纱布，用压舌板将所需药物均匀地涂抹于纱布上，厚薄适中。

（4）将药物敷贴于穴位上，做好固定。为避免药物受热溢出污染衣物，可加一次性垫覆盖。

（5）观察患者局部皮肤，询问有无不适感。

（6）操作完毕后擦净局部皮肤，协助患者穿好衣服，安排舒适体位（见图6-4）。

6. 注意事项

（1）药物应均匀涂抹于无菌纱布，厚薄一般以0.2～0.5 cm为宜。

（2）对于残留在皮肤上的药物不宜采用肥皂或刺激性物品擦洗。

（3）使用敷药后，如出现红疹、瘙痒、水疱等过敏现象，应暂停使用，报告医师，配合处理。

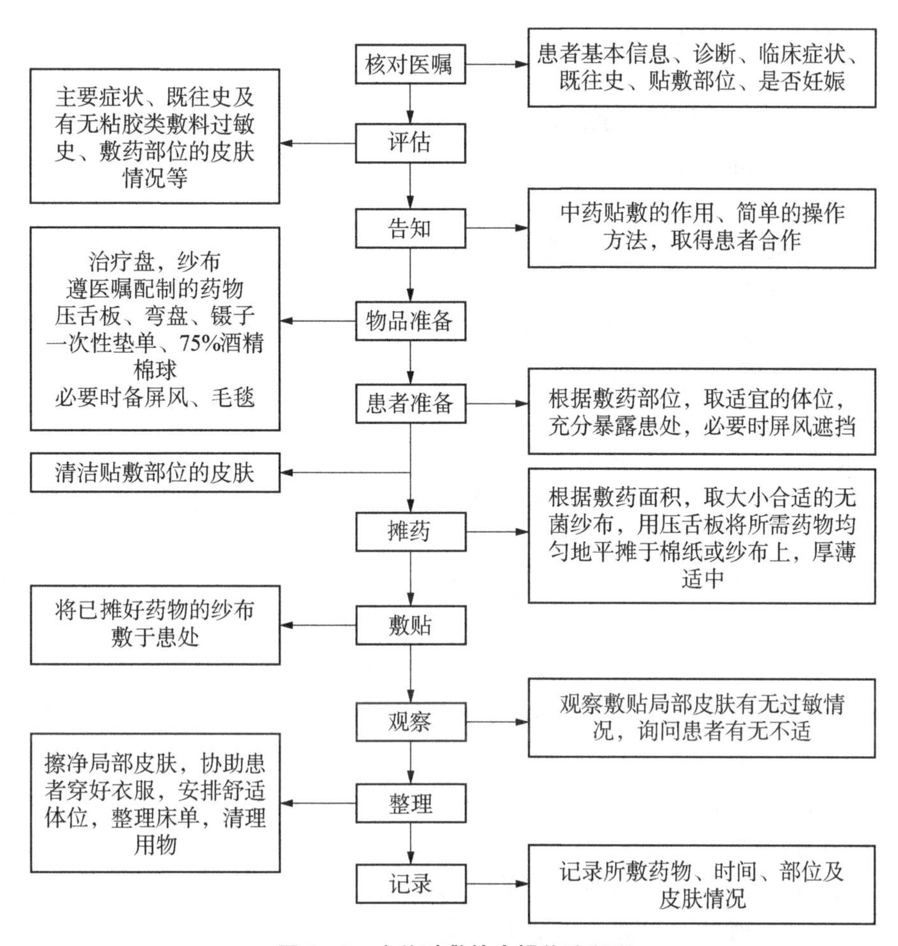

图6-4　穴位贴敷技术操作流程图

（二）经穴推拿技术规程

经穴推拿技术是以按法、点法、推法、叩击法等手法作用于经络腧穴，是具有减轻疼痛、调节胃肠功能、温经通络等作用的一种操作方法。

1. 适用范围

1）适用范围

适用于盆腔炎、妇科术后便秘症状。

2）常用穴位与用途

（1）足三里、三阴交、涌泉穴：适用于妇科术后患者，具有疏理肠道气机，促进肠道蠕动之功效。

（2）气海、关元、三阴交、足三里：适用于盆腔炎患者，具有清热利湿之功效。

2. 评估

（1）病室环境，保护病人隐私安全。

（2）主要症状、既往史、是否妊娠或月经期。

（3）推拿部位皮肤情况。

(4) 对疼痛的耐受程度。

3. 告知

(1) 推拿时及推拿后局部可能出现酸痛的感觉,如有不适及时告知护士。

(2) 推拿前后局部注意保暖。

4. 物品准备

治疗巾,必要时备纱布、介质、屏风。

5. 基本操作方法

(1) 核对医嘱,评估患者情况,做好解释工作,调节室温。

(2) 备齐用物,携至床旁。

(3) 协助患者取合理、舒适体位。

(4) 遵医嘱确定腧穴部位、选用适宜的推拿手法及强度。

(5) 推拿时间一般宜在饭后1~2小时进行。每个穴位施术1~2分钟,以局部穴位透热为度。

(6) 操作过程中询问患者的感受。若有不适,应及时调整手法或停止操作,以防发生意外。

(7) 拇指揉法:以拇指螺纹面着力按压在施术部位,带动皮下组织做环形运动的手法。以拇指螺纹面置于施术部位上,余四指置于其相对或合适的位置以助力,腕关节微屈或伸直,拇指主动做环形运动,带动皮肤和皮下组织,每分钟操作120~160次。

(8) 操作结束协助患者着衣,安置舒适卧位,整理床单(见图6-5)。

6. 注意事项

(1) 肿瘤或感染患者、女性经期腰腹部慎用,妊娠期腰腹部禁用经穴推拿技术。

(2) 操作前应修剪指甲,以防损伤患者皮肤。

(3) 操作时用力要适度。

(4) 操作过程中,注意保暖,保护患者隐私。

(三) 中药涂药技术规程

中药涂药技术是将中药制成水剂、酊剂、油剂、膏剂等剂型,涂抹于患处或涂抹于纱布外敷于患处,达到祛风除湿、解毒消肿、止痒镇痛的一种操作方法。

1. 适用范围

适用于静脉炎、巴氏腺脓肿等。

2. 评估

(1) 病室环境,温度适宜。

(2) 主要症状、既往史、药物过敏史、是否妊娠。

(3) 对疼痛的耐受程度。

(4) 涂药部位的皮肤情况。

3. 告知

(1) 涂药后如出现痛、痒、胀等不适,应及时告知护士,勿擅自触碰或抓挠局部皮肤。

(2) 涂药后若敷料脱落或包扎松紧不适宜,应及时告知护士。

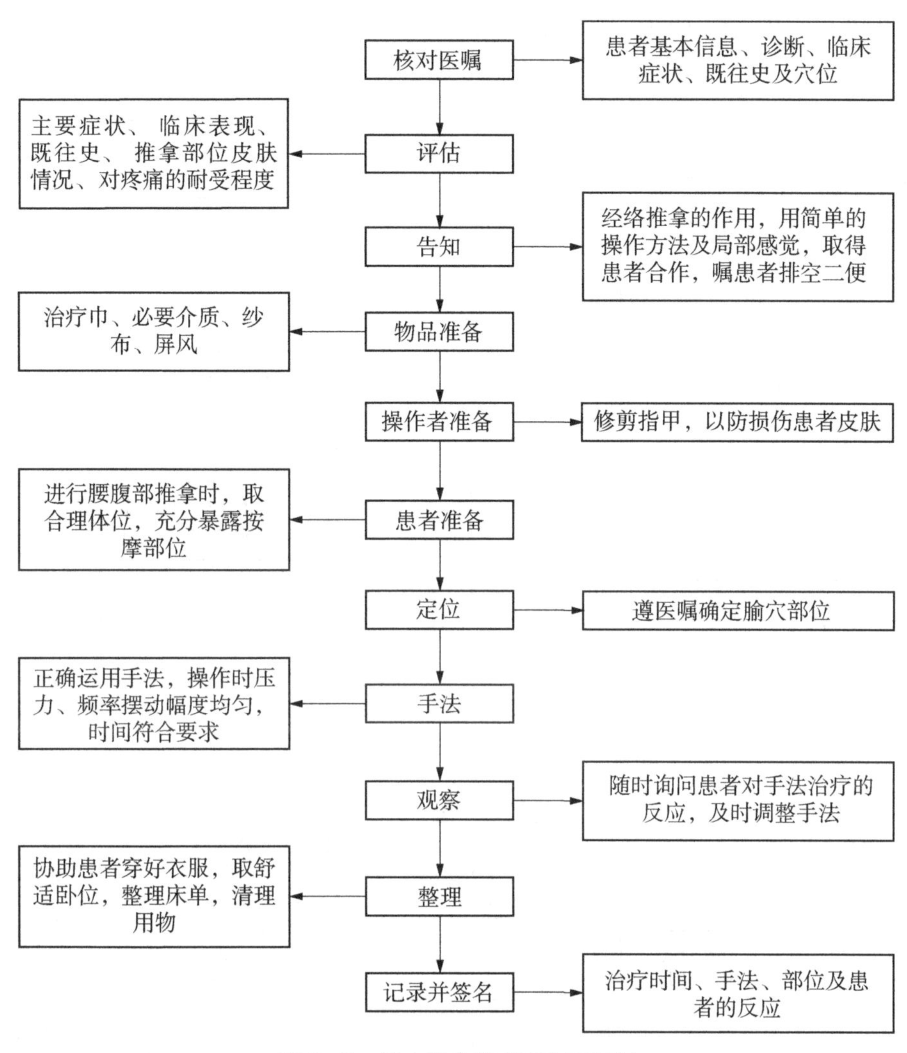

图 6－5　经穴推拿技术操作流程图

(3) 涂药后可能出现药物颜色、油渍等污染衣物的情况。

(4) 中药可致皮肤着色，数日后可自行消退。

4. 物品准备

治疗盘、中药制剂、弯盘、棉签、镊子、75%酒精棉球、纱布、胶布、治疗巾等，必要时备中单、屏风、大毛巾。

5. 基本操作方法

(1) 核对医嘱，评估患者情况，做好解释工作，调节病室温度。

(2) 备齐用物，携至床旁。根据涂药部位，取合理体位，暴露涂药部位，必要时用屏风遮挡。

(3) 患处铺治疗巾用生理盐水棉球清洁皮肤并观察局部皮肤情况。

(4) 将中药制剂均匀涂抹于患处或涂抹于纱布外敷于患处，范围超出患处 1～2 cm 为宜。

(5) 根据涂药的位置选择适当的敷料覆盖并固定。

(6) 涂药过程中随时询问患者有无不适。

(7) 操作完毕,协助患者着衣,安排舒适体位(见图 6-6)。

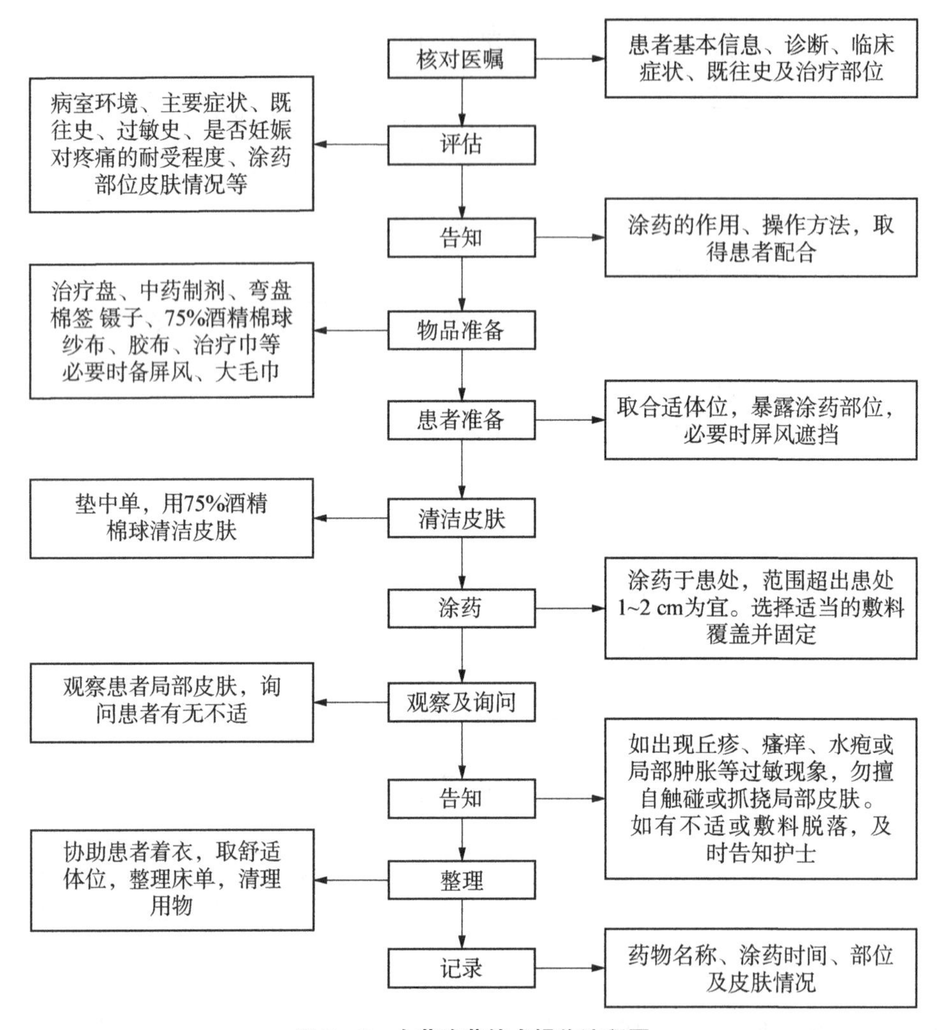

图 6-6 中药涂药技术操作流程图

6. 注意事项

(1) 过敏体质者及妊娠患者慎用。

(2) 涂药前需清洁局部皮肤。

(3) 涂药不宜过厚以防毛孔闭塞。

(4) 涂药后,观察局部及全身的情况,如出现丘疹、瘙痒、水疱或局部肿胀等过敏现象,停止用药,将药物擦洗干净并报告医生,配合处理。

(5) 患处若有敷料,不可强行撕脱,可用生理盐水棉球沾湿敷料后再揭,并擦去药迹。

(四) 中药湿热敷技术规程

中药湿热敷技术是将中药煎汤或其他溶媒浸泡,根据治疗需要选择常温或加热,将中药浸泡的敷料敷于患处，通过疏通气机、调节气血、平衡阴阳，达到疏通腠理、清热解毒、消肿止痛的一种操作方法。

1. 适用范围

适用于软组织损伤，肩、颈、腰腿痛，膝关节痛等。

2. 评估

（1）病室环境，温度适宜。

（2）主要症状、既往史及药物过敏史。

（3）对热的耐受程度。

（4）局部皮肤情况。

3. 告知

（1）湿热敷时间20～30分钟。

（2）如皮肤感觉不适，过热、瘙痒等，及时告知护士。

（3）中药可致皮肤着色，数日后可自行消退。

4. 物品准备

治疗盘、药液、敷料、水温计、镊子（2把）、纱布，必要时备中单、屏风等。

5. 基本操作方法

（1）核对医嘱，评估患者情况，做好解释工作。

（2）备齐用物，携至床旁。取合理体位，暴露湿热敷部位。

（3）测试温度，将敷料浸于38～43℃药液中，将敷料拧至不滴水即可，敷于患处。

（4）及时更换敷料或频频淋药液于敷料上，以保持湿度及温度，观察患者皮肤反应，询问患者的感受。

（5）操作完毕，清洁皮肤，协助患者取舒适体位（见图6－7）。

6. 注意事项

（1）外伤后患处有伤口、皮肤急性传染病等忌用中药湿热敷技术。

（2）湿敷液应现配现用，注意药液温度，防止烫伤。

（3）治疗过程中观察局部皮肤反应，如出现水疱、痒痛或破溃等症状时，立即停止治疗，报告医师。

（4）注意保护患者隐私并保暖。

（五）中药泡洗技术规程

中药泡洗技术是借助泡洗时洗液的温热之力及药物本身的功效，浸洗全身或局部皮肤，达到活血、消肿、止痛等作用的一种操作方法。

1. 适用范围

1）适用范围

适用于妇科宫腹腔镜手术后。

2）常用药物与用途

艾叶、西红花、桂枝、透骨草、炮姜炭。适用于妇科宫腹腔镜术后患者，具有暖宫活血作用。

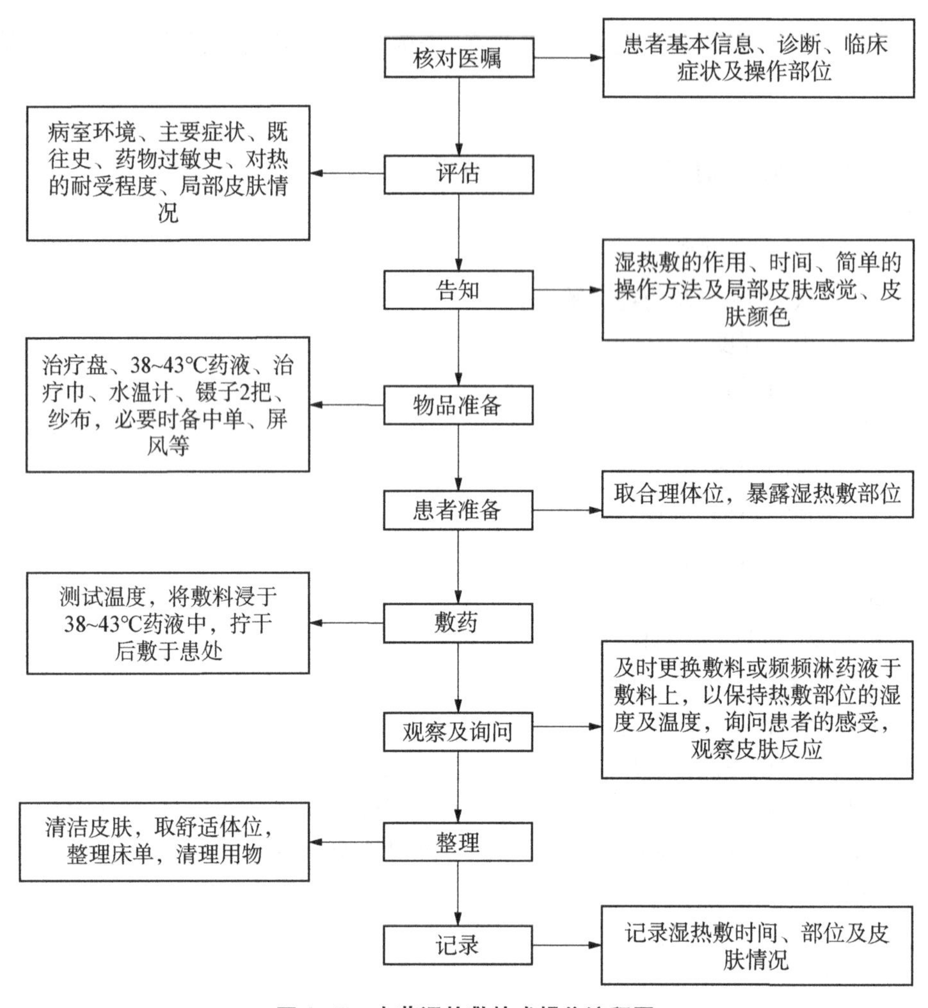

图 6-7　中药湿热敷技术操作流程图

2. 评估

(1) 病室环境，温度适宜。

(2) 主要症状、既往史、过敏史、是否妊娠或处于月经期。

(3) 患者体质、对温度的耐受程度。

(4) 泡洗部位皮肤情况。

3. 告知

(1) 餐前餐后 30 分钟内不宜进行泡洗。

(2) 中药泡洗时间 30 分钟为宜。

(3) 泡洗过程中，应饮用温开水 300～500 ml，老年人酌减，以补充体液及增加血容量以利于代谢废物的排出。有严重心肺及肝肾疾病患者饮水不宜超过 150 ml。

4. 物品准备

治疗盘、药液及泡洗装置、一次性药浴袋、水温计、毛巾、病服。

5. 基本操作方法

（1）核对医嘱，评估患者情况，做好解释工作，调节室内温度，嘱患者排空二便。

（2）备齐用物，携至床旁。根据泡洗的部位，协助患者取合理、舒适体位，注意保暖。

（3）将一次性药浴袋套入泡洗装置内。

（4）常用泡洗法。局部泡洗技术：将40℃左右的药液注入盛药容器内，将足部位浸泡于药液中，浸泡30分钟。

（5）观察患者的反应，若感到不适，应立即停止，协助患者卧床休息。

（6）操作完毕，清洁局部皮肤，协助着衣，安置舒适体位（见图6-8）。

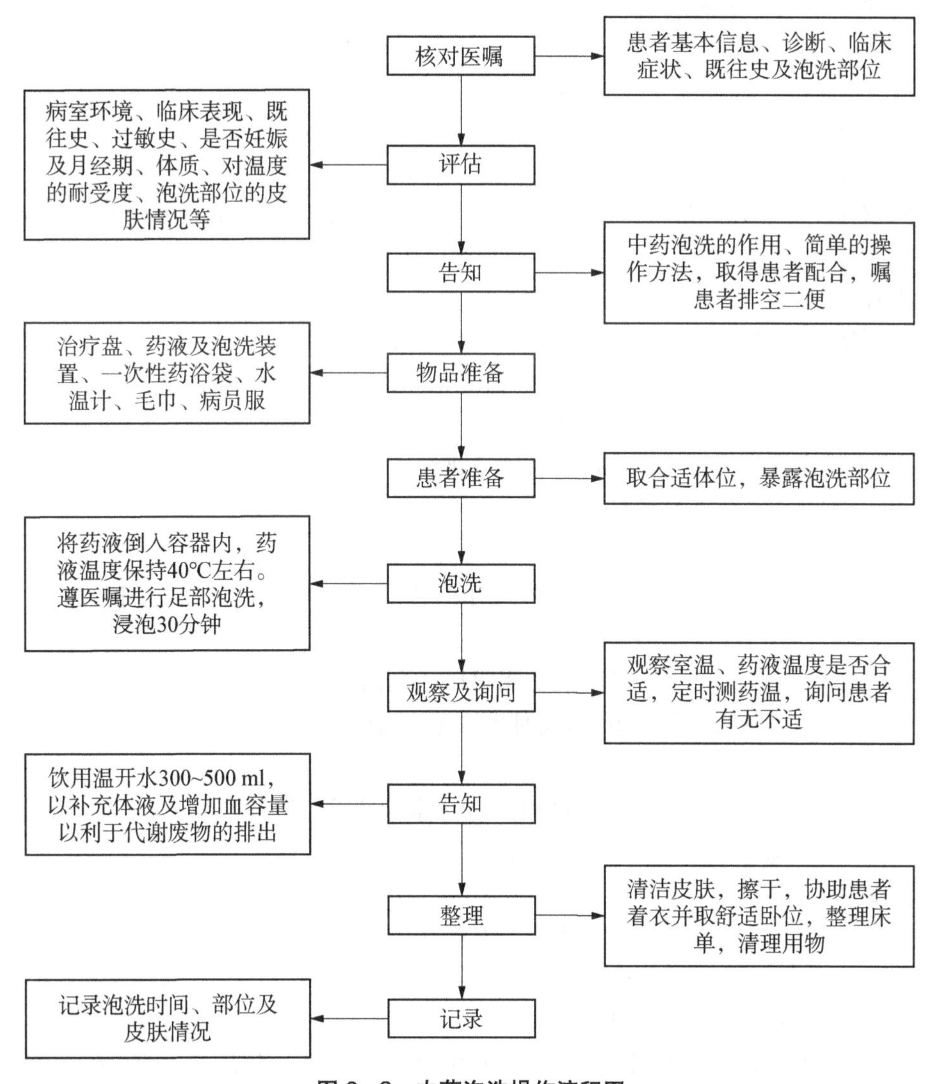

图6-8 中药泡洗操作流程图

6. 注意事项

（1）心肺功能障碍，出血性疾病患者禁用。糖尿病、心脑血管病患者及妇女月经期间慎用。

（2）防烫伤，糖尿病、足部皲裂患者的泡洗温度适当降低。

（3）泡洗过程中，应关闭门窗，避免患者感受风寒。

（4）泡洗过程中护士应加强巡视，注意观察患者的面色、呼吸、汗出等情况，出现头晕、心慌等异常症状，停止泡洗，报告医师。

（六）中药直肠滴入疗法

中药直肠滴入疗法是以中医辨证施治为原则，根据不同病症选择适当的中药，将中药汤剂以直肠滴入的方法，由经脉上输于肺，通过肺的宣发作用输布于全身，达到清热解毒、攻积导滞、活血通便、化湿降浊的目的，是中医内病外治法之一。

1. 适用范围

1）适用范围

适用于盆腔炎性疾病。

2）常用药物与用途

红藤、败酱草、蒲公英、紫花地丁、大黄。适用于盆腔炎患者，具有清热解毒、活血化瘀之功效。

2. 评估

（1）病室环境及温度。

（2）主要症状、既往史、致病因素、治疗情况，心理认知、合作程度。

（3）患者体质及是否妊娠或月经期。

（4）肛周皮肤黏膜情况，有无痔疮、肛裂及排便情况。

（5）对中药直肠滴入操作的接受程度。

3. 告知

（1）中药直肠滴入的作用、操作方法，操作前排便、排尿，中药保留时间一般为20～30分钟。

（2）如有腹胀或便意时，嘱深呼吸、勿用腹压；如有腹痛，及时通知护士。

（3）在治疗过程中如若出现腹泻，及时告知医生，休息数日待腹泻停止后方可进行。

4. 物品准备

治疗盘、中药直肠滴入液、一次性输液器、直肠滴入导管、生理盐水、液状石蜡油棉球、胶布、一次性垫单、水温计，必要时备屏风、毛毯。

5. 基本操作方法

（1）核对医嘱，检查用物，测直肠滴入液温度在39～41℃，将药液装入输液瓶内，接上直肠滴入导管，排尽空气后夹管。

（2）携用物至床旁，嘱患者排尿、排便。

（3）根据病情协助患者取适宜的卧位，如病变部位为直肠与乙状结肠，宜采取左侧卧位，如病变部位为回盲部，则宜采取右侧卧位；抬高臀部，垫一次性垫单，屏风遮挡，保暖、注意保护隐私。

（4）插管：润滑直肠滴入管前端，暴露臀部肛门处，将滴入管插入肛门10～20 cm，用胶布固定。

(5) 滴入药液及观察：松开一次性输液管开关，以 100 滴/分钟的速度滴入，滴入的压力：液面距肛门<30 cm；并注意患者如有不耐受反应，可适当减慢滴速，嘱其张口呼吸；药液滴入情况：不畅时可将导管向外抽动或向里轻轻插入即可。

(6) 拔管：滴注完毕，用右手将墨菲滴管上端折闭，同时挤压墨菲管将剩余药液挤入直肠内；用左手折叠直肠滴入导管，并用手纸包裹导管末端后拔出直肠；擦净患者肛门，嘱平卧休息 30 分钟。

(7) 整理床单位，清理用物，洗手及记录直肠滴入液及滴入量、时间、患者反应及大便次数等(见图 6-9)。

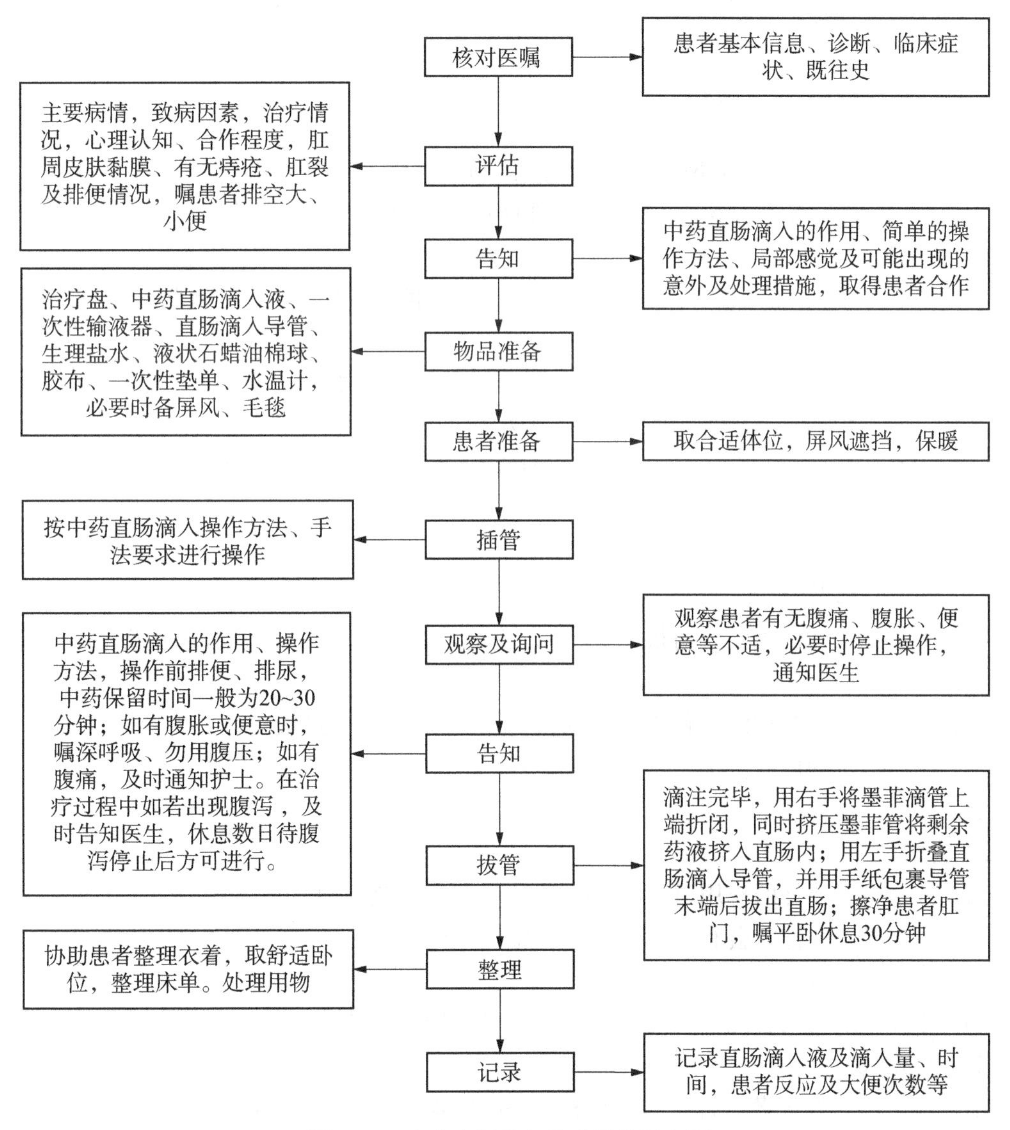

图 6-9　中药直肠滴入技术操作流程图

6. 注意事项

(1) 妊娠或月经期、肛周皮肤黏膜糜烂、严重痔疮、肛裂及腹泻等不宜行中药直肠滴入。

（2）滴入管插入肛门深度为10～20 cm，药液滴入量每次100～200 ml；温度控制在39～41℃之间，温度过高或过低可能会引起不适，出现便意感。滴入速度为100滴/分左右，滴入过快可刺激肠壁增加肠蠕动，过慢会降低药液温度也会引起患者不适。滴入压力以液面距肛门＜30 cm为宜。

（3）注意观察患者的反应，插管时动作轻柔，嘱患者不要紧张；遇插管受阻时应耐心、轻巧、缓慢地插入，不得强行插管，以免损伤肠道黏膜。滴入不畅时，可将滴入管稍微向外或向里移动即可；如有腹胀或便意时，嘱深呼吸、勿用腹压；如有腹痛，应立即终止直肠滴入，配合医生处理，查明腹痛原因方可再次进行。

（4）直肠滴药后患者应静卧休息30分钟，使药液在肠腔内保留较长时间以促进吸收。直肠给药超过20分钟后排出药物，可不再重复给药。

（七）穴位埋针技术规程

穴位埋针是指将特制的环形皮内无菌揿针刺入并固定于腧穴部位的皮内，留置一定时间，通过柔和而较长久的刺激以调整经络脏腑功能，达到防治疾病目的的一种方法。

1. 适应范围

（1）睡眠差、围手术期紧张焦虑患者，取穴：神门属手少阴心经（在腕前区，腕掌侧远端横纹尺侧端，尺侧腕屈肌腱的桡侧缘）。

（2）痛经、腹痛、月经不调、白带过多、术后腹胀的患者，取穴三阴交（双侧小腿内侧足内踝上3寸，胫骨内侧缘后方处）；足三里（双侧小腿外侧膝眼下3寸，胫骨前缘外旁开一横指处）；上巨虚（小腿前外侧膝眼下6寸，胫骨前缘外旁开一横指）；下巨虚（小腿前外侧膝眼下9寸，胫骨前缘外旁开一横指）。

2. 评估

（1）病室环境及温度。

（2）主要症状、既往史、凝血机制，女性患者是否处于妊娠或月经期，老年患者反应迟钝情况。

（3）患者体质及对疼痛的耐受程度，有否晕针史、外伤史、过敏史。

（4）埋针部位的皮肤情况。

（5）对埋针操作的接受程度。

3. 告知

（1）告知患者埋针的作用、操作方法、埋针时间及注意事项。

（2）告知患者埋针时会有轻微酸麻肿胀感。

（3）埋针后如有不适及时通知护士。

（4）埋针处皮肤如有红、肿、热、痛，应立即通知护士起针。

4. 物品准备

治疗盘、安尔碘、无菌揿针贴、弯盘、棉签、镊子，必要时备屏风、毛毯。

5. 基本操作方法

（1）核对医嘱，检查无菌揿针的有效期及胶布黏附力。

（2）埋针前先评估、了解患者相关情况。

（3）嘱患者排空二便，做好解释核对工作。

（4）备齐用物，携至床旁。

（5）协助患者取合适体位，保证安全、舒适。

（6）根据患者病情正确选取穴位，充分暴露埋针部位皮肤，消毒皮肤后实施埋针，埋针后用手指予以按压、固定。

（7）留针期间，嘱患者可间歇用手按压埋针处1～2分钟，以加强刺激，提高疗效；揿针每日更换（见图6－10）。

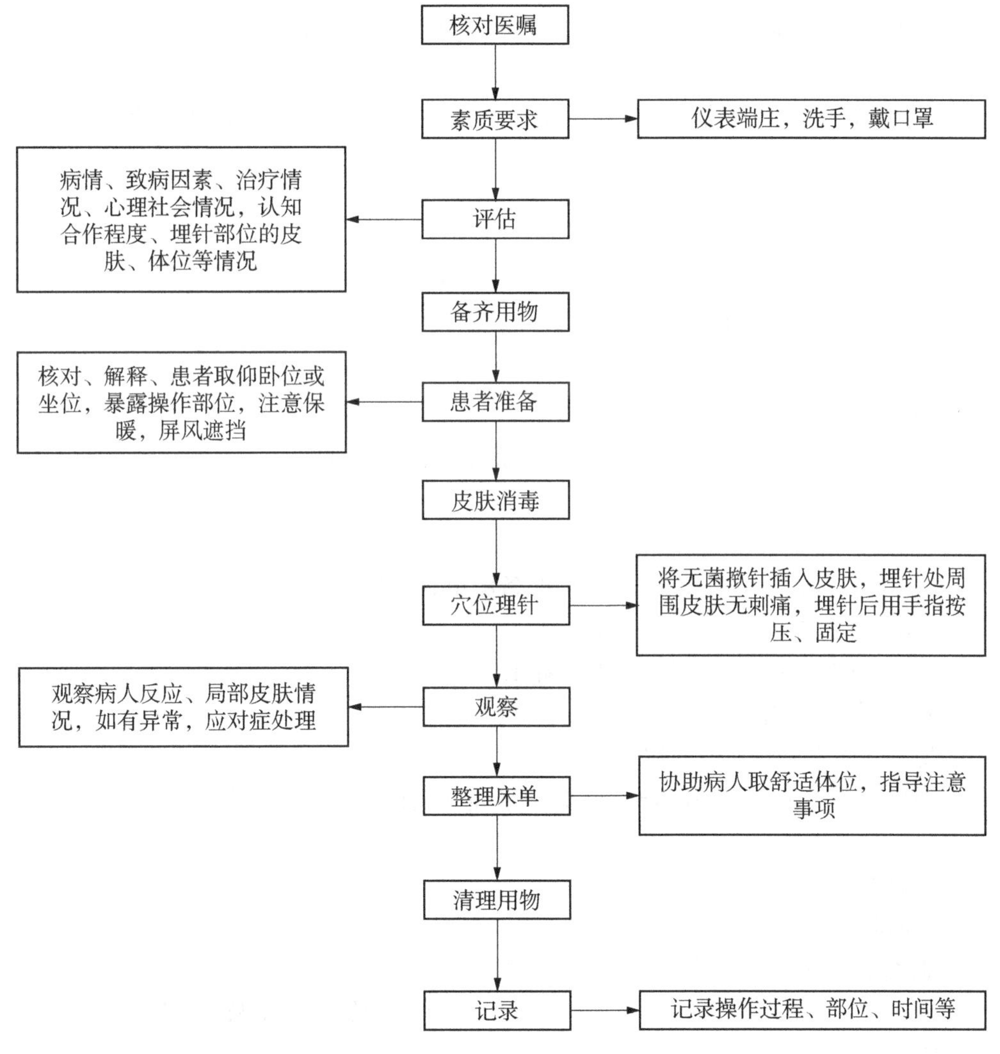

图6－10　穴位埋针技术操作流程图

6. 注意事项

（1）严格执行查对及无菌操作规程。

（2）埋针时观察穴位周围皮肤有无破损、炎症、皮疹，以及患者对知觉的敏感度，然后固定妥帖。

(3) 埋针后注意观察患者情况,有无晕针发生,穴位周围皮肤出血点、刺痛感,埋针处皮肤有无异常。

(4) 局部皮肤有炎症、溃疡、外伤,或有出血倾向及水肿的患者禁用。

(5) 埋针处不宜用水浸泡,夏季出汗时,要检查埋针处有无汗浸皮肤发红。

(八) 雷火灸技术

雷火灸是用中药粉末加上艾绒制成艾条,施灸于穴位上的一种灸法。此技术利用药物燃烧时的热量,通过悬灸的方法刺激相关穴位,其热效应可激发经气,使局部皮肤肌理开放,药物透达相应穴位内,起到疏经通络、活血开窍、改善周围组织血液循环的作用。

1. 适用范围

痛经、输卵管堵塞、子宫肌瘤、卵巢囊肿、慢性盆腔炎、月经不调及宫寒不孕症等。

2. 评估

(1) 病室环境及温度。

(2) 主要症状、既往史及是否妊娠。

(3) 有无出血病史或出血倾向、哮喘病史或艾绒过敏史。

(4) 对热、气味的耐受程度。

(5) 施灸部位皮肤情况。

3. 告知

(1) 施灸过程中出现头昏、眼花、恶心、颜面苍白、心慌出汗等不适现象,及时告知护士。

(2) 灸后注意保暖,饮食宜清淡。

4. 物品准备

雷火艾条、灸具、治疗盘、打火机,必要时备浴巾、屏风。

5. 基本操作方法

(1) 核对医嘱,评估患者情况,做好解释工作。

(2) 备齐用物,携用物至床旁。

(3) 协助患者取合理、舒适体位。

(4) 遵照医嘱确定施灸部位,充分暴露施灸部位,注意保护患者的隐私以及对患者身体的保暖。

(5) 点燃艾条,进行施灸。

(6) 及时将艾灰弹入弯盘,防止灼伤皮肤。

(7) 施灸结束,立即将灸条插入广口瓶,熄灭艾火。

(8) 施灸过程中询问患者有无不适,观察患者皮肤情况,如有艾灰,用纱布清洁,协助患者穿衣,取舒适卧位。

(9) 酌情开窗通风,注意保暖,避免吹对流风(见图 6-11)。

6. 注意事项

(1) 用灸时,火头应与皮肤保持用灸距离,随时注意患者表情,以患者能忍受适宜为度,以免烫伤。

(2) 治疗后 4 小时勿沾冷水及吹风,忌寒冷、生冷,灸疗后饮一杯温开水。

(3) 对体质虚弱、神经衰弱的患者,治疗时火力宜小,精神紧张的患者应先消除其思想顾虑,饥饿的患者应先进食或喝糖水。

(4) 如局部出现小水疱,无须处理,可自行吸收;如水疱较大,可用无菌注射器抽吸疱液,用无菌纱布覆盖。

(5) 禁忌证:①高血压患者温度不宜过高,发作期禁灸。②糖尿病患者灸疗温度不宜过高。③软组织损伤急性期及出血急性期禁灸,有出血倾向的部位禁灸。④面部皮肤较薄处禁灸。⑤皮肤破溃处禁灸。⑥女性月经期禁灸,孕期禁灸。⑦失眠及老年体弱者灸疗时间不宜过长,温度不宜过高。⑧心脏病者穴位点刺禁用。⑨高热患者禁灸。

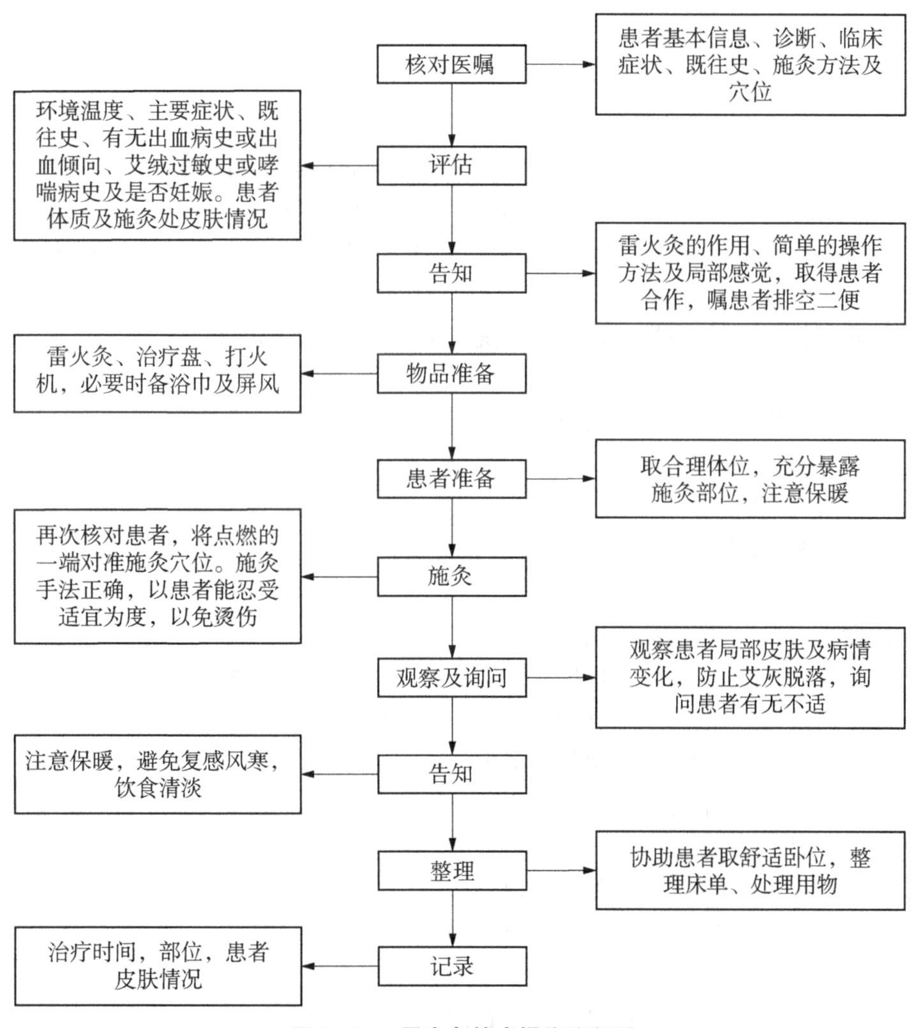

图 6-11 雷火灸技术操作流程图

(九) 熏洗技术

熏洗法是将药物煎汤,趁热在患处熏蒸、淋洗,以达到疏通腠理、祛风除湿、清热解毒、杀虫止痒目的的一种技术操作。

1. 适应范围

适应于妇科巴氏腺脓肿。

2. 常用药物与用途

以蒲公英、丹参、桃仁、紫花地丁、苍术等浓煎后用于巴氏腺脓肿患者，起疏通腠理、祛风除湿、清热解毒、解除疼痛之功效。

3. 评估

(1) 病室环境及温度。

(2) 主要症状、既往史、凝血机制、是否妊娠或月经期。

(3) 患者体质及对热的敏感度。

(4) 熏洗部位的皮肤情况。

(5) 对熏洗操作的接受程度。

4. 告知

(1) 女性患者月经期或阴道出血、妊娠后期及盆腔急性炎症期忌熏洗。

(2) 熏洗的作用、操作方法，熏洗时间20～30分钟应考虑个体差异。

(3) 若发生烫伤，局部皮肤发红或起小水疱可不用处理，如水疱较大时护士会予相应处理。

(4) 包扎部位熏洗时，应揭去敷料。熏洗完毕后，更换消毒敷料。

5. 物品准备

治疗盘、熏洗药液、熏洗盆、水温计、镊子、弯盘、纱布或毛巾、大浴巾、热水、冷水，必要时备屏风、毛毯、量杯。

6. 基本操作方法

(1) 核对医嘱，嘱患者排空二便，做好解释工作。

(2) 备齐用物，携至床旁。

(3) 协助患者取合理、舒适体位。

(4) 充分暴露熏洗部位，注意保护患者的隐私及对患者的身体进行保暖。

(5) 配置药液，测水温，先熏蒸后淋洗。熏蒸温度一般以50～70℃为宜，水温降至35～40℃时，戴手套用消毒敷料在伤口处淋洗，药液偏凉时，随时更换。熏洗时间20～30分钟。

(6) 观察：观察创面情况，无湿疹、皮疹、烫伤，药液温度，治疗时间，以及患者全身情况，询问患者有无不适。

(7) 熏洗结束：清洁局部皮肤并擦干，必要时更换敷料。

(8) 协助患者穿好衣裤，安置舒适体位，处理用物(图6－12)。

7. 注意事项

(1) 冬季注意保暖，暴露部位尽量加盖衣被。

(2) 熏洗液温度不宜过热，温度适宜，以防烫伤。

(3) 观察外阴皮肤、创面情况(湿疹、皮疹、烫伤)，药液温度，治疗时间，以及患者全身情况。若发生烫伤，局部皮肤发红或起水疱、脱皮时，小水疱可注意保护不用处理，大水疱应予以无菌抽液，换药处理。

(4) 在伤口部位进行熏洗时，按无菌技术操作进行。

（5）包扎部位熏洗时，应揭去敷料。熏洗完毕后，更换消毒敷料。

（6）所用物品需清洁消毒，用具一人一份一消毒，避免交叉感染。

（7）月经期、孕妇禁熏洗。

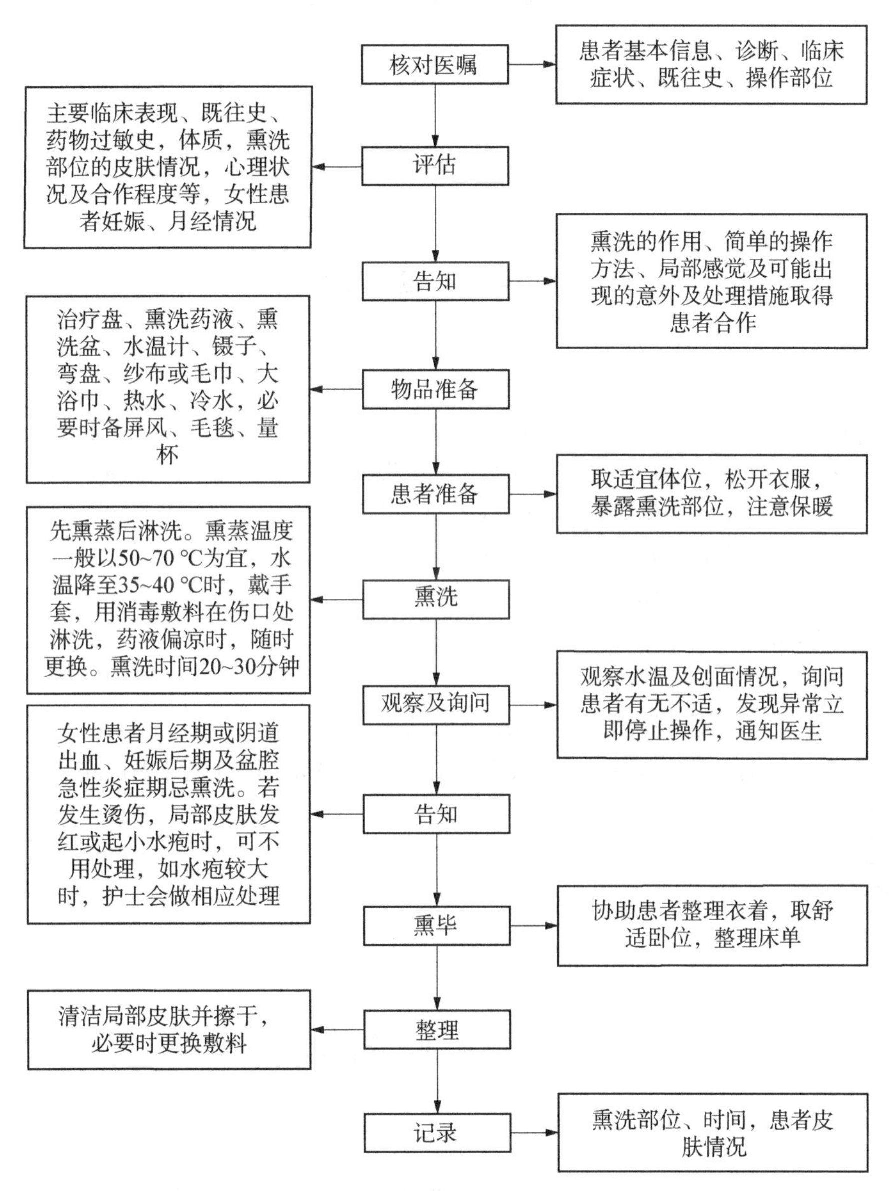

图6－12　熏洗技术操作流程

第七章

妇科特殊检查手段

一、阴 道 镜

1. 适应证

（1）细胞学异常，旧的巴氏5级分类法发现巴氏Ⅲ级以上者又无明显炎症，新的贝塞斯达系统分类法（the Bethesda system，TBS）：如发现无明确诊断意义的鳞状上皮细胞病变（atypical squamous cell of unde-termined significance，ASCUS）、宫颈上皮内瘤变（cervical intraepithelial neoplasia，CIN）等。

（2）细胞学检查阴性，但肉眼观察可疑病变、发白区、异常红区、疣样改变、小突起、某些息肉或局部明显增生。

（3）宫颈炎长期治疗不佳者。

（4）细胞学检查阳性，但肉眼不能确定癌细胞来源。

（5）宫颈癌手术前需在阴道镜下确定病变以及波及的范围，指导手术切除范围。

2. 禁忌证

阴道或宫颈急性炎症者。

3. 具体操作

见图7－1。

二、诊 断 性 刮 宫

1. 适应证

（1）子宫异常出血，需证实或排除子宫内膜癌、宫颈管癌或其他病变如流产、子宫内膜炎等。

（2）对功能性子宫出血或不全流产，做诊断性刮宫既可明确诊断，又可起治疗作用。

（3）不孕症取内膜了解有无排卵及内膜发育情况。

（4）闭经如疑有子宫内膜结核、卵巢功能失调、宫腔粘连等。

（5）宫外孕的辅助诊断。

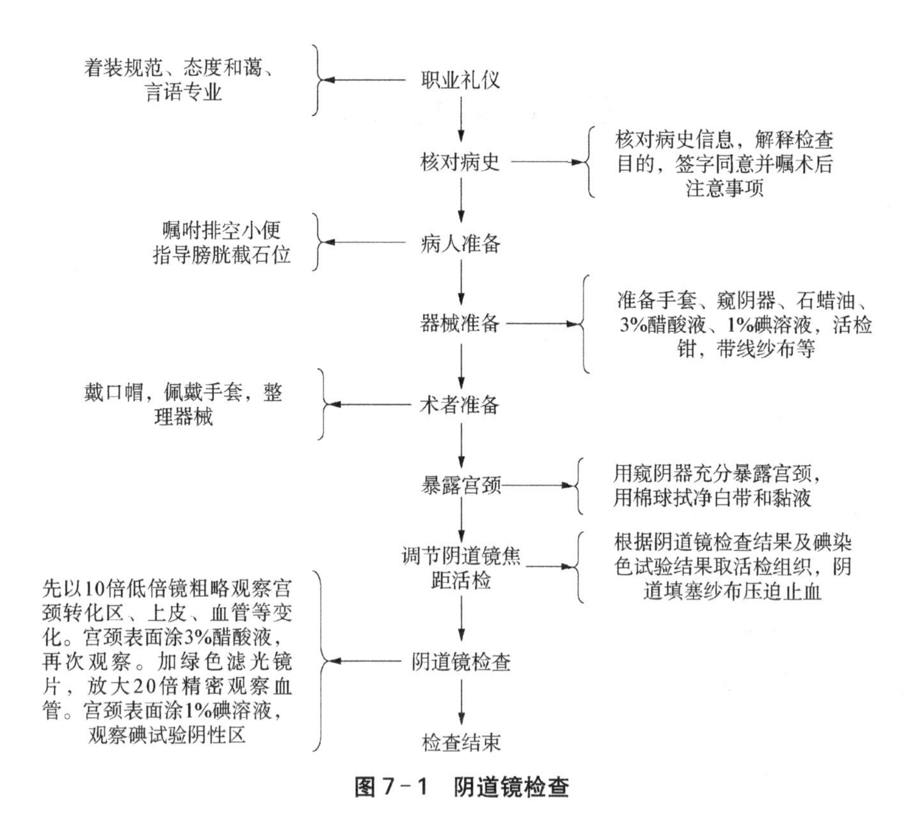

图 7－1 阴道镜检查

2. 禁忌证

合并感染的患者不宜立即做诊断性刮宫，应先予抗感染后再做诊断性刮宫。

3. 具体操作

见图 7－2。

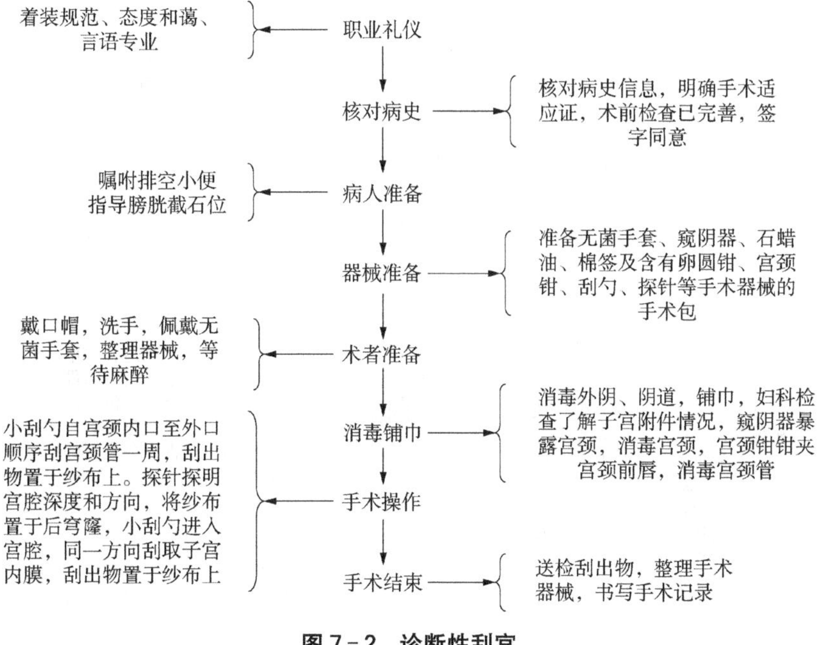

图 7－2 诊断性刮宫

三、后穹窿穿刺

1. 适应证

(1) 怀疑腹腔内出血。

(2) 了解子宫直肠陷凹内积液性质。

(3) 子宫紧贴子宫直肠陷凹肿块的性质,吸取组织作涂片镜检或病检。

(4) 后穹窿切开术前的穿刺定位。

2. 穿刺注意事项

(1) 穿刺不宜过深。

(2) 怀疑肠管与子宫后壁有粘连,禁穿刺。

(3) 不宜快速晃动装有穿刺液的针筒,以免影响结果判断。

(4) 穿刺中不易抽出内容物时,可先注入生理盐水少许,再抽吸。

(5) 若穿刺抽出粪液,应仔细观察患者肠道症状,予预防性抗生素治疗。

3. 穿刺液的观察及判断

穿刺标本静置3～5分钟后观察。

(1) 若为不凝血,支持盆腔内出血,需排除异位妊娠、黄体破裂等疾病。

(2) 若抽出血液凝结,多为误穿入血管。

(3) 若为脓液或血性腹水,根据病情,需要做细菌培养试验、药物敏感性试验、查肿瘤细胞等。

4. 具体操作

见图7-3。

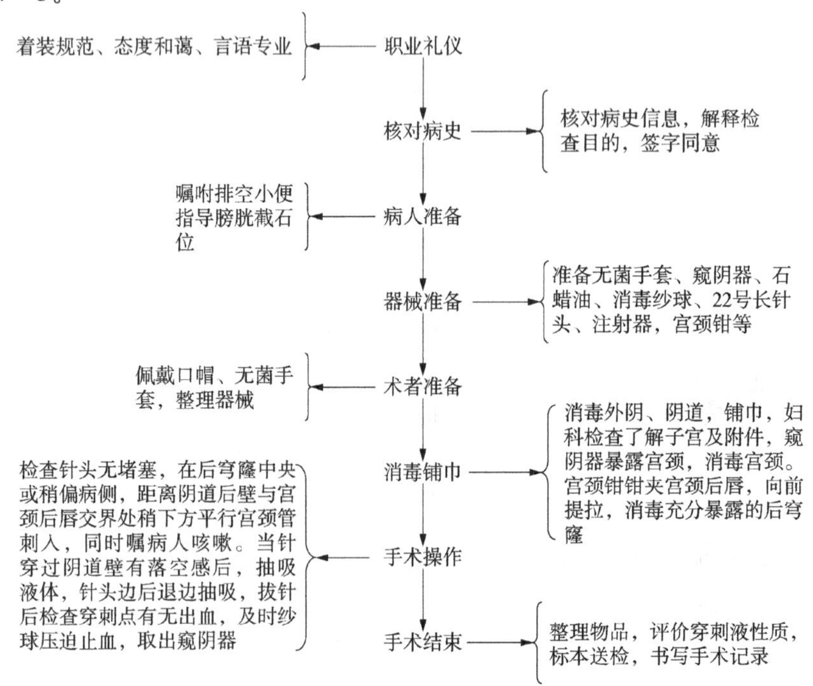

图7-3 后穹窿穿刺术

四、宫腔镜检查术

1. 适应证

(1) 异常子宫出血。

(2) 怀疑宫腔内占位性病变,如息肉、肌瘤、内膜癌等。

(3) 怀疑子宫畸形如单角子宫等。

(4) 宫腔粘连。

(5) 检查不孕症、习惯性流产的宫内因素。

(6) 节育环或宫内其他异物的取出。

(7) 经宫腔镜检查输卵管是否通畅。

(8) 评估药物对子宫内膜的影响等。

2. 禁忌证

体温超过37.5℃患者;严重心肝肺肾等脏器疾病。

3. 具体操作

见图7-4。

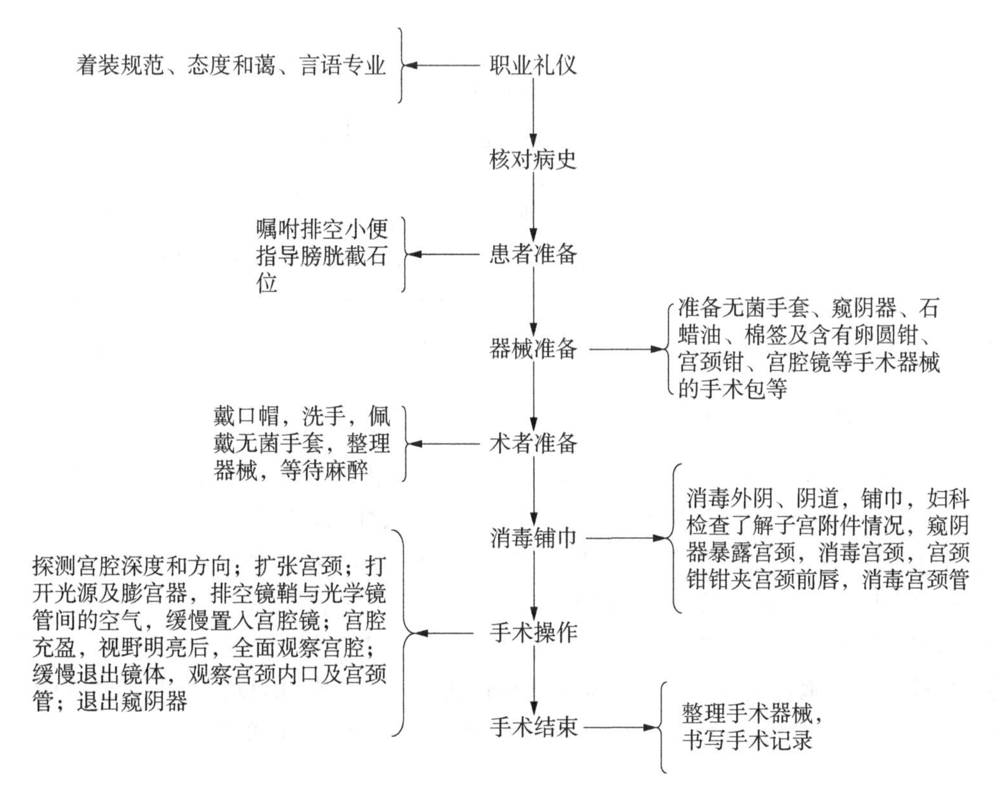

图7-4　宫腔镜检查术

第八章

妇科内分泌激素测定

人体是一个最复杂、最神秘的系统，它主要是由神经系统和内分泌系统来参与调节人体的各项生理活动，这两个系统解剖上相对独立，而功能上又相互联系。由它们组成的神经内分泌调节系统通过激素、神经递质、细胞因子等来维持人体的平衡状态。今天我们就其中与女性月经相关的激素简单介绍一下。

月经周期是卵巢功能周期性变化的结果，而卵巢又受到下丘脑、垂体的调节，这就是下丘脑-垂体-卵巢轴（HPO 轴）。除了下丘脑、垂体和卵巢之间的相互调节外，HPO 轴的神经内分泌活动还受到大脑高级中枢的调控。其他内分泌腺和月经周期的调节也有关系。

一、下丘脑激素

下丘脑神经内分泌元可分为神经内分泌大神经元和神经内分泌小神经元，其中大神经元分泌血管升压素和催产素，这两种激素因为是被运送至神经垂体（也叫垂体后叶）释放入血液循环的，所以它们被统称为垂体后叶素。

小神经元分泌各种促垂体激素或抑制垂体激素，有促甲状腺素释放激素（thyrotropin releasing hormone，TRH）、促肾上腺皮质激素释放激素（corticotropin releasing hormone，CRH）、促性腺激素释放激素（gonadotropin releasing hormone，GnRH）、生长激素释放激素（growth hormone releasing hormone，GHRH）、生长抑素（somatostatin）等激素。

（一）下丘脑激素的生理学作用

GnRH 是一种十肽激素，其主要作用为调控性腺轴各级水平的活动，维持性腺生理功能，在血液和脑脊液中都有 GnRH 的存在。妊娠晚期，女性胎儿体内 GnRH 分泌显著增加，出生后 GnRH 分泌急剧减少。在青春期前，女性体内的 GnRH 维持在非常低的水平，青春期启动后，GnRH 分泌显著增加。GnRH 呈脉冲式分泌，在卵泡期，其脉冲频率为 60 分钟一次，在黄体期，其脉冲频率为 90～120 分钟一次。GnRH 最主要的生理作用是促进垂体前叶的促性腺激素细胞合成释放卵泡刺激素（FSH）和黄体生成素（LH）。脉冲注射 GnRH 可刺激 FSH 和 LH 的分泌，而持续注射 GnRH 反而抑制 FSH 和 LH 的分泌。

（二）激素的临床意义

GnRH 主要用于下丘脑排卵障碍或闭经，临床上多采用微泵模仿生理状态下的下丘脑

GnRH 脉冲式释放方式，用于诱发卵泡成熟和排卵，给药方式为静脉或皮下注射，每次脉冲最小剂量为 0.5 μg，最大剂量为 25 μg，一般剂量为 5～15 μg，脉冲间隔为 60～120 分钟。

在应用 GnRH 微泵进行卵巢刺激的过程中，需注意以下几点：①导管局部消毒，预防感染。②控制微泵功能，调节好脉冲间隔和用药剂量。③注意监测 FSH、LH、E_2 水平，注意 B 超监测卵泡发育情况，适时诱发排卵、指导性交时间或进行人工授精。④监测排卵情况及黄体功能，适时行黄体支持治疗。

二、垂体激素

垂体分为神经垂体和腺垂体。神经垂体主要由轴突和神经末梢组成，腺垂体由垂体远侧部即垂体前叶和中间部组成，中间部是一个退化的部分，垂体前叶是腺垂体的主要组成部分。根据腺垂体细胞分泌的产物可将其分为生长激素分泌细胞、催乳素分泌细胞、促甲状腺素分泌细胞和促性腺激素分泌细胞，其分泌的激素有促甲状腺素（thyroid stimulating hormone，TSH）、卵泡刺激素、黄体生成素、促肾上腺皮质激素（adrenocorticotropic hormone，ACTH）、生长激素（growth hormone，GH）和催乳素（prolactin，PRL）。

（一）促性腺激素

1. 促性腺激素的生理作用

促性腺激素包括 FSH 和 LH，它们都是糖蛋白激素。孕 12 周时胎儿的垂体就开始分泌，以后逐步增加，孕中期达到最高水平，孕晚期分泌逐渐减少。在儿童期促性腺激素维持较低水平，青春期开始时分泌增加，性成熟期呈周期性变化，绝经后维持在较高水平。

促性腺激素的主要生理作用是促进卵泡的生长发育，调节卵巢性激素的合成与分泌。在卵泡期，FSH 可使卵母细胞增大，卵泡发育、成熟，并使卵泡内膜细胞及颗粒细胞产生雌激素，在排卵前 24 小时雌激素水平出现第一个高峰。在排卵期，FSH 和 LH 协同作用，特别是 LH 的峰式释放，导致成熟卵泡的破裂与排卵。在黄体期，LH 主要作用于黄体细胞产生孕激素，在排卵后 7～8 日达峰值，同时 FSH 作用于卵泡内膜细胞继续产生雌激素，与孕激素同时出现第二个雌激素高峰。

2. 促性腺激素测定及临床意义

FSH 的正常值为 5～20 IU/L，绝经后往往大于 40 IU/L。LH 在卵泡期为 5～30 IU/L，排卵期峰值为 75～100 IU/L，黄体期 3～30 IU/L，绝经期为 30～130 IU/L。其在临床主要应用于以下几个方面：

（1）判断闭经。

FSH、LH 均小于 3 IU/L 时，为低促性腺激素性闭经，是下丘脑或垂体病变引起。此时做垂体兴奋试验可区别它们，垂体兴奋试验有反应时提示病变位于下丘脑，若无反应，病变位于垂体。常见的下丘脑垂体闭经的病因有：精神神经因素，饮食紊乱，下丘脑垂体炎症、外伤、肿瘤，垂体催乳素瘤，空蝶鞍综合征，基因突变，希恩（sheehan）综合征，继发性垂体前叶功能低下，药物（如口服避孕药）等。

FSH 和 LH 在 3～10 IU/L 时，为正常促性腺激素性闭经。若 BBT 呈双相反应，提示下丘脑-垂体-卵巢轴功能正常，病变位于子宫或者生殖道发育异常，比如子宫腔粘连综合征或结核性子宫内膜炎、处女膜闭锁等。若 BBT 为单相，则为下丘脑-垂体-卵巢轴功能失调，比如 PCOS 等。

FSH 和 LH 均大于 30 IU/L 时，为高促性腺激素性闭经，病因在卵巢或者是一些非常罕见的先天性肾上腺皮质增生症，如 17a -羟化酶缺陷。此时需通过超声、其他内分泌激素测定、染色体检查来进一步判断。病变位于卵巢时，常见的有卵巢早衰、卵巢不敏感综合征、双侧卵巢切除术后等。

（2）治疗不孕症。

月经中期通过测定 LH 峰值了解排卵情况、估计排卵时间。90%的妇女在排卵峰后 36 小时左右发生排卵。

（3）帮助诊断 PCOS。

当 LH/FSH 大于 2 甚至大于 3 时，有助于诊断 PCOS。

（4）诊断性早熟。

性早熟分为 GnRH 依赖性性早熟和非 GnRH 依赖性性早熟。非 GnRH 依赖性性早熟患儿体内的促性腺激素水平通常不升高。对于 GnRH 依赖性性早熟患儿来说，从理论上讲，其体内促性腺激素水平应升高，但临床血检测却可能发现其促性腺激素并无升高，这与青春期早期促性腺激素分泌存在昼夜差别有关，在青春期早期促性腺激素分泌增加只出现在晚上，因此，白天测出来的促性腺激素水平并无增加。

（二）催乳素

1. 催乳素的生理作用

催乳素由垂体前叶催乳素细胞合成分泌，在子宫内膜的蜕膜细胞或蜕膜样间质细胞中也可以有少量的催乳素分泌。在妊娠第 5 周，胎儿的垂体前叶细胞即开始分泌催乳素，而后逐渐增加，足月时，胎儿血催乳素水平可达 100 μg/L。分娩后，新生儿体内的催乳素水平急剧下降。在儿童期，体内的催乳素水平较低。青春期开始后，女性体内的催乳素水平有所升高。正常未孕妇女体内的催乳素水平一般不超过 20 μg/L。睡眠周期会影响催乳素分泌，睡眠后催乳素分泌增加，醒后分泌减少。一般来说，3:00～5:00 催乳素水平最高，9:00～11:00 催乳素水平最低。正常水平的催乳素对卵泡发育非常重要，过高的催乳素水平会抑制 GnRH、LH、FSH 的分泌，抑制卵泡发育和排卵，导致排卵障碍，引起月经稀发和闭经。但因为催乳素的多态性，导致血催乳素水平与临床表现不一致，有些女性催乳素高，但活性不强，没有溢乳、月经失调表现，而部分女性尽管催乳素水平不高，却有溢乳、月经失调等症状。

2. PRL 测定及其临床意义

未孕妇女 PRL 正常值为 3～25 μg/L。妊娠期因垂体体积增大，催乳素分泌也增加。在妊娠晚期，孕妇催乳素水平可达 200 μg/L 以上。足月时，催乳素水平为非妊娠期的 5～10 倍。若产后哺乳，催乳素分泌升高持续一段时间，若不哺乳，则在产后 4～6 周催乳素水平恢复正常。

在正常未孕妇女中，血催乳素水平大于 30 μg/L 时为高催乳素血症。PRL 升高常见于特发性高催乳素血症、空蝶鞍综合征、甲状腺功能减退、慢性肾衰竭、胸壁损伤、某些药物刺激(比如抗精神病药物、抗抑郁药等),此时 PRL 一般轻度升高。当催乳素水平大于 100 μg/L 时,往往提示有垂体催乳素瘤的存在,肿瘤越大,血 PRL 越高,此时需要做 CT 或者 MRI 检查,以确定是否存在垂体瘤及垂体瘤大小,并了解蝶鞍是否受到侵犯。

PRL 降低多认为与下丘脑-垂体区域病变有关,比如垂体功能减退、单纯性催乳素分泌缺乏症。

三、卵巢激素

卵巢主要分泌性激素,如雌激素、孕激素和少量雄激素。

(一) 雌激素

1. 雌激素的生理学作用

雌激素主要由卵巢分泌,少量来自肾上腺。妊娠后,胎盘可分泌雌激素。雌激素有雌二醇(E_2)、雌三醇(E_3)和雌酮(E_1)3 种形式。

雌激素的生理作用为:①促进阴道上皮细胞增生、角化,促使宫颈黏液分泌增多,促进子宫内膜增生,促进子宫发育、肌层增厚,增强子宫收缩力,增加缩宫素敏感性,促使输卵管发育,增强其蠕动,促进卵泡发育。②对下丘脑垂体有正负反馈作用,抑制垂体 FSH 分泌、抑制 PRL 分泌。③促进乳腺腺管细胞增生,乳头乳晕着色,使乳房中脂肪积累,促进第二性征发育。④促进水钠潴留,减少胆固醇在细胞壁的沉积,防止冠状动脉硬化。⑤促进骨中钙的沉积。

2. 雌激素的测定及临床意义

在青春期前,血 E_2 浓度一般不超过 10 pg/mL,青春期启动后,卵巢分泌的雌激素量明显增加。在一个正常月经周期中,早卵泡期,E_2 浓度为 30～77 pg/mL,排卵前期为 250～350 pg/mL,黄体期为 100～200 pg/mL。绝经后期为 4～20 pg/mL。

对于非孕妇女来说,E_2 升高可见于卵巢功能性肿瘤(比如卵巢颗粒细胞瘤、卵泡膜细胞瘤等)、使用某些药物后(比如氯米芬、HMG、HCG)或者性早熟。E_2 降低可见于原发性或继发性卵巢功能低下,或者受药物影响(比如应用避孕药、雄激素)。临床上,我们还可以测定血 E_2 来监测卵泡发育、成熟。

妊娠后,主要由胎盘单位产生 E_3。此时常通过测定血尿中 E_3 水平或者尿中雌激素/肌酐比值来评估胎儿胎盘功能状态。正常足月时,尿 E_3 排出量平均值为 24.2 mg/24 h 尿,血 E_3 峰值为(16.25±3.17)ng/mL。正常孕期中,尿雌激素/肌酐比值大于 15。

对于妊娠妇女来说,当随机测尿中雌激素/肌酐比值小于 10 时,或者多次查尿中 E_3 排出量均在 10 mg/24 h 尿以下或者血 E_3 小于 7 ng/mL 时,均提示胎盘功能减退。

(二) 孕激素

1. 孕激素的生理作用

卵巢分泌的孕激素是孕酮,也就是黄体酮。肾上腺皮质的内层网状带也能分泌少量孕激素。妊娠后胎盘也产生孕激素。

孕激素的生理作用为：①促使阴道上皮脱落加快，使宫颈口闭、黏液分泌减少、变黏稠，使子宫内膜转化为分泌期，为着床做准备，使子宫平滑肌松弛，降低对缩宫素的敏感性，降低子宫平滑肌的兴奋性，抑制输卵管收缩的振幅。②对下丘脑垂体有抑制作用。③促进乳腺腺泡发育。④促进水钠排泄。⑤兴奋下丘脑体温调节中枢，使基础体温上升0.3～0.5℃。

2. 孕激素测定及其临床意义

孕酮主要由排卵后的黄体细胞分泌。在青春期前，绝经期和月经周期的卵泡期，血浆中孕酮含量极微，为0～1 ng/mL。在排卵前，卵泡开始黄素化，故孕激素含量略有升高。排卵后，黄体发育，孕激素分泌量显著增加，排卵后7～8日黄体成熟时达高峰。黄体期，孕酮在6.6～29.6 ng/mL。

临床上，测定孕酮主要用于了解有无排卵、黄体功能、胎盘功能。当血中孕酮大于10 ng/mL，提示有排卵；当体温升高后4、6、8天三次测孕酮，其平均值大于10 ng/mL时，认为黄体功能正常，否则视为黄体功能不全。另外，血中孕酮升高，也可见于肾上腺皮质功能亢进或者肾上腺肿瘤患者，此时需结合其他检测指标比如睾酮、硫酸脱氢表雄酮、17-羟孕酮、脱氧皮质酮、11-脱氧皮质醇及超声、MRI检查来综合判定。

（三）雄激素

1. 雄激素的生理学作用

正常女性体内也有少量雄激素，雄激素来源于卵巢、肾上腺和周围组织转化，而肾上腺皮质是女性雄激素的主要来源。雄激素有雄烯二酮、睾酮、脱氢表雄酮和硫酸脱氢表雄酮等各种形式，睾酮是其中最重要的雄激素。

雄激素的生理学作用为：①促进阴蒂、阴唇、阴阜的发育，促进阴毛、腋毛的生长。②促进蛋白质合成、促进肌肉生长。③刺激骨髓中红细胞增生。④性成熟前，促进长骨基质生长和钙的保留，性成熟后导致骨骺闭合，促生长停止。⑤使基础代谢率增加。⑥维持女性性欲。

2. 雄激素测定及其临床意义

睾酮的正常血浆浓度为18～76 pg/mL。临床上，雄激素水平增高常见于肾上腺皮质增生或肿瘤，卵巢产生雄激素肿瘤（比如，卵巢睾丸细胞瘤、卵巢门细胞瘤等），应用睾酮或具有雄激素作用的药物（如达那唑）或非激素类药物（如二氮嗪、抗风湿药），PCOS（该类型患者血中雄激素可以正常，也可以升高，其治疗前雄激素水平高，治疗后下降，那么雄激素可以作为评价疗效的指标之一）。临床上，测定雄激素还可用于两性畸形的鉴定，男性假两性畸形及真两性畸形，睾酮水平在男性正常范围，女性假两性畸形则在女性范围。女性多毛征患者睾酮水平可升高也可正常，当其正常时，多考虑是由于毛囊对雄激素敏感所致。

参考文献

[1] 张丽珠,袁其晓.中西医结合治疗继发性闭经和稀发月经症——附71例分析[J].中华妇产科杂志,1980,(01):48-51.

[2] 程泾.月经失调与中医周期疗法[M].杭州:浙江科学技术出版社,1984.

[3] Laskin C A, Bombardier C, Hannah M E, et al. Prednisone and aspirin in women with autoantibodies and unexplained recurrent fetal loss [J]. NEJM, 1997,337(3):148-153.

[4] 罗颂平,张玉珍.罗元恺治疗盆腔炎和前列腺炎的经验[J].中医杂志,1998,(09):523-524.

[5] 李勇生.夏桂成教授治疗慢性盆腔炎经验举隅[J].南京中医药大学学报,1999,15(2):107.

[6] 欧阳惠卿.中医妇科学[M].北京:人民卫生出版社,2002.

[7] Armenti Vincent T, Moritz Michael J, Cardonick Elyce H, et al. Immunosuppression in pregnancy: choices for infant and maternal health [J]. Drugs, 2002,62(16):2361-2375.

[8] 夏桂成.中医妇科理论与实践[M].北京:人民卫生出版社,2003.

[9] 曾菲英,刘文苓.肖承悰教授治疗子宫肌瘤经验述要[J].中医药学刊,2004,(04):587-594.

[10] 司徒仪,杨家林.专科专病中医临床诊治丛书:妇科专病中医临床诊治[M].2版.北京:人民卫生出版社,2005:135-137.

[11] 朱南孙,朱荣达.朱小南妇科经验选[M].北京:人民卫生出版社.2005.

[12] 丰有吉,沈铿.妇产科学[M].北京:人民卫生出版社.2005:241-243.

[13] 尹香花,匡继林,刘文娥.尤昭玲教授巧用药对治疗慢性盆腔炎经验拾萃[J].中医药学刊,2005,(09):1572-1573.

[14] 张延昌,孙其斌,杨扶德,等.《武威汉代医简》与《伤寒杂病论》方药渊源[J].中华医史杂志,2006,(02):72-74.

[15] 杜惠兰.中西医结合妇产科学[M].3版.北京:中国中医药出版社,2006.

[16] 张登山,储全根,王云铭.王云铭辨治妇科症瘕经验[J].安徽中医学院学报,2006,(04):23-24.

[17] 欧阳兵.傅青主女科[M].北京:人民卫生出版社.2006.

[18] Du Mei-Rong, Dong Lin, Zhou Wen-Hui, et al. Cyclosporin a improves pregnancy outcome by promoting functions of trophoblasts and inducing maternal tolerance to the allogeneic fetus in abortion-prone matings in the mouse [J]. Biology of reproduction, 2007,76(5):906-914.

[19] 罗颂平,孙卓君.中医妇科学[M].北京:科学出版社.2007.

[20] 朱世增.庞泮池论妇科[M].上海:上海中医药大学出版社,2008:128-129.

[21] 罗颂平.中医妇科学[M].北京:高等教育出版社,2008.

[22] 胡国华.海派中医妇科膏方选[M].上海:上海交通大学出版社,2008.

[23] 顾伟群.宫腔镜诊治产后胎盘残留(附50例报道)[J].中外医疗,2008,27(36):45-46.
[24] 于传鑫,李儒芝.妇科内分泌疾病治疗学[M].上海:复旦大学出版社,2009.
[25] 林其德,邱丽华.免疫型复发性流产的发病机制及诊断和治疗[J].上海交通大学学报,2009,29(11):1275-1278.
[26] 夏桂成,王国辰.夏桂成实用中医妇科学[M].北京:中国中医药出版社.2009:552-558.
[27] 黄素英.蔡氏妇科临证精粹[M].上海:上海科学技术出版社.2010.
[28] 国家药典委员会.中国药典:一部[M].北京:中国医药科技出版社,2010.
[29] 殷燕云,谈勇,赵可宁,等.夏桂成治疗月经病验案2则[J].江苏中医药,2010,42(11):51-52.
[30] 谷金红.哈孝贤治疗月经先期经验[J].世界中西医结合杂志,2010,5(12):1022-1023.
[31] 姜泉,焦娟,张华东.路志正调和营卫治疗产后痹临床经验[J].北京中医药,2010,29(09):664-666.
[32] 孙锐.引起产后缺乳的相关因素与中医食疗药膳[J].按摩与康复医学(中旬刊),2010,1(1):121-122.
[33] Su Mei-Tsz, Lin Sheng-Hsiang Chen Yi-Chi. Genetic association studies of angiogenesis- and vasoconstriction-related Genes in women with recurrent pregnancy loss: a systematic review and meta-analysis [J]. Human reproduction update, 2011,17(6):803-812.
[34] 樊尚荣,张慧萍.2010年美国疾病控制中心盆腔炎治疗指南[J].中国全科医学,2011,14(11):1165-1166.
[35] 罗颂平,谈勇.中医妇科学[M].北京:人民卫生出版社,2012.
[36] 罗颂平.中国百年百名中医临床家丛书:妇科专家[M].北京:中国中医药出版社,2012.
[37] 于红娟,夏桂成.夏桂成治疗更年期综合征的经验[J].中华中医药杂志,2012,27(10):2573-2575.
[38] 马宝璋,齐聪.中医妇科学[M].9版.北京:中国中医药出版社.2012:211-213.
[39] 宫颈癌及癌前病变规范化诊疗指南(试行)[J].中国医学前沿杂志(电子版),2013,5(08):37-46.
[40] 马丁.妇产科疾病诊疗指南[M].北京:科学出版社.2013.
[41] 徐晓娟,石晓霞,黄立华.归肾丸的现代应用及研究现状[J].黑龙江中医药,2013,42(01):62-63.
[42] 曾蕾,朱淑惠,郜洁,等.罗颂平从经络、脏腑理论认识带下病[J].江苏中医药,2013,45(03):6-8.
[43] 美食天下编委会.产后营养食谱(第一辑)[M].重庆:重庆出版社,2013:169-170.
[44] 王浩.于增瑞教授治疗女性原发性不孕、围绝经期崩漏、癥瘕验案三则[J].浙江中医药大学学报,2013,37(07):881-883+888.
[45] 谢幸,苟文丽.妇产科学[M].北京:人民卫生出版社,2013.
[46] 曹阳,赵莉,陈华,等.戴德英运用红藤方治疗子宫内膜异位症经验[J].上海中医药杂志,2013,47(04):4-6.
[47] 于辉天,麦荣康,叶华卫,等.颅脑外伤后脑脊液促性腺激素释放激素的含量测定[J].中国实用神经疾病杂志,2013,16(12):17-19.
[48] 薛武更,杨建宇,李彦知,等.孙光荣教授带下病外治法的学术经验[J].中国中医药现代远程教育,2014,12(07):17-18.
[49] 中华医学会妇产科学分会感染性疾病协作组.盆腔炎性疾病诊治规范(修订版)[J].中华妇产科杂志,2014,49(6):401-403.
[50] 姜丽娟,雷佳丽,张良英.国家级名医张良英教授诊治妇科疾病学术经验——月经先期[J].中国

中医药现代远程教育,2014,12(20):21－22.
[51] 中华医学会妇产科学分会妇科内分泌学组.异常子宫出血诊断与治疗指南[J].中华妇产科杂志,2014,49(11):801－805.
[52] 谈勇.坤壶撷英・夏桂成妇科临证心悟[M].北京:人民卫生出版社,2014:659－669.
[53] 班秀文.妇科奇难病论治[M].北京:中国医药科技出版社.2014:79－81.
[54] 张煜,王国辰.现代中医名家妇科经验集[M].北京:中国中医药出版社,2015:264－278.
[55] 魏英俊,田永衍.中药人工周期疗法在妇科杂病中的应用概况[J].甘肃中医学院学报,2015,32(05):67－70.
[56] 朱玲,郜洁,罗颂平.岭南罗氏妇科调经特色浅析[J].环球中医药.2015,8(07):777－779.
[57] 范欢欢.傅友丰教授辨治癥瘕类疾病经验[J].中医学报.2015,30(6):819－821.
[58] 陈子江.生殖内分泌学[M].北京:人民卫生出版社,2016.
[59] 李祥云.妇科疑难病治验录[M].北京:人民卫生出版社,2016.
[60] 郭盛娇.B超在产后宫内胎盘残留清宫术中的临床应用[J].现代医用影像学,2016,25(06):1224－1225.
[61] 王义军,唐先平.胡荫奇治疗风湿病临证精要[M].北京:人民卫生出版社,2016:245.
[62] 毕丽娟.蔡小荪以分期类方、化瘀为要法治疗子宫内膜异位症经验撷英[J].上海中医药杂志,2016,50(03):1－3＋25.
[63] 范欢欢,夏桂成,谈勇,等.国医大师夏桂成调理经期用方探析[J].中华中医药杂志,2017,32(09):4015－4017.
[64] 李捷,高月平.高月平教授治疗肾虚血瘀型盆腔炎性疾病后遗症的经验[J].浙江中医药大学学报,2017,41(12):975－977.
[65] 王小云,黄旭春.岭南中医妇科学术经验集成[M].北京:人民卫生出版社,2017:405－406.
[66] 徐丛剑,华克勤.实用妇产科学[M].4版.北京:人民卫生出版社,2017:453－454.
[67] 王莉.子宫肌瘤的发病因素及治疗研究进展[J].医疗装备,2017,30(20):197－198.
[68] 李洁.2016年中国“复发性流产诊治的专家共识”与2017年欧洲“复发性流产诊治指南”的解读[J].实用妇产科杂志,2018,34(11):822－825.
[69] 王庆其,夏翔.上海市名中医学术经验集(第三集)[M].北京:人民卫生出版社,2018.
[70] 谢梅青,陈蓉,任慕兰.中国绝经管理与绝经激素治疗指南(2018)[J].协和医学杂志,2018,9(06):512－525.
[71] 王魏.谈勇教授治疗多囊卵巢综合征经验[J].中医研究,2018,31(10):33－35.
[72] 中华医学会妇产科学分会妇科内分泌学组.排卵障碍性异常子宫出血诊治指南[J].中华妇产科杂志,2018,53(12):801－807.
[73] 罗颂平,刘雁峰.中医妇科学[M].3版,北京:人民卫生出版社,2019.
[74] 杨冰祎,周一辰,曾薇薇,等.戴德英治疗多囊卵巢综合征[J].长春中医药大学学报,2019,35(02):239－241＋245.
[75] 王玉东,陆琦.输卵管妊娠诊治的中国专家共识[J].中国实用妇科与产科杂志,2019,35(07):780－787.
[76] 中国中西医结合学会妇产科专业委员会子宫内膜异位症学组.子宫内膜异位症中西医结合诊治指南[J].中国中西医结合杂志,2019,39(10):1169－1176.
[77] 张慧英,薛凤霞.子宫肌瘤的分型及临床决策[J].中国实用妇科与产科杂志,2019,35(8):

857 - 860.

[78] 钱易,马翔.多囊卵巢综合征诊断标准解读[J].中国实用妇科与产科杂志,2019,35(03):264 - 267.

[79] 冯宗文.中医妇科诊治辑要[M].北京:中国中医药出版社,2020:206 - 209.

[80] 向蓉,范红军.桃红四物汤治疗女性月经不调的临床疗效观察[J].中国医药指南,2020,18(12):189 - 190.

[81] 范欢欢,任青玲,夏桂成.夏桂成经间排卵期临床用药经验探析[J].中医药导报,2020,26(12):181 - 183.

[82] 中国中西医结合学会妇产科专业委员会.排卵障碍性异常子宫出血中西医结合诊疗指南[J].中国中西医结合杂志,2020,40(04):391 - 400.

[83] 自然流产诊治中国专家共识编写组.自然流产诊治中国专家共识[J].中国实用妇科及产科杂志,2020,36(11):1082 - 1090.

[84] 中国医师协会妇产科医师分会子宫内膜异位症专业委员会.子宫腺肌病诊治中国专家共识[J].中华妇产科杂志,2020,55(06):376 - 383.

[85] 马帅,张蓓,李媛.多囊卵巢综合征诊断标准的变迁[J].中国计划生育和妇产科,2020,12(02):6 - 9.

[86] 徐秀丽,刘雁峰,潘雪,等.刘雁峰教授治疗不同生理阶段多囊卵巢综合征的临床经验[J].现代中西医结合杂志,2020,29(02):166 - 168.

[87] 杨泳诗,徐珉.寿胎丸治疗先兆流产的效应机制的网络药理学研究[J].海南医学院学报,2020,26(13):1019 - 1027.

[88] 世界中医药学会联合会,中华中医药学会.国际中医临床实践指南:经期延长(2019 - 10 - 11)[J].世界中医药,2021,16(06):860 - 864.

[89] 朱红梅,何清湖,喻嵘,等.国医大师熊继柏运用胶艾汤加减治疗妇人下血证举隅[J].中华中医药杂志,2021,36(05):2723 - 2726.

[90] 夏梦婷,杨华娣,张晨.裘氏妇科从“气虚瘀热”论治剖宫产疤痕憩室致经期延长经验撷要[J].浙江中医杂志,2021,56(02):88 - 89.

[91] 李婷,刘朝晖.2020 年美国妇产科医师学会《非妊娠期阴道炎》管理指南解读[J].中国实用妇科与产科杂志,2021,37(02):205 - 207.

[92] 李若晨,杜小利,张晓静,等.杜小利从脾胃论治产后缺乳经验[J].河南中医,2021,41(6):864 - 867.

[93] 韩延华,王思雨.龙江韩氏妇科从津液论产后缺乳[J].辽宁中医药大学学报,2021,23(7):5 - 8.

[94] 韩文珍,杨明道.针灸论治多囊卵巢综合征的研究进展[J].光明中医,2021,36(13):2274 - 2276.

[95] 曾薇薇,曹阳,谭丽,等.张婷婷运用“汉堡包”膏方模式治疗月经病经验[J].山东中医杂志,2021,40(05):507 - 510.